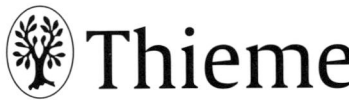

Gerinnungskonsil

Rationelle Diagnostik und Therapie
von Gerinnungsstörungen

Bernd Pötzsch
Katharina Madlener

70 Abbildungen
74 Tabellen

Georg Thieme Verlag
Stuttgart · New York

Anschriften

Prof. Dr. med. Bernd Pötzsch
Institut für Exp. Hämatologie und Transfusionsmedizin
der Universität Bonn
Sigmund-Freud-Straße 25
53105 Bonn

Dr. med. Katharina Madlener
Kerckhoff-Klinik
Abteilung für Hämostaseologie und Transfusionsmedizin
Sprudelhof 11
61231 Bad Nauheim

Bibliografische Information
Der Deutschen Bibliothek

Die Deutsche Bibliothek verzeichnet diese
Publikation in der Deutschen Nationalbibliografie;
detaillierte bibliografische Daten sind im Internet über
http://dnb.ddb.de abrufbar.

Wichtiger Hinweis:
Wie jede Wissenschaft ist die Medizin ständigen Entwicklungen unterworfen. Forschung und klinische Erfahrung erweitern unsere Erkenntnisse, insbesondere was Behandlung und medikamentöse Therapie anbelangt. Soweit in diesem Werk eine Dosierung oder eine Applikation erwähnt wird, darf der Leser zwar darauf vertrauen, dass Autoren, Herausgeber und Verlag große Sorgfalt darauf verwandt haben, dass diese Angabe **dem Wissensstand bei Fertigstellung des Werkes** entspricht.

Für Angaben über Dosierungsanweisungen und Applikationsformen kann vom Verlag jedoch keine Gewähr übernommen werden. **Jeder Benutzer ist angehalten,** durch sorgfältige Prüfung der Beipackzettel der verwendeten Präparate und gegebenenfalls nach Konsultation eines Spezialisten festzustellen, ob die dort gegebene Empfehlung für Dosierungen oder die Beachtung von Kontraindikationen gegenüber der Angabe in diesem Buch abweicht. Eine solche Prüfung ist besonders wichtig bei selten verwendeten Präparaten oder solchen, die neu auf den Markt gebracht worden sind. **Jede Dosierung oder Applikation erfolgt auf eigene Gefahr des Benutzers.** Autoren und Verlag appellieren an jeden Benutzer, ihm etwa auffallende Ungenauigkeiten dem Verlag mitzuteilen.

© 2002 Georg Thieme Verlag
Rüdigerstraße 14
D-70469 Stuttgart
Telefon: + 49/07 11/89 31-0
Unsere Homepage: http://www.thieme.de

Printed in Germany

Zeichnungen: Günther Bosch
        Münsingen-Magolsheim
Umschlaggestaltung: Thieme Verlagsgruppe
Umschlaggrafik: Martina Berge, Erbach
Satz: Hagedorn Kommunikation, Viernheim,
        gesetzt am MAC (QuarkXpress 5.0)
Druck: Kösel GmbH + Co. KG, Kempten

ISBN 3-13-132231-4   1 2 3 4 5 6

Geleitwort

In dem vorliegenden Buch „Gerinnungskonsil" wird die Vermittlung von Kenntnissen über Blutungen und thromboembolischen Erkrankungen nach einem neuen Konzept gegliedert. Mit der täglichen Erfahrung eines Praktikers besprechen die Autoren Gerinnungsprobleme, vor die Ärzte in ihrer täglichen Praxis oft gestellt sind. Deshalb beginnt das Buch mit der „Diagnostischen Strategie zum Nachweis einer hämorrhagischen Diathese". Erst wenn der Leser erkennt, dass weitere Informationen zum Verständnis der Erkrankung, der Diagnostik oder der Therapie einer Gerinnungsstörung beitragen könnten, erhält er in den nachfolgenden Kapiteln zur Physiologie und Pathophysiologie, zu gerinnungsaktiven Medikamenten oder zur Laboranalyse weitere Details.

Das Buch beeindruckt durch die hohe Kompetenz der Autoren, die in der Darstellung von Diagnostik, Therapie und Prophylaxe von Blutgerinnungsstörungen nur Befunde akzeptieren und daraus Schlüsse ziehen, die sich aus kontrollierten Diagnose- oder Therapiestudien ableiten lassen. Liegen entsprechende wissenschaftlich fundierte Studien nicht vor, so weisen die Autoren darauf hin, wie sie selbst aufgrund ihrer langjährigen praktischen Erfahrung im Einzelfall vorgehen. Der Rat Suchende wird nie ohne Antwort und substanzielle Empfehlungen gelassen. So wird ein Gerinnungsproblem für den noch Unerfahrenen und Lernenden pathophysiologisch, das heißt naturwissenschaftlich, logisch und verständlich dargestellt.

Ich bin mir sicher, dass dem „Gerinnungskonsil" aufgrund seiner hohen Qualität und seiner Einmaligkeit der Darstellung ein großer Erfolg beschieden sein wird. Ich wünsche dem Buch eine sehr weite Verbreitung.

Bad Nauheim   Gert Müller-Berghaus
im Oktober 2002

Readme – „Liesmich"

Wie lange muss nach einer Thrombose Marcumar verordnet werden?

Ist eine Gerinnungsstörung Ursache einer postoperativen Blutung?

Kann eine Gerinnungsstörung bei normalem Quick-Wert und normaler APTT ausgeschlossen werden?

Antworten auf diese und andere praxisrelevante Fragen zu Blutungsneigungen und Thrombosen und deren Prophylaxe sollen in diesem Buch gegeben werden.

Gerinnungsstörungen werden nach den Leitsymptomen Blutung und Thrombose in folgende Abschnitte unterteilt:

► Hämorrhagische Diathese (Blutungsneigung),
► Thromboembolische Erkrankungen,
► Kombinationserkrankungen.

Dies ermöglicht bei einem speziellen klinischen Problem eine schnelle Orientierung. Innerhalb der drei übergeordneten Krankheitsgruppen wird unterschieden zwischen primären und sekundären Erkrankungen. Zu den primären Formen werden Erkrankungen gerechnet, bei denen der Krankheitsprozess auf das Gerinnungssystem begrenzt ist. Dazu gehören hereditäre sowie immunologisch bedingte Gerinnungsstörungen. Sekundäre Hämostasestörungen sind Folge und Symptom einer Grunderkrankung.

Die Therapieempfehlungen berücksichtigen bis Januar 2002 publizierte klinische Studien. In vielen Bereichen der Gerinnungstherapie sind keine kontrollierten Therapiestudien verfügbar. Dies gilt insbesondere für Blutungsneigungen. In diesen Fällen beruhen die Empfehlungen auf eigenen Erfahrungen. Wenn Dosierungsempfehlungen von Herstellerangaben abweichen, wird dies im Einzelfall begründet.

Die klinischen Kapitel werden ergänzt durch die Abschnitte

► Medikamente,
► Laborverfahren.

Hier werden auch neue Medikamente berücksichtigt, die zur Zeit noch nicht im klinischen Alltag eingesetzt werden.

Die Physiologie des Hämostasesystems wird entgegen der üblichen Praxis am Ende besprochen. Sollten Sie eine systematische Übersicht über das Gerinnungssystem suchen, empfehlen wir mit diesem Kapitel zu beginnen.

Unser besonderer Dank gilt den in Kapitel 36 namentlich genannten Kolleginnen und Kollegen, die als kritische Reviewer die Praxistauglichkeit des Buches überprüft haben. Herrn Dr. Spannagel danken wir darüber hinaus für die Unterstützung, das Buchprojekt in der vorliegenden Form verwirklichen zu können.

Wir sind uns bewusst, dass es uns nicht gelungen ist, alle klinischen Fragestellungen umfassend zu besprechen. Wenn Sie aus eigener Erfahrung unsere Empfehlungen nicht unterstützen, oder wenn Sie einen alternativen Behandlungsvorschlag haben, freuen wir uns über jede Anregung und Kritik. Die einfachste und informellste Kontaktaufnahme ist über unsere Internetadresse www.Gerinnungskonsil.de möglich.

Bad Nauheim und Bonn, im November 2002
Katharina Madlener und Bernd Pötzsch

Abkürzungen

ACT	Activated Clotting Time	FXIII	Faktor XIII
ADP	Adenosindiphosphat	FFP	Fresh Frozen Plasma
ANCA-Vaskulitis	Anti-Neutrophilen-cytoplasmatische-Antikörper-assoziierte Vaskulitis	β_2-GP	β_2-Glykoprotein
		GPIIb-IIIa	Glykoprotein IIb-IIIa
		HC-II	Heparin-Kofaktor II
α_2-AP	α_2-Antiplasmin	HIT	heparininduzierte Thrombozytopenie
APC	aktiviertes Protein C		
APS	Antiphospholipid-Syndrom	HMWK	high molecular weight Kininogen
APSAC	anisoylated Plasminogen Streptokinase Activator Complex		
		I.E.	internationale Einheit(en)
APTT	aktivierte partielle Thromboplastinzeit (= aPTT)	IMT	immunologisch bedingte medikamentenabhängige Thrombozytopenie
ASS	Acetylsalicylsäure	INR	International Normalized Ratio
AT	Antithrombin	ISI	International Sensitivity Index
ATP	Adenosintriphosphat	ITP	Auto-/Alloimmunthrombozytopenie (Morbus Werlhof)
BE	Bethesda-Einheit		
BMI	Body Mass Index	KCT	Kaolin Clotting Time
BSS	Bernard-Soulier-Syndrom	KIE	Kallikreininhibitoreneinheit(en)
CBA	Collagen Binding Assay	LA	Lupus-Antikoagulans
DDAVP	Desamino-8-D-Argininovasopressin (Desmopressinacetat)	LE	Lungenembolie
		LMWH	Low Molecular Weight Heparin (niedermolekulares Heparin)
DIC	disseminierte intravasale Gerinnung	MAIPA-Test	Monoclonal Antibody Immobilisation of Platelet Antigens Test
E	Einheit(en)		
ECT	Ecarin Clotting Time	MIT	medikameninduzierte Thrombozytopenie
EDTA	Ethylene Diamine Tetraacetic Acid		
		MTT	medikamententoxische Thrombozytopenie
EK	Erythrozytenkonzentrat		
ELISA	Enzyme-linked Immuno Sorbent Assay	NAIT	neonatale Allo-Immunthrombozytopenie
ET	essenzielle Thrombozythämie	PAI	Plasminogenaktivator-Inhibitor
FACS	Durchflusszytometrie	PC	Protein C
FEIBA	Factor eight bypassing Activity	PCR	Polymerase-Ketten-Reaktion
FII	Faktor II (Prothrombin)	PE	Pulmonary Embolism (Lungenembolie)
FV	Faktor V		
FVII	Faktor VII	PF4	Plättchenfaktor 4
FVIII	Faktor VIII	PFA-100	Platelet Function Analyzer 100
FVIII-BA	FVIII Binding Assay	PK	Präkallikrein
FIX	Faktor IX	PIA	Platelet Antigen
FX	Faktor X	POTT	Posttransplantationsthrombozytopenie

PPP	Platelet Poor Plasma	**TEG**	Thrombelastogramm
PPSB	Prothrombinkomplexpräparat (enthält u.a. **P**rothrombin, **Pro**-konvertin, **S**tuart Power Factor und antihämophiles Globulin **B**)	**TFPI**	Tissue Factor Pathway Inhibitor
		TK	Thrombozytenkonzentrat
		TM	Thrombomodulin
		t-PA	Tissue-Type Plasminogen Aktivator (Gewebeplasmino-genaktivator)
PRP	Platelet Rich Plasma		
PS	Protein S		
PT	Prothrombin Time	**TPO**	Thrombopoetin
PTCA	perkutane transkoronare Angioplastie	**TTP**	thrombotisch thrombo-zytopenische Purpura
PTP	posttransfusionelle Purpura	**TZ**	Thrombinzeit
rFVIIa	rekombinanter aktivierter Faktor VII	**UFH**	unfraktioniertes Heparin
		u-PA	Urokinase-Type Plasminogen Activator
RiCof	Ristocetin-Kofaktor		
RVV	Russel's Viper Venom	**VOD**	veno-occlusive Disease (Lebervenenverschluss-krankheit)
SIRS	Systemic Inflammatory Response Syndrome		
SPD	Storage Pool Disease	**vWE**	Von-Willebrand-Erkrankung
SPE	Storage-Pool-Erkrankung	**vWF**	Von-Willebrand-Faktor
TAR	Thrombozytopenie und Absent-Radii-Syndrom	**vWF-Ag**	Von-Willebrand-Faktor-Antigen
		WAS	Wiskott-Aldrich-Syndrom

Inhaltsverzeichnis

Hämorrhagische Diathesen

Thromboembolische Erkrankungen

Komplexe Gerinnungsstörungen

Medikamente

Labordiagnostik

Last but not least: Physiologie

Anhang

Hämorrhagische Diathesen

1 Hämorrhagische Diathesen: Allgemeine Aspekte

In diesem Einleitungskapitel werden die hämorrhagische Diathese definiert und allgemeine Aspekte zum diagnostischen Vorgehen beschrieben. Unter Berücksichtigung der klinischen Situation erfolgt eine Unterscheidung in verschiedene Dringlichkeitsstufen, die das diagnostische Vorgehen beeinflussen.

Definition

Eine hämorrhagische Diathese („bleeding disorder", „hemophilia") ist eine angeborene oder erworbene Störung des Hämostasesystems (Blutgerinnungssystem), die zu einer erhöhten Blutungsneigung führt. Diese kann sich in spontanen Blutungen oder verlängerten Blutungen nach Verletzungen oder Operationen manifestieren.

Die angeborene hämorrhagische Diathese ist durch eine lebenslang bestehende Blutungsneigung und/oder eine positive Familienanamnese gekennzeichnet.

Die erworbene hämorrhagische Diathese tritt bei bis dahin „gerinnungsgesunden" Patienten auf. Sie ist häufig Begleitsymptom einer System- oder Organerkrankung und wird den sekundären Hämostasestörungen zugeordnet. Seltener stellt sie – im Sinne einer primären hämorrhagischen Diathese – eine eigenständige Krankheitsentität dar. Die Systematik der hämorrhagischen Diathesen wird in Abb. 1.1 zusammengefasst, typische Beispiele werden in Abb. 1.2 aufgeführt.

Das Spektrum der klinischen Manifestation der hämorrhagischen Diathesen ist breit. Es kann von einer leicht verstärkten Hämatomneigung bis zu spontan auftretenden lebensbedrohlichen Blutungskomplikationen reichen.

Endogene und exogene Faktoren bestimmen die Schwere und den Zeitpunkt einer Blutung. Endogen ist die zugrunde liegende Störung des Hämostasesystems, während exogene Faktoren Lebensumstände und besondere Risikokonstellationen wie z.B. Operationen, Medikamenteneinnahme oder Traumata sind.

Diagnostische Strategie

Die diagnostische Strategie zum Nachweis einer hämorrhagischen Diathese und das therapeutische Vorgehen wird durch die aktuelle klinische Symptomatik bestimmt (Abb. 1.3). Entsprechend der klinischen Dringlichkeit wird zwischen der Elektivsituation, einer dringlichen Situation und einer Notfallsituation unterschieden.

Elektivsituation. Bei fehlender oder nur mild ausgeprägter klinischer Symptomatik liegt eine Elektivsituation vor. Auch die Abklärung eines pathologisch gemessenen Laborparameters ohne eine erkennbare klinische Symptomatik erfolgt im Rahmen einer Elektivdiagnositk. Diese Diagnostik steht nicht unter einem akuten Zeitdruck, da keine Notwendigkeit für eine unmittelbare therapeutische Intervention besteht.

Dringliche Situation. Eine dringliche Situation besteht bei Vorliegen einer therapiepflichtigen Blutung. In der Regel erfolgt in diesen Fällen keine hämostaseologische Therapie, bevor nicht erste diagnostisch hinweisende Laborbefunde vorliegen. Ist eine endgültige Diagnosestellung nicht innerhalb eines Tages, sondern nur mithilfe von zeitlich aufwendigen Testverfahren möglich, bildet zunächst die Verdachtsdiagnose die Grundlage für das einzuschlagende therapeutische Vorgehen.

Notfallsituation. Eine Notfallsituation besteht bei Vorliegen einer lebensbedrohlichen Blutung. Die in der Notfallsituation eingesetzten Testverfahren müssen in einem Zeitraum von wenigen Minuten Ergebnisse liefern, da sie die weiteren therapeutischen Entscheidungen beeinflussen. Diese Testverfahren müssen auch in nicht spezialisierten Laboratorien durchführbar sein.

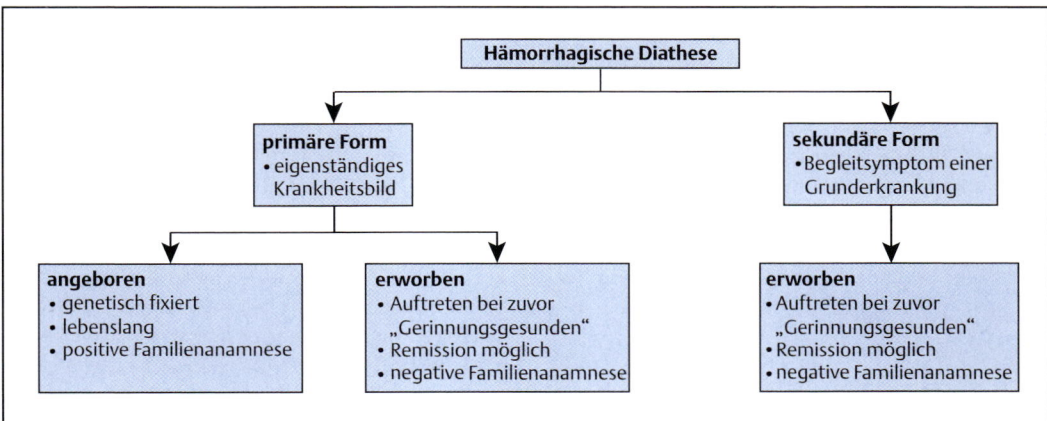

Abb. 1.**1** Systematik der hämorrhagischen Diathese.

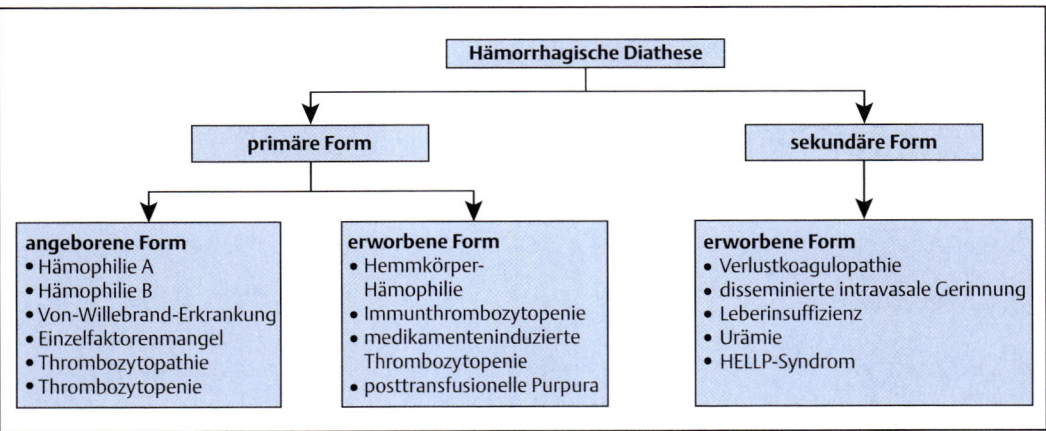

Abb. 1.**2** Systematik der hämorrhagischen Diathese: Beispiele.

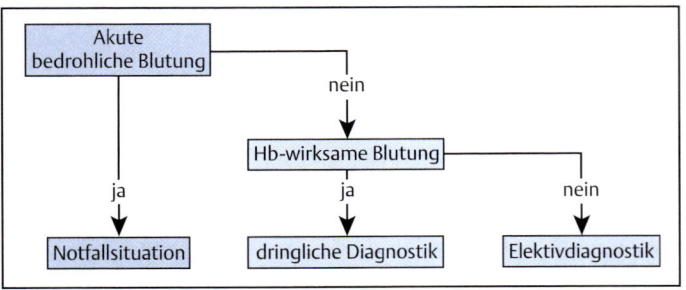

Abb. 1.**3** Hämorrhagische Diathese: Diagnostische Strategie.

2 Hämorrhagische Diathese: Elektivdiagnostik

Die Elektivdiagnostik wird bei Patienten durchgeführt, bei denen der Verdacht einer hämorrhagischen Diathese besteht, die aber zum Untersuchungszeitpunkt keine therapiebedürftige Blutung aufweisen. Das Kapitel beschreibt das differenzialdiagnostische Vorgehen.

Erstuntersuchung, bestehend aus:

Notwendige laboranalytische Differenzialdiagnostik bei:

Mit der Elektivdiagnostik soll der Verdacht auf eine hämorrhagische Diathese bestätigt oder ausgeschlossen werden. Der differenzialdiagnostischen Abklärung wird eine Erstuntersuchung vorangestellt. Bestätigt diese Untersuchung die Verdachtsdiagnose, schließt sich die laboranalytische Abklärung an. Diese ist eine Stufendiagnostik. Das Prinzip der Stufendiagnostik beruht darauf, dass durch den Einsatz von Globaltesten in einem ersten diagnostischen Schritt eine Vordifferenzierung erfolgt. In den Folgeuntersuchungen werden dann notwendige Einzeluntersuchungen eingesetzt. Dieses Vorgehen ermöglicht ohne Einschränkung der Qualität eine kostengünstige Maximaldiagnostik. Da die meisten der weiterführenden Laboruntersuchungen auch mit eingefrorenem Untersuchungsmaterial durchgeführt werden können, ist zur Stufendiagnostik keine mehrfache Wiederbestellung des Patienten erforderlich. Grundsätzlich sollte die gestellte Diagnose aber durch eine Zweituntersuchung bestätigt werden.

Erstuntersuchung

Ziel der Erstuntersuchung ist es, den klinischen Verdacht auf eine hämorrhagische Diathese zu untermauern und erste differenzialdiagnostische Abgrenzungen vorzunehmen. Dementsprechend gehören zur Erstuntersuchung:

- ► die Erhebung der Eigen- und Familienanamnese,
- ► die Erhebung der Medikamentenanamnese,
- ► die körperliche Untersuchung,
- ► die Durchführung erster orientierender Laboruntersuchungen.

Eigen- und Familienanamnese

Die anamnestischen Angaben des Patienten ermöglichen in der überwiegenden Mehrzahl der Fälle eine erste Bewertung, ob eine hämorrhagische Diathese wahrscheinlich oder eher unwahrscheinlich ist. Außerdem kann eine erste Einschätzung des Schweregrads einer hämorrhagischen Diathese erfolgen. In der Praxis hat es sich als hilfreich erwiesen, die Anamnese auf der Grundlage eines standardisierten Fragebogens zu erheben. Damit ist sichergestellt, dass vom untersuchenden Arzt alle relevanten Informationen erfragt werden. In Tab. 2.**1** sind die wichtigsten Fragen zusammengefasst, die so gewählt sein sollten, dass folgende Punkte beantwortet werden können:

► Anzahl und Lokalisation von aufgetretenen Blutungskomplikationen,

► Anzahl und Umstände von transfusionspflichtigen Blutungen,
► Erstmanifestationsalter bei einer Blutungskomplikation,
► Blutungstyp.

Eine Bewertung der Anamnesefragen erfolgt in Tab. 2.**2**.

Tabelle 2.**1** Anamnesefragen hämorrhagische Diathese

Ist bei Ihnen bereits eine Gerinnungsstörung nachgewiesen worden?

Welche Blutungssymptome beobachten Sie im Alltag?
► Treten gehäuft blaue Flecken auf?
► Wenn ja, in welcher Größe und wo?
► Besteht ein zeitlicher Zusammenhang zur Regelblutung?
► Leiden Sie unter plötzlich auftretendem Nasenbluten?
  – Wenn ja, welche Nasenlöcher sind betroffen und wie lange hält es an?
  – Wie oft tritt es auf?
  – Wann trat es zuletzt auf?
► Traten nach Zahnextraktionen verlängerte Blutungen auf?
► Kommt es auch nach kleineren Verletzungen zu verstärkten Blutungen, sodass eventuell die Anlage eines Druckverbands notwendig wird?
► Kommt es vor, dass bereits geschlossene Wunden wieder anfangen zu bluten?
► Besteht oder bestand eine außergewöhnlich starke Regelblutung?
► Benötigen Sie mehr als 10 Vorlagen/Tampons pro Tag?
► Dauert Ihre Regelblutung länger als 6 Tage?

Welche Blutungskomplikationen sind bisher aufgetreten?
► Kam es zu Blutungen in Gelenken oder Muskeln?
► Mussten Blutungen ärztlich behandelt werden?
► Waren Transfusionen notwendig?
► Kam es nach operativen Eingriffen/Geburten zu transfusionspflichtigen Blutungen?

Tabelle 2.**2** Wertigkeit verschiedener Blutungssymptome

Hämorrhagische Diathese wahrscheinlich
► Hämatomneigung:
  – Hämatome > 5 cm
  – Hämatome am Stammbereich
  – Suggilationen
► Petechiale Blutungen
► Spontane Blutungen:
  – intraartikuläre/intramuskuläre Blutungen ohne erinnerliches Trauma
  – rezidivierende Epistaxis (beide Nasenlöcher betroffen)
► Inadäquate Blutungen
  – Hb-wirksame und gynäkologisch nicht erklärbare verlängerte Menstruationsblutungen
  – dem Operationstrauma nicht entsprechende perioperative Blutungen
  – Blutungen > 5 min bei kleineren Verletzungen

Hämorrhagische Diathese unwahrscheinlich
► Perimenstruelle Hämatomneigung
► Hämatomneigung auf Extremitäten begrenzt
► Einseitiges Nasenbluten

Medikamentenanamnese

Die Medikamentenanamnese soll alle Präparate erfassen, die der Patient zum Zeitpunkt des Auftretens der klinischen Symptomatik eingenommen hat. Dabei muss beachtet werden, dass die Wirkung von einzelnen Medikamenten und Medikamentengruppen auf das Hämostasesystem noch Tage nach der letzten Einnahme anhalten kann (z.B. ASS).

Vielfach werden nicht verordnete und frei verkäufliche Medikamente vom Patienten nicht als solche wahrgenommen und in der Anamnese nicht angegeben. Dies betrifft in erster Linie

Tabelle 2.**3** Medikamentenanamnese

> ► Welche Medikamente nehmen Sie zur Zeit ein?
> ► Nehmen oder haben Sie in den letzten 10 Tagen Schmerzmittel eingenommen?
> ► Nehmen Sie ein Rheumamittel ein?
> ► Nehmen Sie die Antibabypille ein?
> ► Nehmen Sie Antiepileptika ein?
> ► Wie viel Alkohol trinken Sie täglich oder wöchentlich?

Schmerzmittel und Antirheumatika. In Tab. 2.**3** ist eine exemplarische Medikamentenanamnese aufgeführt.

Körperliche Untersuchung

Hämatome, Suggilationen, Petechien und andere Blutungszeichen müssen nach Größe und Lokalisation dokumentiert werden.

Hämatome sind abgegrenzte Hautblutungen. Die typischen Verfärbungen entstehen durch das austretende Blut und die sich anschließenden Resorptionsvorgänge. In der Regel sind Hämatome nach einen Zeitraum von 10–14 Tagen vollständig resorbiert.

Suggilationen entstehen durch ineinander verlaufende Hämatome und durch Blutungen, die sich entlang von Faszien ausbreiten.

Petechien sind flohstichartige Hauteinblutungen. Petechien können im Gegensatz zu anderen Hauteffloreszenzen wie z.B. Erythemen oder allergischen Reaktionen mit einem Glasspatel nicht weggedrückt werden. Darüber hinaus sind petechiale Hautveränderungen nicht erhaben und es besteht kein Juckreiz.

Bei spontan auftretenden Blutungen lassen sich 3 verschiedene Blutungstypen unterscheiden (Tab. 2.**4**), die einen ersten Rückschluss auf die vorliegende Störung erlauben:

> ► Ein *thrombozytärer Blutungstyp* drückt sich in verlängerten Blutungen auch nach kleineren Verletzungen, in großflächigen Hämatomen nach Bagatelltraumen sowie in gastrointestinalen Blutungen aus.
> ► Ein *hämophilieähnlicher Blutungstyp* ist durch intramuskuläre und intraartikuläre Blutungen sowie Blutungen in parenchymatöse Organe

gekennzeichnet. Wie bei der Hämophilie A und B kommt es bei diesem Blutungstyp nach einer Verletzung in der Regel zu einer spontanen Blutstillung. Erst nach einem zeitlichen Intervall kann dann die eigentliche Blutungskomplikation auftreten. Diese Zweizeitigkeit erklärt die bei diesem Blutungstyp nicht verlängert gemessene Blutungszeit und das von vielen Hämophiliepatienten beschriebene „Auragefühl" vor einer manifest werdenden Blutung.

Tabelle 2.**4** Pathophysiologie und typische Symptome verschiedener Blutungstypen

Thrombozytärer Blutungstyp	
Ursache	Gestörte primäre Hämostase mit verlängerter Blutungszeit
Klinik	► Petechiale Blutungen
	► Schleimhautblutungen
	► Gastrointestinale Blutungen
	► Epistaxis nasi
Hämophilie-ähnlicher Blutungstyp	
Ursache	Gestörte Gerinnselbildung bei normaler Blutungszeit
Klinik	► Intraartikuläre Blutungen
	► Retroperitoneale Blutungen
	► Zweizeitiges Auftreten
Hyperfibrinolytischer Blutungstyp	
Ursache	Verstärkte Gerinnsellyse
Klinik	► Schleimhautblutungen
	► Posttraumatische Blutungen nach zunächst suffizienter Hämostase

► Ein *hyperfibrinolytischer Blutungstyp* ist durch eine zunächst normale Blutstillung gekennzeichnet. Erst nach einem zeitlichen Intervall, das von einigen Minuten bis zu Stunden reichen kann, kommt es zu erneuten Blutungen aus der vorher verschlossenen Wunde. Intraartikuläre Blutungen treten bei der hyperfibrinolytischen Blutung fast nie auf, während Schleimhaut- und petechiale Blutungen typisch sind.

Perioperative Blutungskomplikationen und die meisten erworbenen hämorrhagischen Diathesen lassen sich nicht in dieser Systematik erfassen.

Orientierende Labordiagnostik

Zur orientierenden Laboranalytik gehören folgende Testparameter:
► aktivierte partielle Thromboplastinzeit (APTT),
► Thromboplastinzeit (Quick-Wert),
► Blutbildanalyse.

Zusätzlich können die Bestimmung der Blutungszeit nach Ivy und die Bestimmung der „In-vitro-Blutungszeit" mit dem PFA-100 bereits in der Erstuntersuchung weitere wichtige Informationen liefern.

Die Testauswahl berücksichtigt Parameter, die folgenden Anforderungen genügen:
► die Testergebnisse ermöglichen eine klinisch relevante Bewertung und haben eine hohe prädiktive Aussagekraft,
► die Testergebnisse beeinflussen das differenzialdiagnostische Vorgehen,
► die Testergebnisse sind in einem überschaubaren zeitlichen Intervall verfügbar,
► angemessenes Preis-Leistungs-Verhältnis.

Beurteilung der Erstuntersuchung

Die Bewertung der Erstuntersuchung führt zur Entscheidung, inwieweit das Vorliegen einer hämorrhagischen Diathese wahrscheinlich und dementsprechend eine weitere Diagnostik sinnvoll ist, oder ob eine hämorrhagische Diathese ausgeschlossen werden kann. Ein entsprechender Auswertungsalgorithmus ist in Abb. 2.1 aufgeführt.

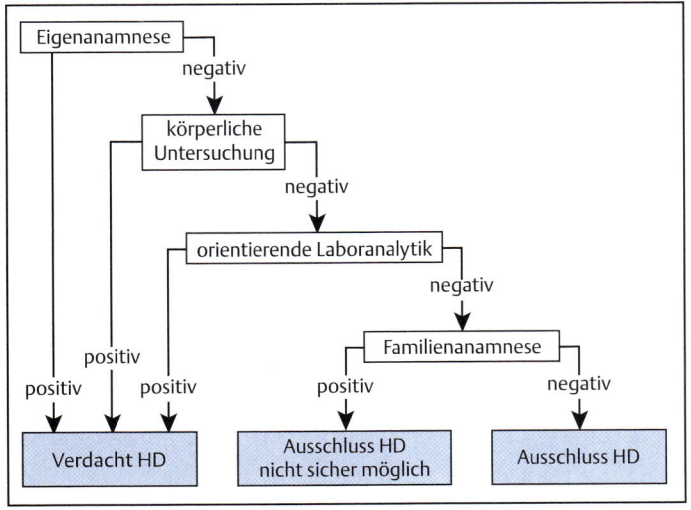

Abb. 2.**1** Bewertung der Erstuntersuchung bei hämorrhagischer Diathese.
HD   hämorrhagische Diathese.

Eine *positive Eigenanamnese* alleine ist ausreichend, um unabhängig von den in den anderen Komponenten der Initialdiagnostik erhobenen Befunden, den Verdacht auf eine hämorrhagische Diathese zu stellen. Das weitere diagnostische Vorgehen wird von den Ergebnissen der orientierenden Labordiagnostik bestimmt.

Ist die *Eigenanamnese negativ,* bleibt der Verdacht auf das Vorliegen einer hämorrhagischen Diathese bestehen, wenn sich entsprechende Anhaltspunkte in der körperlichen Untersuchung, der orientierenden Laboranalytik oder in der Familienanamnese ergeben.

Liegt ausschließlich eine *positive Familienanamnese* vor, ist in der Regel die zugrunde liegende Störung bereits diagnostiziert, der weitere Untersuchungsgang kann auf diese Parameter beschränkt bleiben.

Kann eine hämorrhagische Diathese ausgeschlossen werden, sind keine weiteren Laboruntersuchungen erforderlich.

Differenzialdiagnostik der hämorrhagischen Diathese

Die einzuschlagende diagnostische Strategie richtet sich nach den Ergebnissen der orientierenden Diagnostik, also den Parametern APTT, Quick-Wert und Blutbild (Abb. 2.**2**)

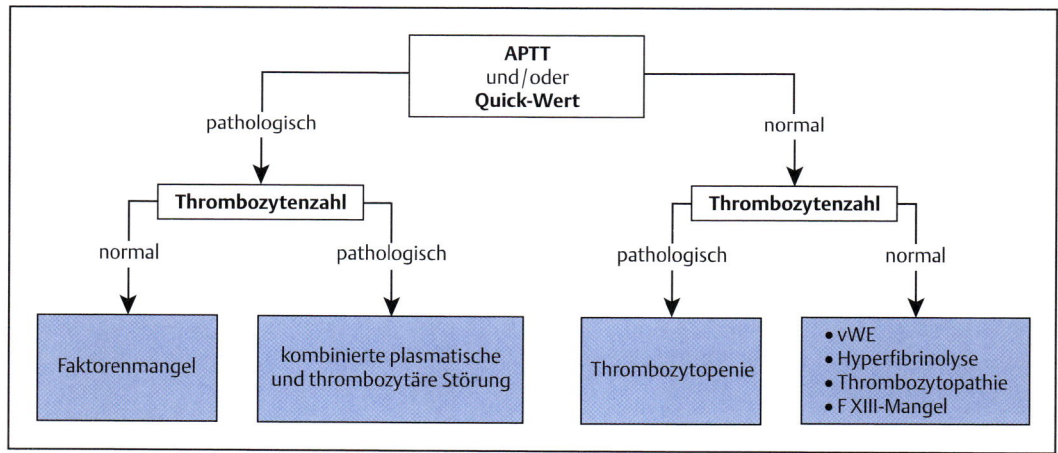

Abb. 2.**2** Weiterführende Diagnostik nach Erstuntersuchung.
vWE   Von-Willebrand-Erkrankung

APTT und/oder Quick-Wert pathologisch

Ergeben die Globalteste APTT oder Quick-Wert einen pathologischen Befund, muss von einem Faktorenmangel ausgegangen werden. Die notwendigen Einzelfaktorenbestimmungen werden durch die Ergebnisse der Globaltests vorgegeben (Abb. 2.**3**).

Quick-Wert niedrig, APTT normal. Liegt eine Erniedrigung des Quick-Werts bei normaler APTT vor, ist ein FVII-Mangel die Ursache des erniedrig-ten Quick-Werts. Das weitere diagnostische Vorgehen beginnt mit der Bestimmung der FVII-Aktivität.

Quick-Wert normal, APTT verlängert. Bei einer isolierten Verlängerung der APTT kann ein Kontaktfaktorenmangel (Präkallikrein, hochmolekulares Kininogen, FXII), ein Mangel der Faktoren XI, IX, VIII oder eine Von-Willebrand-Erkrankung vorliegen. Nach Bestimmung der entsprechenden Parameter ist das weitere diagnostische Vorgehen in den entsprechenden Kapiteln zusammengefasst.

Quick-Wert und APTT pathologisch. Zeigt die Bestimmung der APTT und des Quick-Werts pathologische Werte kann ein Mangel der Faktoren V, X, II und des Fibrinogens vorliegen. Ein weiterer Faktorenmangel oder ein Kombinationsdefekt kann bei dieser Konstellation nicht ausgeschlossen werden. Ein Antiphospholipidantikörper mit Lupus-Antikoagulans-Spezifität stellt bei allen erniedrigt gemessenen Einzelfaktoren eine mögliche Differenzialdiagnose dar (s. Kapitel 13, S. 107). Es ist zu berücksichtigen, dass ein Antiphospholipidantikörper in der Regel nicht mit einer Blutungsneigung verbunden ist.

Quick-Wert und APTT normal. Bei normaler APTT und normalem Quick-Wert kann ein klinisch relevanter Faktorenmangel mit Ausnahme eines FXIII-Mangels ausgeschlossen werden. Die Von-Willebrand-Erkrankung oder eine Thrombozytopathie sind hier die wichtigsten Differenzialdiagnosen.

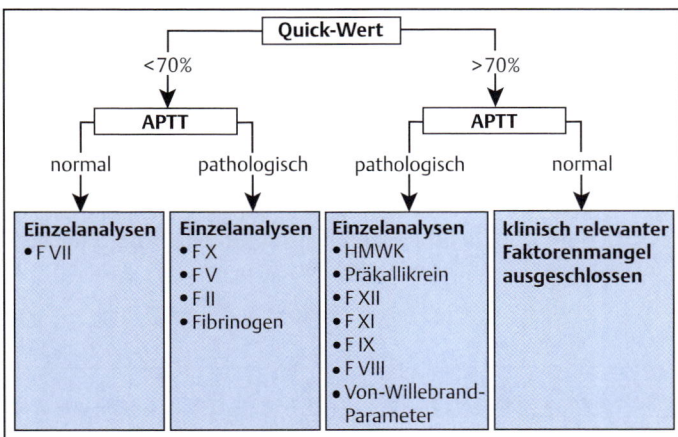

Abb. 2.**3** Differenzialdiagnostik einer plasmatischen Gerinnungsstörung.

Isolierte Thrombozytopenie

Eine im EDTA-Blut gemessene Thrombozytopenie sollte zum Ausschluss einer klinisch nicht relevanten, EDTA-induzierten Pseudothrombozytopenie zunächst im Zitratblut bestätigt werden.

Eine Thrombozytopenie kann durch eine Bildungsstörung oder durch eine Umsatzstörung be-

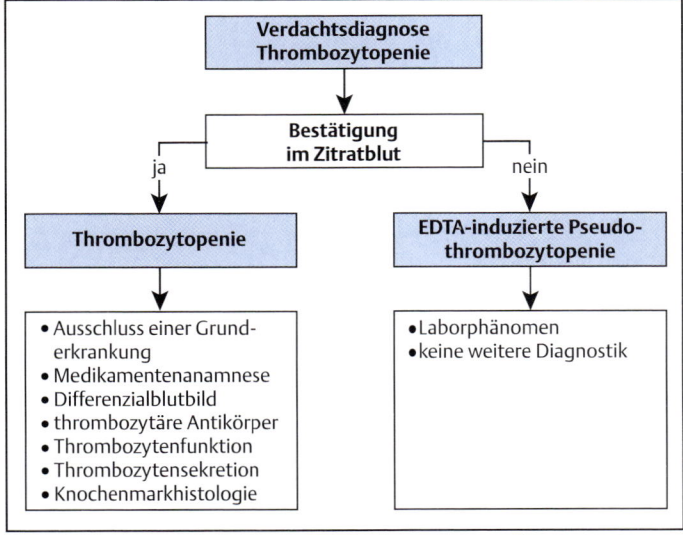

Abb. 2.**4** Differenzialdiagnostik der Thrombozytopenie.

dingt sein, die beide wiederum angeboren oder erworben sein können. Diese möglichen Konstellationen müssen durch die Diagnostik erfasst und voneinander abgegrenzt werden (Abb. 2.**4**).

Sekundäre Thrombozytopenie. Einen wichtigen Bestandteil in der differenzialdiagnostischen Abgrenzung der Thrombozytopenie bildet die Suche nach einer Grunderkrankung. Typische Grunderkrankungen sind eine Leberfunktionsstörung, eine Splenomegalie, eine Urämie, eine hämatologische Erkrankung oder Alkoholabusus.

Primäre Thrombozytopenie. Bei fehlender Grunderkrankung liegt eine primäre Thrombozytopenie vor. Hier kann die Bestimmung der thrombozytären Antikörper, der Thrombozytenfunktion und der Thrombozytensekretion eine differenzialdiagnostische Abgrenzung ermöglichen. Erstes differenzialdiagnostisches Kriterium der primären Thrombozytopenie ist die *Thrombozytengröße* (Abb. 2.**5**):

► Beim Nachweis von *außerordentlich vergrößerten Thrombozyten* besteht der Verdacht auf eine Thrombozytopathie aus dem Formenkreis der „Giant Platelets". Diese äußerst selten auftretenden Erkrankungen werden im Kapitel 4, s. S. 30 beschrieben.
► Noch seltener kommt das durch *Mikroplatelets* charakterisierte Wiskott-Aldrich-Syndrom vor (s. S. 34).
► Bei der Mehrzahl der thrombozytopenischen Patienten sind die Thrombozyten normal groß oder leicht vergrößert. *Leicht vergrößerte Thrombozyten* sind Ausdruck einer gesteigerten Thrombozytopoese und können einen gesteigerten Abbau belegen. Differenzialdiagnostisch kommen hier deswegen alle Erkrankungen in Betracht, die zu einer erhöhten Umsatzsteigerung der Thrombozyten führen (s. Kapitel 5, S. 53). Eine andere mögliche Ursache ist die Synthesestörung, die durch eine Knochenmarkpunktion gesichert wird.

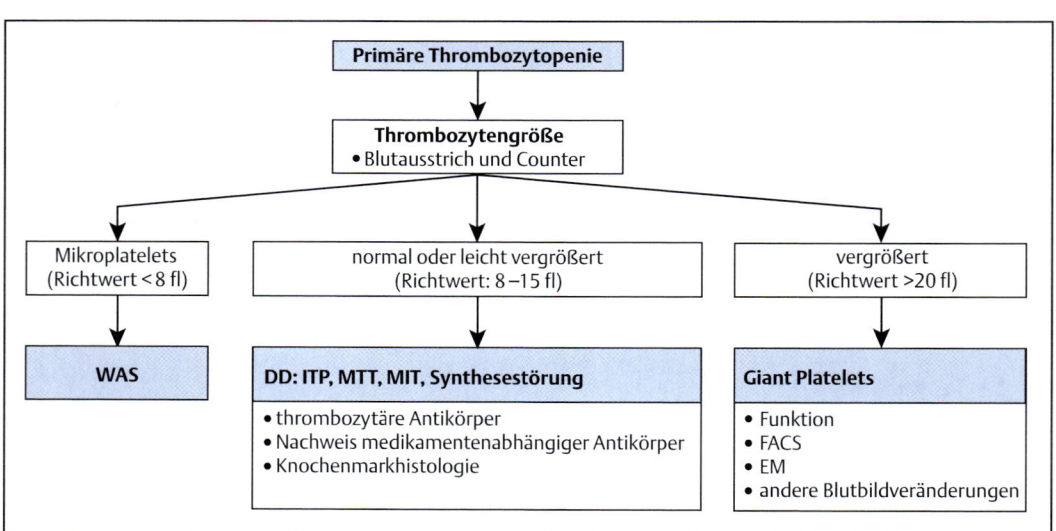

Abb. 2.**5** Differenzialdiagnostik der primären Thrombozytopenie.

FACS	Durchflusszytometrie	MIT	medikamenteninduzierte Thrombozytopenie
MT	medikamententoxische Thrombozytopenie	ITP	Immunthrombozytopenie
EM	Elektronenmikroskopie	WAS	Wiskott-Aldrich-Syndrom

Thrombozytopenie bei pathologischen APTT/Quick-Werten

Liegen gleichzeitig eine Störung des plasmatischen Gerinnungssystems und eine Thrombozytopenie vor, so ist eine Grunderkrankung als gemeinsamer Auslöser häufig. Stehen die Blutungskomplikationen im Vordergrund, entspricht das weitere Vorgehen dem im Kapitel „Dringliche Situation" beschriebenen Algorithmus. Anderenfalls wird die Hämostasestörung durch die Behandlung der Grunderkrankung therapiert.

Bei fehlender Grunderkrankung kann die Symptomatik durch ein Anti-Phospholipidantikörper-Syndrom (Lupus-Antikoagulans) oder durch 2 voneinander unabhängige Gerinnungsstörungen ausgelöst werden (s. Kapitel 13, S. 107). Beim Ausschluss eines Antiphospholipidsyndroms muss sowohl der Algorithmus zur Diagnose einer plasmatischen Gerinnungsstörung als auch derjenige zur Differenzialdiagnose einer Thrombozytopenie durchgeführt werden.

Unauffällige initiale Diagnostik

Ergibt die orientierende Diagnostik keine pathologischen Befunde, kann eine Thrombozytopathie, eine Von-Willebrand-Erkrankung, ein Faktor-XIII-Mangel, eine Hyperfibrinolyse oder eine bisher nicht bekannte Störung vorliegen. Das weitere diagnostische Vorgehen umfasst die Bestimmung der folgenden Parameter:

- ► Von-Willebrand-Faktor-Parameter (s. Kapitel „Von-Willebrand-Erkrankung"),
- ► Thrombozytenfunktion,
- ► Thrombozytensekretion,
- ► Faktor-XIII-Aktivität,
- ► α_2-Antiplasmin.

Bei einem pathologischen Einzelbefund ist dieser diagnostisch und therapeutisch wegweisend.

Wird ausschließlich eine *verlängerte Blutungszeit* nachgewiesen, während die anderen Laborparameter keine pathologischen Werte zeigen, liegt vermutlich eine hämorrhagische Diathese unklarer Genese vor (s. Kapitel 6, S. 62). Ist auch die Blutungszeit nicht verlängert, ergeben sich laboranalytisch keine Hinweise auf das Vorliegen einer hämorrhagischen Diathese. Bei eindeutiger Blutungsanamnese sollte eine Wiederholungsuntersuchung in einem symptomatischen Intervall durchgeführt werden. Differenzialdiagnostisch muss bei Erwachsenen mit dieser Konstellation eine artifiziell erworbene Erkrankung in Erwägung gezogen werden. Bei Kindern muss äußere Gewaltanwendung ausgeschlossen werden.

3 Therapiepflichtige Blutung: Diagnostik und Therapie

Das Kapitel beschreibt das differenzialdiagnostische Vorgehen bei einem Patienten mit einer therapiepflichtigen Blutung.

Bei einer therapiepflichtigen Blutung muss das gewählte diagnostische Vorgehen innerhalb kurzer Zeit eine möglichst exakte Ursachenidentifizierung ermöglichen, sodass daraus ein entsprechendes therapeutisches Vorgehen abgeleitet werden kann. Das Zeitintervall bis zum Beginn erster therapeutischer Maßnahmen wird durch die klinische Dringlichkeit bestimmt:

► Liegt eine Hb-wirksame, aber nicht bedrohliche Blutung vor, sollte innerhalb eines Zeitraums von 24 h eine Diagnosestellung mit therapeutischen Konsequenzen möglich sein.
► Liegt eine Blutung vor, die zu bleibenden Organschädigungen führen kann, muss das diagnostische Zeitintervall bis zum Beginn einer spezifischen Therapie so kurz wie möglich gehalten werden.
► Ein lebensbedrohlicher Blutverlust stellt eine Notfallsituation dar. Die Diagnostik wird hierbei parallel mit ersten therapeutischen Maßnahmen eingeleitet. Dazu wird unmittelbar vor Beginn einer Substitutionstherapie Blut zur Gerinnungsdiagnostik zusammen mit Kreuzblut abgenommen.

Erstuntersuchung und orientierende Laboranalytik

Ziel der Erstuntersuchung ist es, innerhalb kürzester Zeit folgende Punkte zu klären:
► Gefährdung des Patienten durch die Blutung,
► Wahrscheinlichkeit für eine Gerinnungsstörung,
► Vorliegen einer Erkrankung, die das Gerinnungssystem beeinflusst.

Entsprechend diesen Kriterien wird der Patient einer der folgenden Gruppen zugeordnet:
► Patient mit akut lebensbedrohlichem Blutverlust,
► Patient mit vital bedrohlicher Organblutung,
► blutender Patient bei sekundärer Hämostasestörung,
► blutender Patient bei primärer Hämostasestörung.

Dieses Ziel wird mit folgenden Komponenten der Erstuntersuchung erreicht:
► Erhebung der Anamnese,
► Erhebung der Medikamentenanamnese,
► körperliche Untersuchung,
► orientierende Laboranalytik,
► Nachweis einer Grunderkrankung/Systemerkrankung.

Das zur Durchführung der Erstuntersuchung zur Verfügung stehende Zeitfenster ist abhängig von der Gefährdung des Patienten durch die Blutung.

Daher muss in kritischen klinischen Situationen auf einzelne Komponenten der Erstuntersuchung verzichtet werden. In jedem Fall muss mit der Blutabnahme zur Blutgruppenbestimmung und zur serologischen Verträglichkeitsprobe (Kreuzblut) eine orientierende Gerinnungsdiagnostik angefordert werden. In der Notfallsituation wird allerdings schon vor Vorliegen der Laborbefunde mit der Therapie begonnen. Die Gerinnungsdiagnostik umfasst folgende Parameter:

► aktivierte partielle Thromboplastinzeit (APTT),
► Thromboplastinzeit (Quick-Wert),
► Blutbildbestimmung,
► Fibrinogenbestimmung.

Kann in der Akutsituation keine endgültige Diagnose gestellt werden, muss eine komplette hämostaseologische Diagnostik nach Überwinden der Akutsituation erfolgen.

Anamnese und körperliche Untersuchung

Vergleichbar mit dem Vorgehen in der Elektivsituation sollen die anamnestischen Angaben eine erste Einschätzung ermöglichen, ob das Vorliegen einer hämorrhagischen Diathese wahrscheinlich oder nicht wahrscheinlich ist (s.a. Kapitel 2, S. 5). Besonders häufig stellt sich diese Frage im Rahmen von postoperativen Blutungskomplikationen. Die in Tab. 3.1 aufgeführten Symptome können

Tabelle 3.1 Anzeichen einer hämorrhagischen Diathese bei postoperativen Patienten

Symptome einer postoperativen Gerinnungsstörung
► Diffuse Blutungen
► Blutungen in *alle* Drainagen
► Fehlende Gerinnselbildung in den Drainagen
► Einblutungen an Punktionsstellen
► Schleimhautblutungen

erste Hinweise auf eine mögliche Gerinnungsstörung geben.

Zusätzlich muss die Frage beantwortet werden, ob die auftretende Blutungsneigung im Sinne einer sekundären hämorrhagischen Diathese eine Komplikation einer Grunderkrankung darstellt oder im Sinne einer primären hämorrhagischen Diathese ein eigenständiges Krankheitsbild ist.

Medikamentenanamnese

Die Medikamentenanamnese umfasst alle Medikamente und deren Dosierung, mit denen der Patient aktuell behandelt wird bzw. in den letzten 5 Tagen behandelt wurde. Anschließend erfolgt eine Bewertung, ob die auftretende Blutungssymptomatik im Zusammenhang mit der Medikation steht. Typische Konstellationen sind in Tab. 3.2 aufgeführt.

Tabelle 3.2 Medikamentenassoziierte Blutungskomplikationen

Medikament	Diagnostik	Konsequenz	Kapitel
Vitamin-K-Antagonist	Quick-Wert	Therapiepause Vitamin-K-Substitution PPSB	23, s. S.169
Unfraktioniertes Heparin	APTT-Bestimmung	Therapiepause Protamin	22, s. S.156
Niedermolekulares Heparin	Anti-Fxa-Bestimmung	Therapiepause	22, s. S.157
Hirudin	APTT Ecarinzeit	Therapiepause Hämodialyse	22, s. S.161
Aggregationshemmer	PFA-100 Blutungszeit Thrombozytenfunktion	DDAVP Thrombozytengabe	25, s. S.172
Antibiotikum	PFA-100 Thrombozytenzahl Quick-Wert	Wechsel des Präparats	

Vorgehen bei akut lebensbedrohlichem Blutverlust

Bei einem akut lebensbedrohlichen Blutverlust, z.B. im Rahmen eines Polytraumas oder bei postoperativen Blutungskomplikationen, besteht der Verdacht auf eine Verlustkoagulopathie. Unmittelbar nach diagnostischer Blutabnahme sollte die Gabe von FFP und Thrombozyten eingeleitet werden (Abb. 3.**1**). Das weitere differenzialdiagnostische und therapeutische Vorgehen ist in Abschnitt 5, s. S. 58 beschrieben.

Vorgehen bei vital bedrohlicher Organblutung

Die *intrazerebrale Blutung* ist die häufigste vital bedrohliche Organblutung. Bei etwa 10% der Patienten mit einer intrakraniellen Blutung liegt eine Gerinnungsstörung vor. In der Regel ist die Gerinnungsstörung medikamentös durch die Gabe von Antikoagulanzien, Thrombozytenfunktionshemmern oder Fibrinolytika induziert. Bei angeborenen Gerinnungsstörungen sind spontane intrazerebrale Blutungen eher selten. Im Unterschied zum Vorgehen bei Patienten mit einem massiven Blutverlust kann eine hämostaseologische Therapie nicht ohne eine vorausgehende Diagnostik eingeleitet werden.

Die sich aus den möglichen Laborkonstellationen ableitenden Therapieoptionen sind in Abb. 3.**2** zusammengefasst.

Verminderung Vitamin-K-abhängiger Gerinnungsfaktoren. Eine Verminderung der Vitamin-K-abhängigen Gerinnungsfaktoren, wie sie bei einer Therapie mit oralen Antikoagulanzien (z.B. Marcumar) auftreten, wird durch die Gabe eines Prothrombinkomplexpräparats in einer Dosierung von 50 E/kg KG ausgeglichen. Zur Prophylaxe einer PPSB-assoziierten Gerinnungsaktivierung werden vorher 25 E/kg KG Antithrombin gegeben. Bedingt durch die lange Halbwertszeit der oralen Antikoagulanzien kommt es auch nach PPSB-Gabe zu einem erneuten Absinken des Quick-Werts. Daher müssen parallel zur PPSB-Gabe 10 mg Vitamin K substituiert werden. Nach Überwinden der Akutsymptomatik muss die ursprüngliche Indikation zur Antikoagulation berücksichtigt werden, sodass eventuell eine Heparintherapie eingeleitet werden muss. Ein typisches Beispiel stellen Patienten mit künstlichen Herzklappen oder Vorhofflimmern dar.

Thrombozytopenie. Eine Thrombozytopenie wird durch die Gabe von Thrombozyten ausgeglichen. Kommt es nicht zu einem adäquaten Transfusionserfolg, entspricht das Vorgehen der ITP-Behandlung.

Isolierte APTT-Verlängerung. Ist eine Heparintherapie Ursache der isolierten APTT-Verlängerung, muss die Heparingabe beendet und eine Heparinneutralisierung mit Protamin erfolgen (s. Kapitel 22, S. 160). Wird die APTT-Verlängerung nicht durch eine Heparintherapie ausgelöst, kann ein Mangel der Faktoren XI, IX, VIII, eine von-Willebrand-Erkrankung oder eine Hemmkörperhämophilie vorliegen. Kann hier in kurzer Zeit keine diagnostische Abklärung erfolgen, sollte die Behandlung zunächst mit einem von-Willebrand-Faktor-reichen FVIII-Konzentrat begonnen werden.

Das hier für die intrazerebrale Blutung geschilderte Vorgehen kann grundsätzlich auf alle vital bedrohlichen Organblutungen übertragen werden.

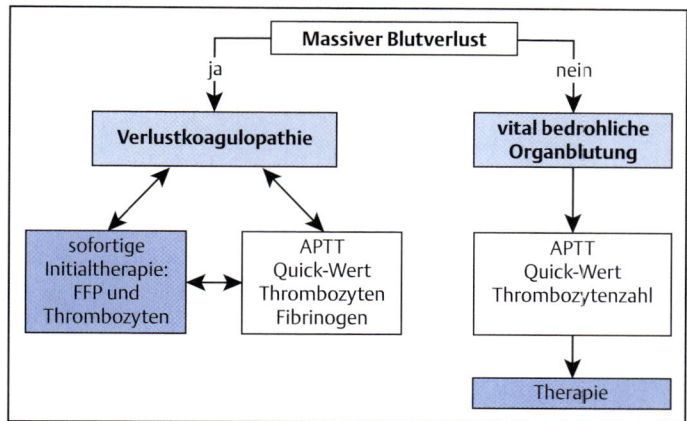

Abb. 3.**1** Akute bedrohliche Blutung bei Verdacht auf eine hämorrhagische Diathese.

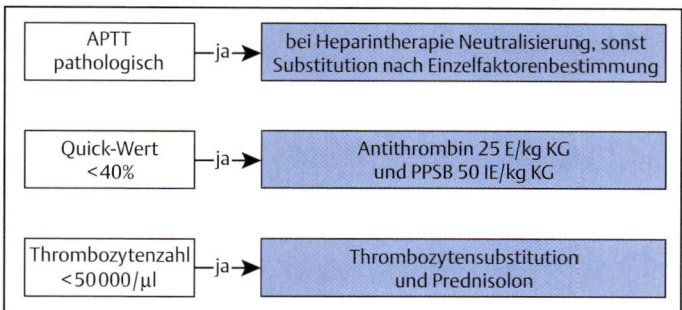

Abb. 3.**2** Therapie einer lebensbedrohlichen Organblutung.

Vorgehen bei sekundärer Hämostasestörung

Im Fall einer sekundären Hämostasestörung steht die Behandlung der Grunderkrankung im Vordergrund, da nur dadurch die auslösende Ursache der Gerinnungsstörung beseitigt werden kann. Eine hämostaseologische Therapie ist nur erforderlich, wenn die Gerinnungsstörung notwendige diagnostische oder operative Eingriffe verhindert oder zu einer bedrohlichen Komplikation führt. In diesen Fällen richtet sich das therapeutische Vorgehen nach den aktuell zur Verfügung stehenden Laborparametern.

APTT und/oder Quick-Wert pathologisch. Bei verlängerter APTT und/oder erniedrigtem Quick-Wert wird zunächst die Frage nach einer Therapie mit einem unfraktionierten Heparin oder oralen Antikoagulanzien gestellt. Möglicherweise liegt eine absolute oder relative Überdosierung vor (s. Kapi-

tel 23, S. 169). Die Therapie der Wahl ist die Dosisreduzierung oder Neutralisierung. Werden keine Antikoagulanzien verabreicht, ist die Leberfunktionsstörung die häufigste Ursache einer sekundären plasmatischen Gerinnungsstörung.

Thrombozytopenie. Wird eine schwere Thrombozytopenie mit Werten von < 50.000/µl gemessen, stellt die Thrombozytensubstitution die erste therapeutische Maßnahme dar (Abb. 3.**3**). Bei Werten über 50.000/µl sollte zunächst ein Therapieversuch durch die Gabe von DDAVP in Kombination mit einem Antifibrinolytikum erfolgen. Bei ausbleibendem Therapieerfolg ist die Gabe von Thrombozyten indiziert. Gleiches gilt für Patienten, die mit Aggregationshemmern vorbehandelt worden sind.

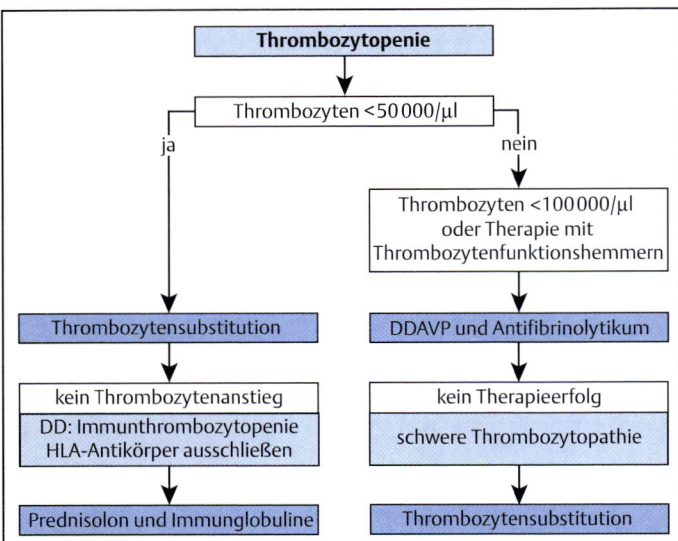

Abb. 3.**3** Leitsymptom Thrombozytopenie und/oder Thrombozytopathie bei akuter therapiepflichtiger Blutung.

APTT, Quick-Wert und Thrombozytenzahl normal. Liegen die orientierenden Laborparameter APTT, Quick-Wert und die Thrombozytenzahl im Normbereich, kann eine Hyperfibrinolyseblutung, eine erworbene Von-Willebrand-Erkrankung oder eine Thrombozytopathie vorliegen. Das empfohlene therapeutische Vorgehen ist in Abb. 3.**4** zusammengefasst.

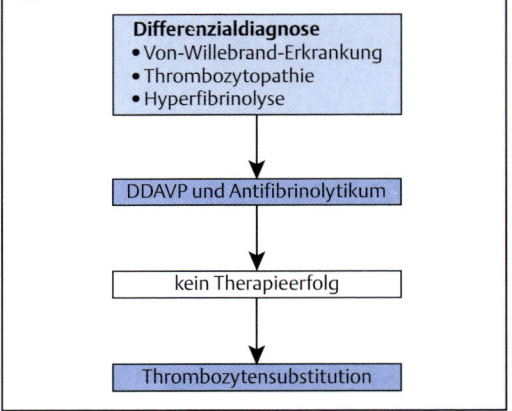

Abb. 3.**4** Dringliche Diagnostik und Therapie bei akuter therapiepflichtiger Blutung und unauffälligem Basislabor.

Vorgehen bei primärer hämorrhagischer Diathese

Seltener ist eine primäre hämorrhagische Diathese Ursache einer dringlichen Blutungskomplikation. Ist eine derartige Gerinnungsstörung bereits vordiagnostiziert, liegen in der Regel ausgearbeitete Therapieschemata vor. War die primäre hämorrhagische Diathese bisher nicht bekannt, richtet sich das diagnostische und therapeutische Vorgehen nach der orientierenden Diagnostik.

Plasmatische Gerinnungsstörung. Eine Übersicht über das diagnostische und therapeutische Vorgehen bei einer plasmatischen Gerinnungsstörung, erkennbar an einem pathologischen Quick-Wert oder einer pathologischen APTT, ist in Abb. 3.5 zusammengefasst. Ist das zur differenzialdiagnostischen Abgrenzung und zur weiteren Therapieplanung benötigte Testspektrum nicht verfügbar, sollte der Patient an ein entsprechend ausgerüstetes Zentrum überwiesen werden.

Thrombozytopenie. Liegt eine schwere Thrombozytopenie vor, kann differenzialdiagnostisch ein Synthesedefekt oder eine Umsatzstörung vorliegen. Das Vorgehen entspricht dem in Abb. 3.**3** zusammengefassten Verfahren.

APTT, Quick-Wert und Thrombozytenzahl normal. Liegen die orientierenden Laborparameter im Normbereich, besteht der Verdacht auf das Vorliegen einer Von-Willebrand-Erkrankung, einer Hyperfibrinolyse, eines Faktor-XIII-Mangels oder einer Thrombozytopathie. Durch die Gabe von DDAVP in Kombination mit einem Antifibrinolytikum ist eine Initialbehandlung möglich. Ausnahmen bilden Thrombozytopathien und der Faktor-XIII-Mangel. Deswegen sollte bei ausbleibendem Therapieerfolg die Gabe von Thrombozyten und FFP erfolgen.

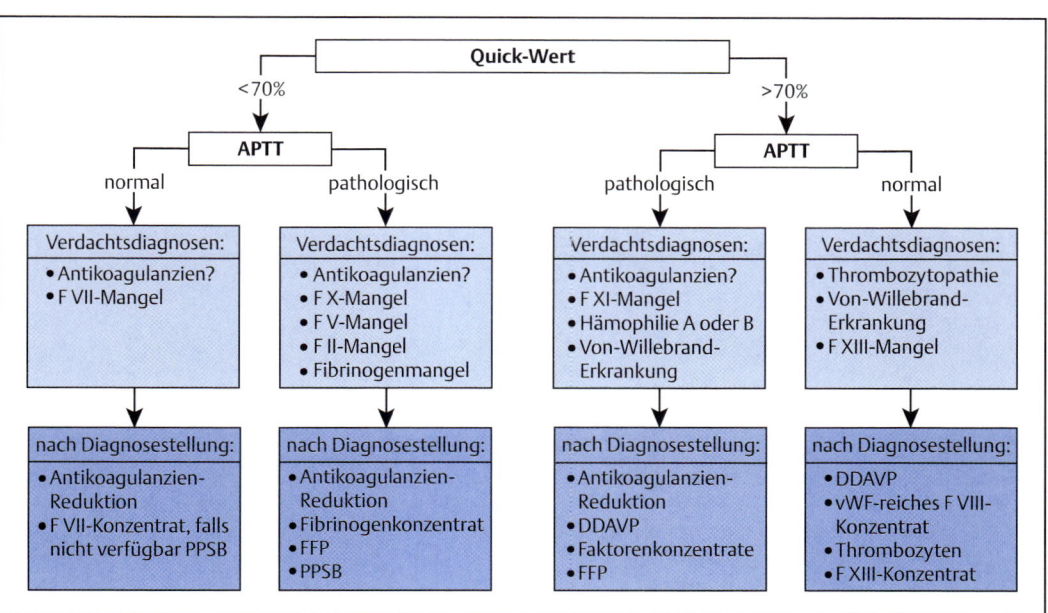

Abb. 3.**5** Dringliche Diagnostik und Therapie bei akuter therapiepflichtiger Blutung und pathologischem Quick-Wert bzw. APTT.

4 Primäre hämorrhagische Diathesen

Zu den primären hämorrhagischen Diathesen werden alle Blutungsneigungen gerechnet, bei denen die Hämostasestörung nicht Begleitsymptom einer Grunderkrankung ist. Eine Unterteilung entsprechend der betroffenen Hämostasekomponenten ist in Abb. 4.1 dargestellt.

Häufig vorkommende Erkrankungen:

Die seltenen Erkrankungen sind über das Inhalts- oder Stichwortverzeichnis zu finden.

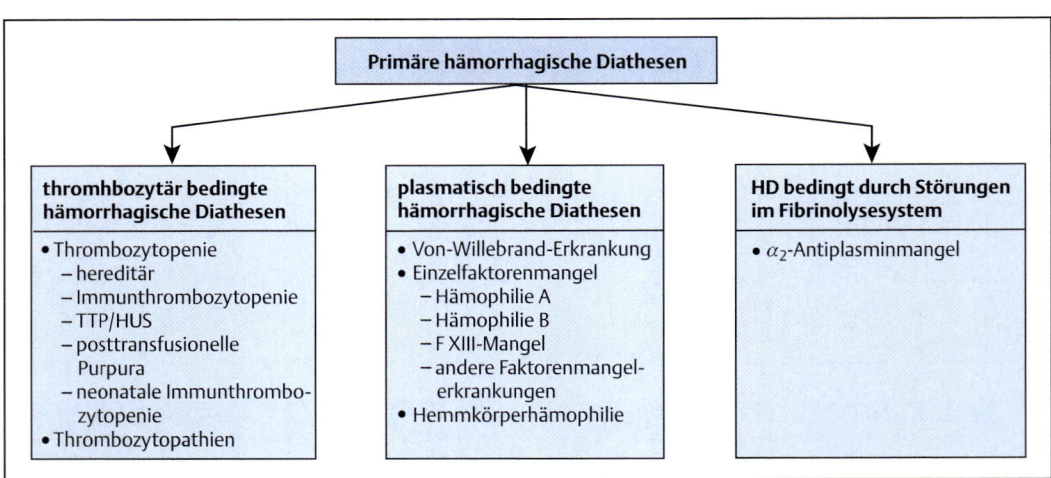

Abb. 4.1 Klassifizierung der primären hämorrhagischen Diathese.
TTP   thrombotisch thrombozytopenische Purpura
HUS   hämolytisch urämisches Syndrom
HD   hämorrhagische Diathese

Thrombozytopenien

Ursache einer thrombozytär bedingten Blutungs-neigung kann eine Thrombozytopenie und/oder eine Störung der Thrombozytenfunktion sein (Abb. 4.**2**). Als Thrombozytopenie wird eine Ver-minderung der Thrombozytenzahl unter einen Wert von 150.000/µl definiert. Wie in Tab. 4.**1** auf-geführt, erfolgt eine weitere Unterteilung der Thrombozytopenien in eine leichte, eine mittel-schwere und eine schwere Form.

Bei den verschiedenen zu einer Thrombozyto-penie führenden pathophysiologischen Mechanis-men lässt sich eine Bildungsstörung von einer Umsatzstörung unterscheiden. Während der Bil-dungsstörung eine Störung der Megakaryo- und/oder der Thrombozytopoese zugrunde liegt, kommt es bei der Umsatzstörung zu einem ver-mehrten Verbrauch oder einem unphysiologisch gesteigerten Abbau der Thrombozyten. Typische Beispiele sind die Thrombozytopenie der Verlust-koagulopathie und die immunologisch bedingte Thrombozytopenie, bei der mit Antikörpern bela-

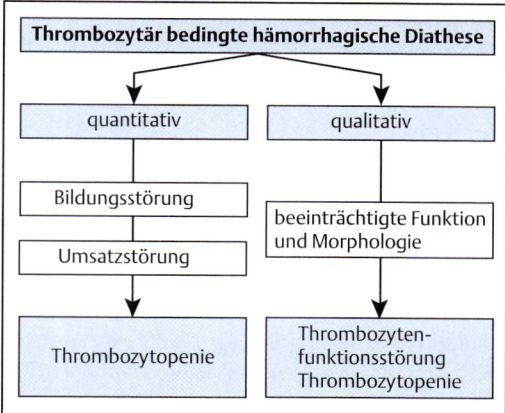

Abb. 4.**2** Pathogenese der thrombozytär bedingten hämorrhagischen Diathesen.

dene Thrombozyten eine extrem verkürzte intra-vasale Überlebenszeit aufweisen. Eine Klassifizie-rung der Thrombozytopenien ist in Abb. 4.**3** zu-sammengefasst.

Tabelle 4.**1** Schweregrad der Thrombozytopenie

Grad der Thrombozytopenie	Thrombozytenzahl
Milde Thrombozytopenie	50.000–150.000/µl
Mittelschwere Thrombozytopenie	20.000–50.000/µl
Schwere Thrombozytopenie	< 20.000/µl

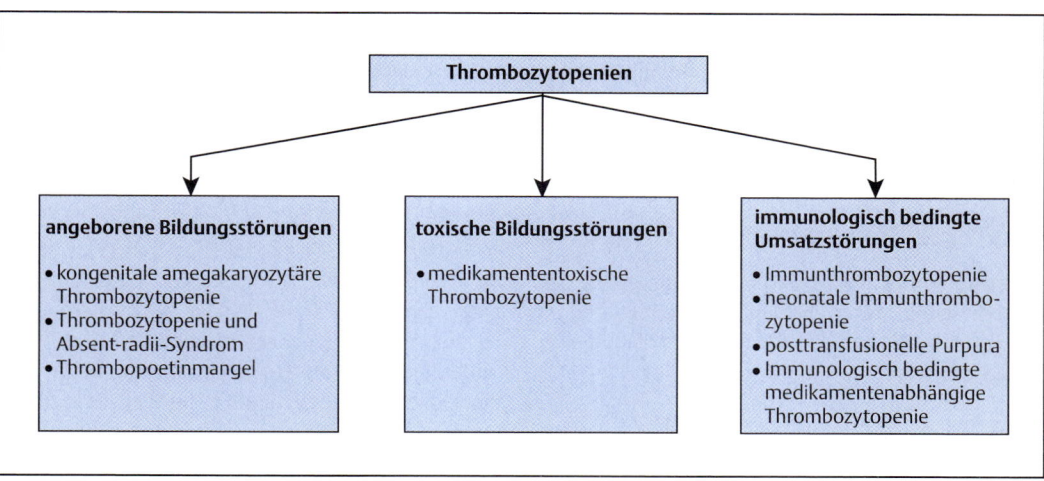

Abb. 4.**3** Klassifizierung der Thrombozytopenien.

Angeborene Synthesestörungen

Kongenitale amegakaryozytäre Thrombozytopenie

Definition und Pathophysiologie. Aufgrund eines angeborenen Defekts wird während der Hämatopoese die megakaryozytäre Linie nicht angelegt. Da die Megakaryozyten die Vorläuferzellen der Thrombozyten sind, kommt es zu einer quantitativen Störung der Thrombozytopoese. Der zugrunde liegende Gendefekt ist bisher nicht bekannt.

Häufigkeit. Aufgrund des sehr seltenen Vorkommens sind keine genauen Zahlenangaben verfügbar.

Klinik. Typisch sind schwere Blutungskomplikationen, bereits im Säuglingsalter beginnend.

Diagnostik. Im peripheren Blutbild zeigt sich eine schwere Thrombozytopenie. In der Knochenmarkshistologie findet sich ein Fehlen oder eine starke Verminderung der Megakaryozytopoese.

Therapie. Bei akuten Blutungen werden Thrombozyten gegeben. Eine kausale Therapie ist nur mit der allogenen Knochenmarktransplantation möglich. Die Transfusion von Blut von Familienangehörigen und HLA-kompatiblen Blutspendern wird nicht empfohlen, um eine mögliche Immunisierung des Patienten gegen Merkmale des potenziellen Stammzellspenders zu vermeiden. Die Prognose der betroffenen Kinder ist schlecht, da oft zusätzliche hereditäre Erkrankungen vorliegen.

Thrombozytopenie und Absent-Radii-Syndrom (TAR)

Definition und Pathophysiologie. Definiert ist das Krankheitsbild durch die fehlende Anlage des Os radii und die Thrombozytopenie. Die Pathophysiologie ist unklar.

Klinik. Aufgrund der geringen Fallzahl ist eine einheitliche Beschreibung des klinischen Bildes nicht möglich. Die in der Literatur publizierten Daten weisen auf eine schwere hämorrhagische Diathese vor allem im 1. Lebensjahr hin. Ungefähr die Hälfte der Patienten soll bereits im 1. Lebensjahr an Blutungskomplikationen versterben.

Diagnostik. Diagnostisch beweisend ist das gleichzeitige Vorliegen einer angeborenen Thrombozytopenie mit nicht angelegtem Os radii. In der Knochenmarkhistologie findet sich eine verminderte Megakaryozytopoese.

Therapie. Generelle Therapieempfehlungen existieren nicht. Bei Blutungskomplikationen erfolgt eine symptomatische Therapie durch die Gabe von Thrombozytenkonzentraten.

Thrombopoetin-Mangel

Thrombopoetin (TPO) ist ein Wachstumsfaktor, der Proliferation und Differenzierung der Megakaryozyten und deren Vorläuferzellen steuert. Eine angeborene Synthesestörung des Thrombopoetins oder die Bildung eines neutralisierenden Antikörpers können zu einer Thrombozytenbildungsstörung führen. Hierbei handelt es sich um ein äußerst seltenes Krankheitsbild.

Immunthrombozytopenien

Immunthrombozytopenien sind charakterisiert durch das Auftreten von Antikörpern, die gegen Bestandteile der Thrombozytenmembran gerichtet sind. Mit Antikörpern beladene Thrombozyten weisen eine stark verkürzte Überlebenszeit auf, da sie beschleunigt im retikuloendothelialen System (= Monozyten-Makrophagen-System) abgebaut werden. So kommt es trotz maximal gesteigerter Thrombozytopoese zu einer Thrombozytopenie. Zusätzlich kann in seltenen Fällen eine Störung der Thrombozytenfunktion vorliegen.

In der Pathophysiologie wird zwischen einem *Auto-* und einem *Alloantikörper* unterschieden. Diese Unterscheidung bezieht sich auf den Ursprungsorganismus, der Antigene und Antikörper bildet. Sind sie identisch, liegt ein Autoantikörper vor. Sind sie unterschiedlich, handelt es sich um einen Alloantikörper. Ein Autoantikörper wird vom Patienten im Rahmen einer gestörten Immunregulation gebildet. Ein Alloantikörper wird nach einer Immunisierung mit Fremdantigen gebildet. Dementsprechend führt ein Alloantikörper im eigenen Organismus nicht zu einer Thrombozytopenie. Klinisch relevant wird er, wenn er auf einen anderen Organismus übertragen wird, der das korrespondierende Antigen trägt. Dies ist beispielsweise bei der neonatalen Alloimmunthrombozytopenie (NAIT) und nach Transfusion von alloantikörperhaltigen FFP oder Thrombozytenkonzentraten der Fall. Da die Antikörper vom thrombozytopenen Patienten nicht selbst synthetisiert werden, ist die klinische Symptomatik im Fall der Alloimmunthrombozytopenie zeitlich begrenzt.

Wird die Bildung der thrombozytären Antikörper durch *Medikamente* ausgelöst, liegt eine immunologisch bedingte medikamenteninduzierte Thrombozytopenie vor.

Die *posttransfusionelle Purpura* (PTP) wird durch einen bisher nur partiell verstandenen immunologischen Mechanismus ausgelöst, der durch die Transfusion von Thrombozyten- oder Erythrozytenkonzentraten getriggert wird.

Auto-/Alloimmunthrombozytopenie (ITP – idiopathische Thrombozytopenie)

Definition und Pathophysiologie

Gegen thrombozytäre Antigene gerichtete Allo- oder Autoantikörper sind Ursache der ITP.

Klinik

Symptomatik. Leitsymptom der ITP ist die Thrombozytopenie und die dadurch ausgelöste Blutungsneigung. Die Anzahl von Blutungskomplikationen und die Gefahr von Blutungen steigt mit zunehmender Thrombozytopenie. Dennoch gibt es bei vergleichbar niedrigen Thrombozytenwerten erhebliche interindividuelle Unterschiede im Auftreten von Blutungskomplikationen. Eine Splenomegalie kann, muss aber nicht zusammen mit einer ITP auftreten.

Verlaufsformen. Entsprechend dem klinischen Verlauf wird zwischen einer akuten und einer chronischen ITP unterschieden. Der akuten, meist bei Kindern auftretenden ITP geht häufig ein bakterieller oder viraler Infekt voraus. Typischerweise treten Petechien, Hämatome und Schleimhautblutungen akut auf. Die akute ITP heilt spontan in einem Zeitraum von längstens 6–12 Monaten aus.

Dauert die Thrombozytopenie länger als 12 Monate an, liegt eine chronische ITP vor. Patienten mit einem chronischen Verlauf tolerieren häufig niedrige Thrombozytenwerte. Sie zeigen selbst bei Thrombozytenwerten unter 20.000/µl außer kleinen petechialen Einblutungen keine anderen Blutungskomplikationen.

Differenzialdiagnose. Die Differenzialdiagnose einer ITP muss in der postoperativen Phase bei Patienten mit einem progredienten Thrombozytenabfall und einer gleichzeitig auftretenden Blutungsneigung erwogen werden. Hier stellt die ITP eine wichtige Differenzialdiagnose zur infektassoziierten Thrombozytopenie und zur heparininduzierten Thrombozytopenie dar. Im Unterschied zur ITP ist die heparininduzierte Thrombozytopenie so gut wie nie mit einer Blutungsneigung verbunden.

Diagnostik

Der Nachweis von ITP-typischen Antikörpern bei gleichzeitiger Thrombozytopenie beweist das Vorliegen einer ITP. Mit den heute zur Verfügung stehenden Testverfahren kann nur in schätzungsweise 50% ein ITP-typischer Antikörper nachgewiesen werden. Gelingt der Antikörpernachweis nicht, sollte eine Knochenmarkpunktion erfolgen. Liegt eine gesteigerte Thrombozytenbildung vor, ist eine ITP wahrscheinlich. Gleiches gilt für einen erfolgreichen Therapieversuch mit Immunglobulinen oder Kortikosteroiden.

Die häufigsten bisher lokalisierten Antigene befinden sich auf den Glykoproteinkomplexen IIb/IIIa (Fibrinogenrezeptor), dem Glykoprotein Ib/IX-Komplex (Von-Willebrand-Rezeptor) und dem GPIa/IIa (Kollagenrezeptor). Therapeutische Relevanz hat die Unterscheidung zwischen Antikörpern, die gegen HLA-Antigene gerichtet sind, und Antikörpern, die gegen andere Glykoproteine gerichtet sind. HLA-Antikörper sind durch Schwangerschaft oder Transfusionen induziert und führen nicht zu einer Autoimmunthrombozytopenie. Im Sinne einer Alloimmunthrombozytopenie können sie jedoch ein nicht adäquates Ansprechen auf Thrombozytenkonzentrate bewirken.

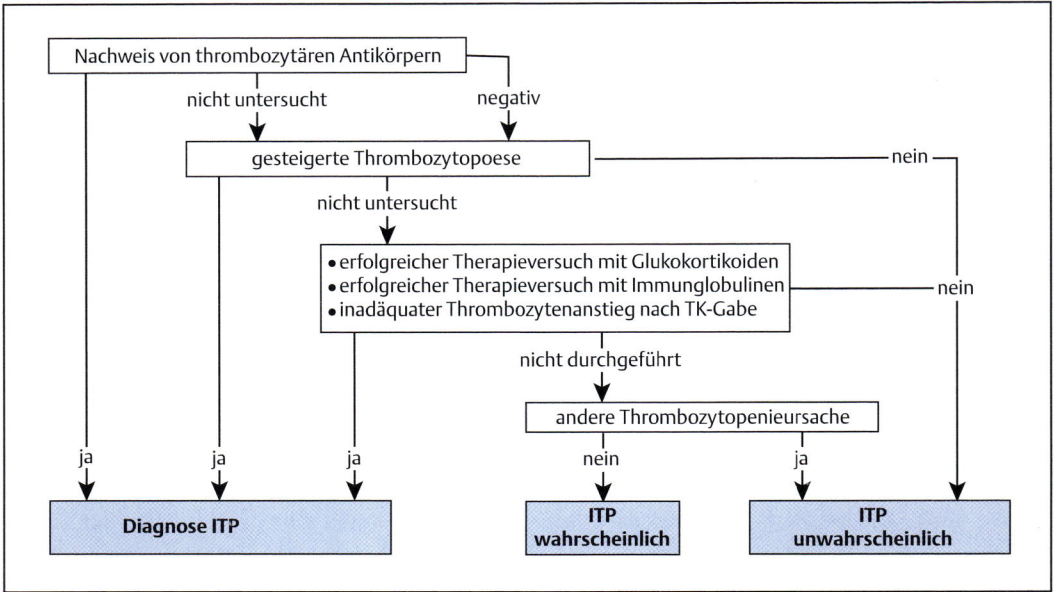

Abb. 4.4 Algorithmus zur Bewertung der Diagnostik einer Immunthrombozytopenie (ITP).
TK   Thrombozytenkonzentrat

Erfahrungsgemäß ist die Diagnose einer ITP anhand der bisher aufgeführten Kriterien bei einem Patienten mit einer chronischen ITP in der Regel gut möglich. Demgegenüber ist in der Akutphase einer Blutung – insbesondere bei intensivpflichtigen Patienten – die Diagnosestellung eher schwierig. Hier deutet der fehlende Transfusionserfolg nach Thrombozytensubstitution auf das Vorliegen einer akuten ITP hin.

Der in Abb. 4.4 gezeigte Algorithmus fasst das diagnostische Vorgehen zusammen.

Therapie

Zeitpunkt und Art der therapeutischen Intervention wird durch die Krankheitsaktivität bestimmt. Eine Beurteilung der Krankheitsaktivität ist anhand der aktuellen Thrombozytenzahlen, dem anamnestisch bekannten Nadir (niedrigster gemessener Thrombozytenwert) und der Dynamik des Thrombozytenverlaufs möglich. Deswegen sollten Kontrollen der Thrombozytenzahlen in regelmäßigen Abständen durchgeführt werden. Während in chronischen Phasen Kontrollen der Thrombozytenzahlen in mehrmonatigen Abständen vertretbar sind, sind in der akuten Krankheitsphase wöchentliche oder sogar häufigere Kontrollen erforderlich.

Patientenaufklärung. Ein besonders wichtiger Bestandteil der ITP-Therapie ist die ausführliche Aufklärung von betroffenen Patienten. Nur so kann erreicht werden, dass der ITP-Patient erste Anzeichen einer auftretenden Blutungsgefährdung erkennt und richtig einschätzt. Patienten mit einer chronischen ITP sollten einen Notfallausweis erhalten, aus dem hervorgeht, welche therapeutischen Maßnahmen im Notfall getroffen werden müssen.

Glukokortikoide und Immunglobuline. Glukokortikoide und Immunglobuline sind etablierte Medikamente in der Behandlung der ITP. Während die Wirkung von Kortison auf einer allgemeinen Immunsuppression beruht, wird angenommen, dass durch die Gabe von Immunglobulinen das Monozyten-Makrophagen-System blockiert und dadurch der Abbau von antikörperbeladenen Thrombozyten reduziert wird. Über einen ähnlichen Mechanismus soll die i.v. Anti-D-Gabe bei rhesuspositiven ITP-Patienten wirken. Die mit Anti-D beladenen Erythrozyten werden durch das Monozyten-Makrophagen-System   phagozytiert

Tabelle 4.**2** Therapieformen der Immunthrombozytopenie (ITP)

Glukokortikoide ▶ Initial 100 mg Prednisolon i.v./oral über 4 Tage ▶ Langfristig: schrittweise Reduktion bis zur individuellen Erhaltungsdosis	Erfolgsrate hoch
Immunglobuline (IgG) ▶ 0,4 g/kg KG über 4 Tage oder 1 g/kg KG über 2 Tage ▶ Passagerer Erfolg für ca. 14 Tage	Erfolgsrate hoch
Splenektomie ▶ Nur bei therapierefraktärer ITP und bei überwiegendem Thrombozytenabbau in der Milz	Erfolgsrate bis zu 50%
Anti-D ▶ Ultima Ratio bei therapierefraktärer ITP	Erfolgsrate unklar
Experimentelle Therapie ▶ Immunapherese ▶ Immunmodulation durch Antikörper ▶ Stammzelltransplantation	Erfolgsrate unklar

und blockieren dadurch die Aufnahmekapazität dieses Systems. Als Nebenwirkung kommt es dabei zu einer klinisch nicht bedrohlichen extravasalen Hämolyse.

Experimentelle Therapiekonzepte. Das Ziel weiterer therapeutischer Maßnahmen, die sich zur Zeit noch in der experimentellen Phase befinden, ist eine gezieltere Unterbrechung des Pathomechanismus. Hierzu zählt die Immunsuppression mit Azathioprin und die Immunapherese, die durch Elimination aller IgG-Antikörper und anschließender Substitution von Fremd-IgG eine Reorganisation des plasmatischen Immunsystems induzieren soll. Ein gleiches Ziel verfolgt die Stammzelltransplantation. Ein weiteres experimentelles Therapiekonzept stellt der Einsatz von monoklonalen Antikörpern dar, welche die Funktion von B-Zellen oder T-Helferzellen gezielt blockieren. Tab. 4.**2** fasst die Therapieformen zusammen.

Vitale Notfallsituation. Die auf den ersten Blick sinnvoll erscheinende Gabe von Thrombozyten ist ausschließlich auf die vitale Notfallsituation beschränkt, da jede Gabe von Thrombozyten zu einer weiteren Boosterung der Antikörperbildung und somit zu einer Zunahme der Krankheitsaktivität führen kann.

Indikationen zur Therapie

Absolute Indikation. Eine absolute Therapieindikation stellt jede bedrohliche oder Hb-wirksame Blutungskomplikation dar. Im Fall von lebensbedrohlichen Blutungskomplikationen oder Blutungen, die zu bleibenden Schäden führen können, empfehlen wir die Gabe von rekombinantem aktivierten FVIIa (rFVIIa, s. Kapitel „Medikamenente", S. 151) in einer Dosierung von 25 µg/kg KG. Sollte kein rFVIIa zur Verfügung stehen, müssen Thrombozytenkonzentrate bis zur Beherrschung der Akutsituation verabreicht werden. Aufgrund der deutlich verminderten Halbwertszeit auch der transfundierten Thrombozyten muss mit einem extremen Transfusionsbedarf (bis zu 20 Thrombozytenkonzentrate und mehr) gerechnet werden. Therapeutische Zielgröße ist das Sistieren der Blutung. Zusätzlich erhalten solche Patienten sofort 100 mg Prednisolon und 0,4 g/kg KG Immunglobuline (IgG). Die Glukokortikoid- und Immunglobulingabe wird in jedem Fall über einen Zeitraum von 4 Tagen fortgesetzt. Dieser Therapieansatz wird als Maximaltherapie bezeichnet und ist in Abb. 4.**5** aufgeführt.

Im Fall von Hb-wirksamen Blutungen und Blutblasen im Mundbereich („wet Purpura") besteht die Therapie der ersten Wahl in der Gabe von Glukokortikoid und Immunglobulinen. Bei bekannter Glukokortikoidsensitivität kann auf die

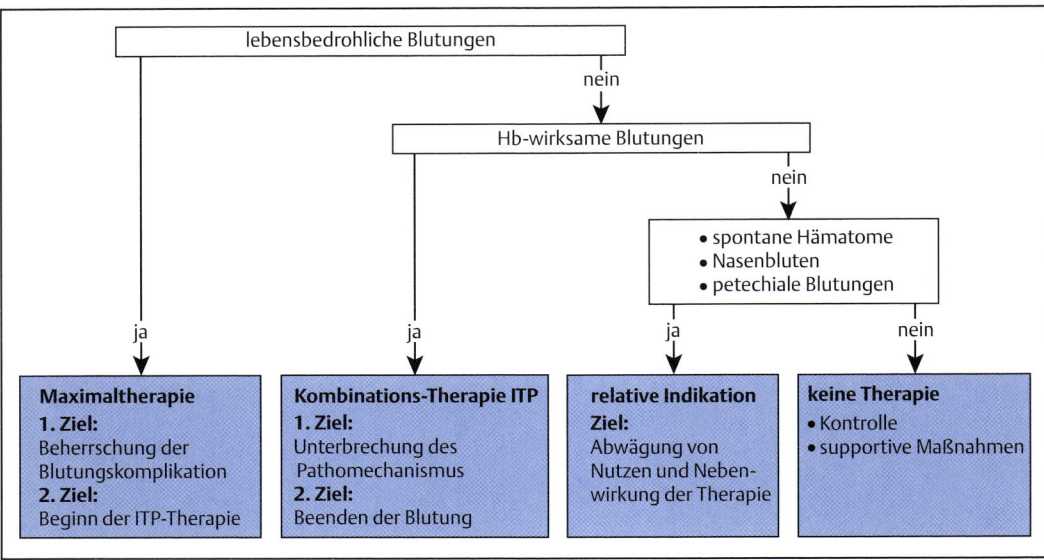

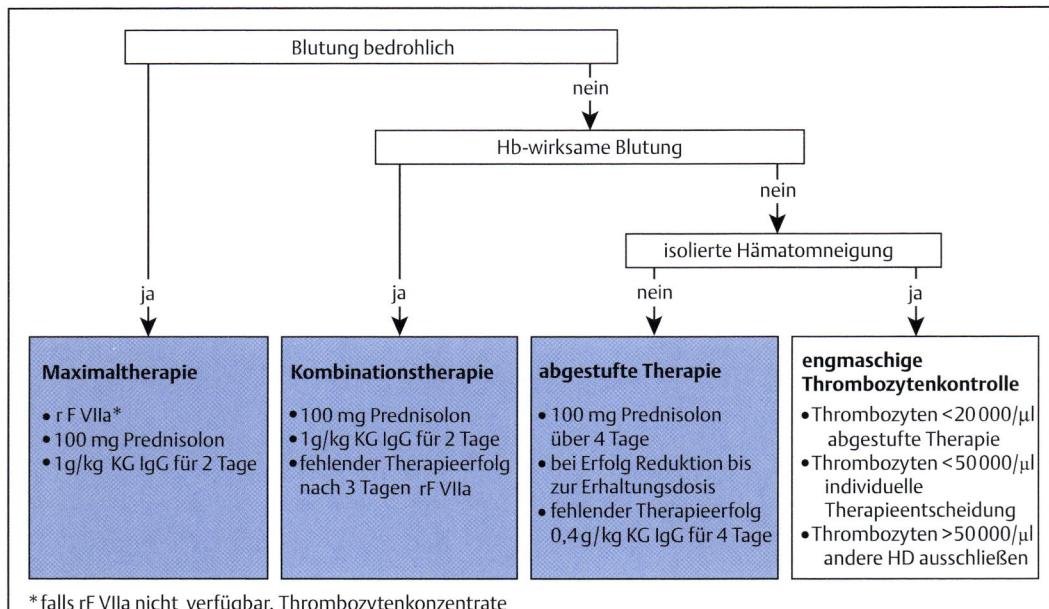

Abb. 4.5 Therapie der Immunthrombozytopenie (ITP).
a   Therapiestrategie der Immunthrombozytopenie (ITP).
b   Stufenplantherapie bei klinisch symptomatischer Immunthrombozytopenie.
HD   hämorrhagische Diathese
rFVIIa   rekombinanter aktivierter Faktor VII

Tabelle 4.**3** Allgemeine Behandlungsrichtlinien bei blutungsgefährdeten Patienten

Allgemeine Richtlinien bei Immunthrombozytopenie und anderen blutungsgefährdeten Patienten
► Keine i.m. Injektionen
► Keine intraartikulären Injektionen
► Keine Massage oder ähnliche Maßnahmen
► Keine ASS-haltigen Schmerzmittel
► Keine Sportarten mit sehr hohem Verletzungsrisiko

Tabelle 4.**4** Therapie mit Aggregationshemmern bei thrombozytopenischen Patienten

Blutungsrisiko	Konsequenz
Hoch	► keine Aggregationshemmer
	► bei erfolgreicher ITP-Therapie KHK-Sekundärprophylaxe
Mittelgradig	► Dosisreduktion (50%) der Aggregationshemmer
	► bei neu auftretenden Blutungskomplikationen weitere Dosisreduktion
Niedrig	► Dosisreduktion (50%) der Aggregationshemmer
	► bei ausbleibenden Blutungskomplikationen Steigerung der Dosis

IgG-Gabe verzichtet werden. Kann die Blutungssituation durch diese Maßnahmen nicht beherrscht werden, muss die Gabe von rFVIIa erwogen werden.

Relative Indikation. Das isolierte Auftreten von Hämatomen stellt eine relative Therapieindikation dar. In diesen Fällen wird zur Prophylaxe weiterer Blutungskomplikationen im Allgemeinen ab einer Thrombozytenzahl von unter 20.000/µl eine Glukokortikoidstoßtherapie mit nachfolgender Dosisreduktion angestrebt. Thrombozytenzahlen zwischen 20.000 und 50.000/µl gelten im Allgemeinen als ausreichend.

Keine Indikation. Bei fehlender klinischer Symptomatik besteht keine Indikation zur Durchführung einer Therapie. Dies gilt auch bei vereinzelt auftretenden Petechien oder einer leicht verstärkten Hämatomneigung. Zur Vermeidung von Blutungskomplikationen sollten derartige Patienten jedoch keine intramuskulären oder intraartikulären Injektionen erhalten, keine mechanisch belastenden Therapien, wie beispielsweise Massagen, und keine ASS-haltigen Schmerzmittel oder andere nichtsteroidale Antirheumatika verordnet bekommen (Tab. 4.**3**). Sollte aus kardialer oder anderer vaskulärer Indikation bei ITP-Patienten eine Therapie mit Aggregationshemmern notwendig sein, empfehlen wir eine Dosisreduktion (Tab. 4.**4**). Die in der Tabelle vorgenommene Einschätzung des Blutungsrisikos erfolgt nach der bisherigen Anamnese und dem klinischen Bild. Es sollten Sportarten gemieden werden, die mit einem hohen Verletzungsrisiko verbunden sind. Zur Vermeidung von verstärkten Menstruationsblutungen sollte bei ITP-Patientinnen eine hormonelle Antikonzeption angestrebt werden.

Maßnahmen vor operativen Eingriffen. Wird bei einem ITP-Patienten ein diagnostischer oder therapeutischer Eingriff notwendig, wird in Abhängigkeit von der mit dem Eingriff verbundenen Blutungsgefährdung und der ITP-assoziierten Krankheitsaktivität das in Abb. 4.**6** und 4.**7** zusammengefasste therapeutische Vorgehen empfohlen.

ITP im Kindesalter. Systematische Untersuchungen haben gezeigt, dass bei einer im Kindesalter auftretenden ITP bedrohliche Blutungskomplikationen extrem selten und lebensbedrohliche intrazerebrale Blutungen so gut wie gar nicht auftreten. Zudem ist die spontane Remissionsrate im Kindesalter im Vergleich zum Erwachsenenalter außerordentlich hoch. In der Regel besteht deswegen bei einem ITP-Kind keine Indikation für eine prophylaktische Therapie. Dies gilt auch bei einer ausgeprägten Hämatomneigung und petechialen Schleimhautblutungen.

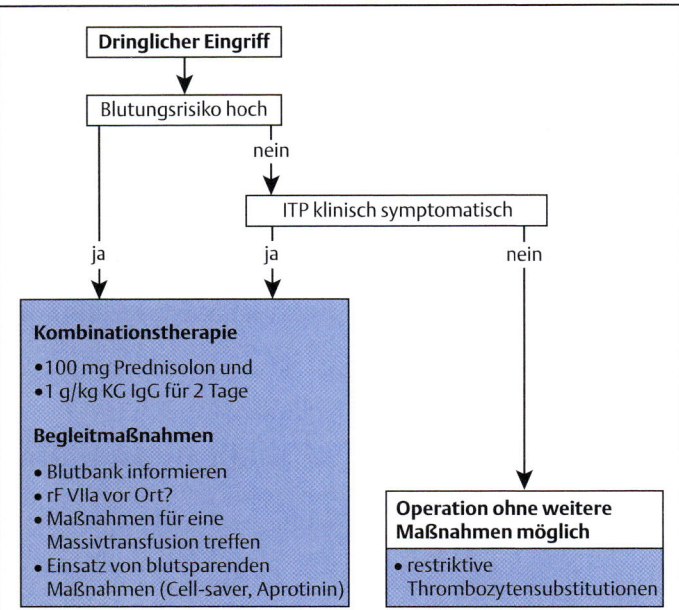

Abb. 4.**6** Management der Immunthrombozytopenie (ITP) zur Vorbereitung eines dringlichen operativen Eingriffs.
rFVIIa rekombinanter aktivierter Faktor VII.

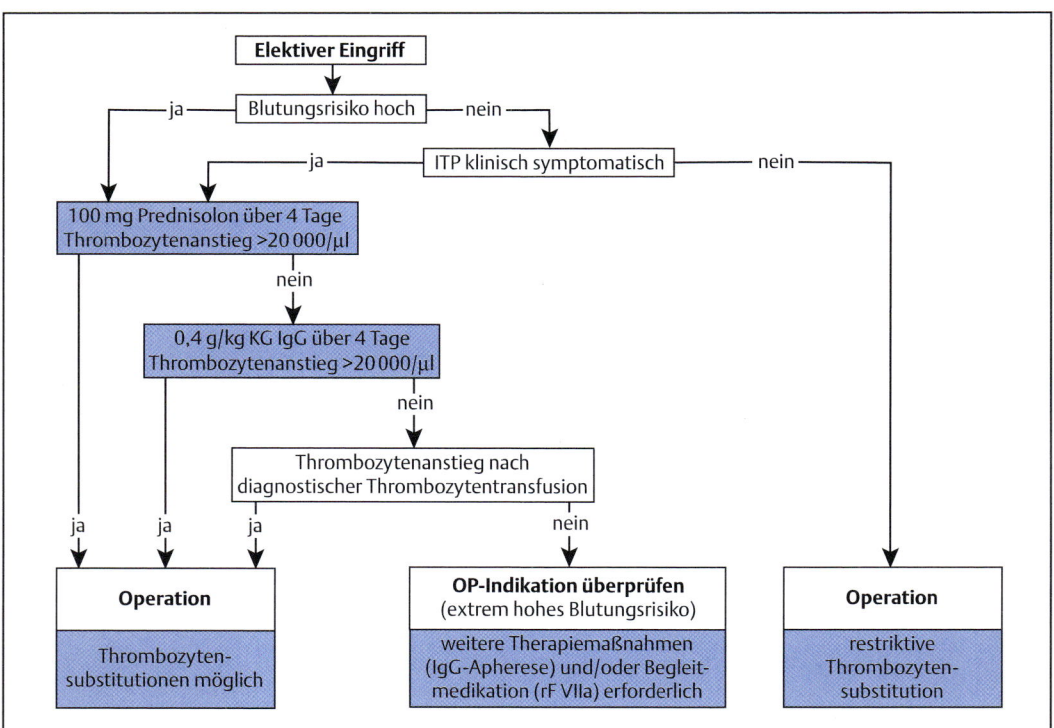

Abb. 4.**7** Management der Immunthrombozytopenie (ITP) zur Vorbereitung eines Elektiveingriffs.
rFVIIa rekombinanter aktivierter Faktor VII.

Neonatale Allo-Immunthrombozytopenie (NAIT)

Definition und Pathophysiologie

Kommt es während der Schwangerschaft zu einer Immunisierung der Mutter gegen kindliche Thrombozytenmerkmale, können die entstehenden IgG-Antikörper diaplazentar in den kindlichen Kreislauf übertreten und beim Kind zu einer Thrombozytopenie führen.

Klinik

Die Thrombozytopenie tritt in der Regel bereits in utero auf. Bei Neugeborenen mit einer NAIT kann es zu verschiedensten Blutungskomplikationen kommen. Besonders häufig sind ausgeprägte Geburtshämatome, petechiale Blutungen und Nabelschnurblutungen. Zusätzlich besteht ein erhöhtes Risiko von intrakraniellen Blutungen, die mit einer Häufigkeit von etwa 10% auftreten.

Diagnostik

Es besteht eine ausgeprägte Thrombozytopenie mit einem Nadir der Thrombozytenwerte 48–72 h post partum. Im Serum der Mutter lassen sich Antikörper gerichtet gegen thrombozytäre Glykoproteine des Kindes nachweisen. Da diese Antigene durch väterliche Gene kodiert werden, reagieren die Antikörper meist auch mit Thrombozyten des Vaters. Das in unseren Bevölkerungsgruppen häufigste Antigen stellt das auf dem Glykoprotein IIa lokalisierte HPA-5-Antigen dar. Das klinisch gefährlichste Antigen liegt auf der Glykoprotein-IIIa-Untereinheit (HPA-1-Antigen). Die diagnostische Abklärung der NAIT ist insbesondere für die Risikoeinschätzung und die Betreuung weiterer Schwangerschaften sinnvoll. Bei jeder neuen Schwangerschaft sollte die Schwangere in einem Zentrum vorgestellt werden, das die technischen Voraussetzungen zur Diagnostik und Therapie der NAIT beim Feten besitzt.

Therapie

Aufgrund der hohen kindlichen Gefährdung besteht die Therapie der ersten Wahl in der Behandlung der NAIT mit einer Transfusion von kompatiblen Thrombozyten. Da das HPA-1-Antigen in unseren Bevölkerungsgruppen mit einer Wahrscheinlichkeit von 98% vorkommt und es gleichzeitig das häufigste Alloantigen darstellt, ist eine gezielte Spenderselektion notwendig. Stehen voruntersuchte Spender nicht zur Verfügung, stellt die Gewinnung von mütterlichen Thrombozyten eine Alternative dar. Werden mütterliche Thrombozyten gewonnen, müssen diese immer in AB-Plasma resuspendiert werden, da sonst erneut mütterliche Alloantikörper übertragen werden. Zusammen mit der Gabe von Thrombozyten kann eine IgG-Therapie eingeleitet werden, um nach Thrombozytengabe den weiteren Thrombozytenverlust zu blockieren. Die Konzentration der pathogenen Antikörper wird durch Bindung an die kindlichen Thrombozyten im Intravasalraum kontinuierlich reduziert. Allerdings verteilen sich die IgGs auch extravasal. Daher kann bei hohen Antikörpertitern die Überlebenszeit der Antikörper mehr als 2 Wochen betragen, sodass die Thrombozytenwerte auch nach initialem Anstieg für einen Zeitraum von 4 Wochen regelmäßig kontrolliert werden müssen.

Posttransfusionelle Purpura (PTP)

Definition und Pathophysiologie

Die durch Transfusion von Erythrozyten- und seltener auch Thrombozytenkonzentraten ausgelöste schwere Thrombozytopenie wird als posttransfusionelle Purpura (PTP) bezeichnet. Im Plasma betroffener Patienten lassen sich thrombozytäre Alloantikörper nachweisen, die in der Mehrzahl der Fälle gegen das thrombozytäre Merkmal HPA-1a gerichtet sind. Der pathophysiologische Mechanismus ist bisher nicht verstanden. Beispielsweise ist nicht geklärt, warum die Thrombozyten des Patienten den Antikörper binden, obwohl die Patiententhrombozyten das korrespondierende Antigen nicht tragen.

Klinik

5–10 Tage nach Transfusion kommt es nach einem symptomfreien Intervall zur Entwicklung einer schweren Thrombozytopenie mit einer schwersten hämorrhagischen Diathese. Subklinische Verläufe sind selten. In etwa 50% der Fälle kam es in Zusammenhang mit der auslösenden Transfusion zu einer febrilen Transfusionsreaktion. Fast ausschließlich betroffen sind 60- bis 70-jährige Frauen (95%) mit Schwangerschaften in der Anamnese.

Diagnostik

Diagnostisch hinweisend sind der typische klinische Verlauf und das weibliche Geschlecht mit Schwangerschaften in der Vorgeschichte. Diagnostisch beweisend ist der Nachweis des Alloantikörpers, der in der Regel gegen das thrombozytäre Merkmal HPA-1a gerichtet ist.

Therapie

Therapie der Wahl ist die Gabe von IgG in einer Dosierung von 0,4 g/kg KG über einen Zeitraum von 3–4 Tagen oder 1 g/kg KG über 2 Tage. Die Transfusion auch von HPA-1a-negativen Thrombozyten führt nicht zu einem therapeutischen Erfolg. Die Gabe von Glukokortikoiden oder die Durchführung einer Plasmapherese sind ebenfalls nicht erfolgreich. Im Fall von akuten behandlungsbedürftigen Blutungen empfehlen wir die Gabe von rFVIIa.

Medikamentenassoziierte Thrombozytopenie

Die medikamentenabhängige Thrombozytopenie kann durch 2 unterschiedliche Mechanismen ausgelöst werden. Zum einen können Medikamente einen direkten toxischen Effekt auf die Thrombozytenbildung ausüben (Thrombozytopenie durch Bildungsstörung). Zum anderen können Medikamente oder während des Medikamentenmetabolismus entstandene Intermediärprodukte eine Antikörperbildung gegen thrombozytäre Antigene induzieren. Mit Antikörpern beladene Thrombozyten werden aus der Zirkulation eliminiert (Thrombozytopenie durch Umsatzstörung).

Medikamententoxische Thrombozytopenie (MTT)

Definition und Pathophysiologie

Aufgrund der toxischen Wirkung eines verabreichten Medikaments kommt es zu einer Störung der Thrombozytenbildung.

Klinik

Das klinische Bild ist charakterisiert durch eine progrediente Thrombozytopenie, die im zeitlichen Zusammenhang zur Applikation eines Medikaments steht. Ab Unterschreiten eines interindividuell unterschiedlichen Schwellenwertes, meist bei einem Thrombozytenwert unter 10.000/µl, tritt eine Blutungsneigung auf. Da auch andere hämatopoetische Zelllinien betroffen sein können, kann es zusätzlich zu einer Anämie und Leukozytopenie kommen.

Diagnostik

In der Knochenmarkdiagnostik findet sich eine Einschränkung der Megakaryozytopoese. Die Thrombopoetin-(TPO)-Konzentration im Serum ist maximal erhöht.

Therapie

Im therapeutischen Vorgehen muss zwischen einer symptomatischen Therapie und einer Kausaltherapie unterschieden werden.

Symptomatische Therapie. Ziel der symptomatischen Therapie ist die Prophylaxe und Beherrschung von Blutungskomplikationen. Mittel der ersten Wahl ist die Thrombozytentransfusion. Diese muss zu dem erwarteten Anstieg der Thrombozytenzahlen führen. Kommt es zu keinem adäquaten Anstieg, muss von einer zusätzlichen Umsatzstörung ausgegangen werden und die Therapiestrategie geändert werden (s. Abschnitt Immunthrombozytopenie S. 20, immunologisch bedingte medikamentenabhängige Thrombozytopenie S. 29). Erfahrungen mit chemotherapeutisch behandelten Patienten zeigen, dass dabei im Hinblick auf die Prophylaxe von

Tabelle 4.**5** Medikamente, die eine medikamenten-
toxische Thrombozytopenie auslösen können

- ► Zytostatika
- ► Thiaziddiuretika
- ► Alkohol (hoch dosiert)
- ► Östrogene (hoch dosiert)
- ► Aminoglykosidantibiotika

schweren Blutungskomplikationen als Transfu-
sionsindikation ein Wert von 10.000/µl ausreichend ist.

Kausale Therapie. Die kausale Therapie besteht im
Absetzen des auslösenden Medikaments. Insbesondere bei schwer erkrankten Patienten können
mehrere Medikamente die Thrombozytopenie
auslösen. In diesen Fällen muss schrittweise jeweils ein Medikament weggelassen oder ausge-
tauscht werden. Als Faustregel gilt, dass mit dem
Medikament angefangen werden sollte, bei dem
am häufigsten eine Thrombozytopenie als Nebenwirkung zu erwarten ist. Unverdächtige Medikamente sind alle Präparate, die vom Patienten bereits längerfristig eingenommen und gut vertragen wurden. In Tab. 4.**5** sind Medikamentengruppen und Medikamente nach persönlicher Erfahrung zusammengestellt, bei denen die Thrombozytopenie eine häufige Nebenwirkung ist. Eine Beurteilung, inwieweit es nach Absetzen eines Medikaments zu einer Erholung der Thrombozytenbildung kommt, ist frühestens nach 3 Tagen möglich.
Diese Zeitspanne kann durch die Halbwertszeit
des Medikaments verlängert werden. Kann ein
Präparat aus medizinischer Notwendigkeit nicht
abgesetzt oder durch ein Alternativpräparat ersetzt werden, muss die Thrombozytensubstitution
für die Phase der Medikamenteneinnahme fortgesetzt werden.

Immunologisch bedingte medikamenten-abhängige Thrombozytopenie (IMT)

Pathophysiologie

Die immunologisch bedingte medikamentenabhängige Thrombozytopenie ist durch die Bildung
von thrombozytären Antikörpern charakterisiert,
die durch die Einnahme von Medikamenten
getriggert wird. Die Medikamente können gemeinsam mit den thrombozytären Proteinen
einen Komplex bilden, der die Bildung eines Antikörpers induziert. Ein weiterer Mechanismus
besteht darin, dass Medikamente die Tertiärstruktur thrombozytärer Glykoproteine so verändern,
dass diese eine Immunantwort auslösen. Grundsätzlich können alle Medikamente eine immunologisch bedingte Thrombozytopenie induzieren.

Eine Sonderform der immunologisch bedingten medikamentenabhängigen Thrombozytopenie
stellt die heparininduzierte Thrombozytopenie
(HIT) dar. Da dieses Krankheitsbild klinisch mit einer Thromboseneigung verbunden ist, wird es im
Kapitel „Heparininduzierte Thrombozytopenie"
(S. 110) gesondert abgehandelt.

Klinik

Die Thrombozytopenie tritt mit einer Latenz von
7–10 Tagen zum Beginn der Medikamenteneinnahme auf und verläuft akut. Thrombozytenwerte
unter 20.000/µl sind typisch. Eine Immunisierung
nach längerfristiger Einnahme ist eher selten. Bei
bereits vorimmunisierten Patienten kann die
Thrombozytopenie in einem kürzeren zeitlichen
Abstand zur Medikamenteneinnahme auftreten.

Diagnostik

Die Verdachtsdiagnose wird aufgrund des klinischen Bildes und der Einnahme eines prädisponierenden Medikaments gestellt. Typische prädisponierende Medikamente sind in Tab. 4.**6** zusammengefasst.

Beweisend ist der Nachweis des medikamentenabhängigen Antikörpers oder eine nach Reex-
position erneut auftretende Thrombozytopenie.
Der Reexpositionsversuch ist aufgrund der potenziellen Gefährdung des Patienten auf solche Fälle
beschränkt, bei denen die Gabe des verdächtigten
Medikaments dringend indiziert ist.

Beim laboranalytischen Nachweis des Antikörpers muss berücksichtigt werden, dass nicht nur
der Medikamentenwirkstoff selbst, sondern auch
Produkte des Medikamentenmetabolismus als
Antigen oder Hapten fungieren können. Ähnlich
wie bei der ITP zeigt die Knochenmarkpunktion
eine gesteigerte Megakaryozytopoese. Nur in sel-

Tabelle 4.6 Medikamente, die eine immunologisch bedingte Thrombozytopenie auslösen können

> ► Chinin und Chinidin
> ► Antibiotika (Vancomycin, Ampicillin, Cephalosporine, Sulfonamide, Rifampicin)
> ► Carbamazepin
> ► Goldpräparate

tenen Fällen liegt auch eine immunologische Hemmung der Thrombozytenbildung vor.

Therapie

Medikationsumstellung. Die Therapie der Wahl besteht in der Umstellung der Medikation. Ähnlich wie bei der medikamententoxischen Thrombozytopenie sollte auch hier der Auslassversuch nach folgenden Kriterien geplant und beurteilt werden:
> ► Medikamente, die bereits über einen längeren Zeitraum vom Patienten gut vertragen wurden, sind nicht verdächtig, eine immunologisch bedingte medikamentenabhängige Thrombozytopenie auszulösen.

> ► Von den bekannten prädisponierenden Medikamenten sollte immer nur ein Medikament abgesetzt werden. Als Faustregel gilt, dass mit dem Medikament angefangen werden sollte, bei dem am häufigsten eine medikamentenabhängige Thrombozytopenie als Nebenwirkung zu erwarten ist (Tab. 4.6). Kommen mehrere Medikamente infrage, sollte mit dem Medikament begonnen werden, das am besten durch ein alternatives Präparat ersetzt werden kann.
> ► In bedrohlichen Situationen müssen alle nicht unbedingt benötigten Medikamente abgesetzt und umgestellt werden.
> ► Bei der Beurteilung des Thrombozytenanstiegs muss die Halbwertszeit des Medikaments und die Regenerationszeit der Thrombozytopoese berücksichtigt werden.

Immunglobuline und Cortison. Aufgrund des immunologischen Mechanismus kann die Gabe von Immunglobulinen in einer Dosierung von 0,4 g/kg KG über einen Zeitraum von 3–4 Tagen erfolgreich sein. Entsprechende Erfahrungsberichte existieren für die goldinduzierte Thrombozytopenie. Erfahrungen zur Cortisongabe sind nicht belegt.

Thrombozytopathien

Thrombozytopathien sind thrombozytäre Erkrankungen, bei denen es durch eine molekulare Störung zur Synthese eines funktionell gestörten und/oder morphologisch veränderten Thrombozyten kommt. Zusätzlich kann eine Thrombozytopathie durch toxische oder mechanische Schädigungen der Thrombozyten ausgelöst werden. Ein typisches Beispiel ist die häufig therapeutisch gewünschte ASS-induzierte Thrombozytenfunktionsstörung. Eine Abgrenzung der verschiedenen Thrombozytopathien untereinander erfolgt aufgrund von morphologischen, biochemischen und genetischen Kriterien.

„Giant Platelets"

Zur Gruppe der „Giant Platelets" werden Thrombozytopathien gerechnet, die durch die Bildung von sehr großen Thrombozyten charakterisiert sind. „Giant Platelets" können die Größe von Erythrozyten erreichen. Am besten können „Giant Platelets" im Blutausstrich erkannt werden. Von einigen Autoren wird empfohlen, den Blutausstrich möglichst unmittelbar nach Blutabnahme anzufertigen und innerhalb eines Zeitraums von 4 Stunden anzufärben, um gleichzeitige Veränderungen der Granulozyten nachzuweisen. Die Thrombozytopenie ist ein Leitsymptom aller Erkrankungen mit „Giant Platelets". Die Thrombozytenmasse ist auf wenige, dafür größere Thrombozyten verteilt.

Bernard-Soulier-Syndrom (BSS)

Definition und Pathophysiologie

Dem Bernard-Soulier-Syndrom liegt eine angeborene Störung des Glykoprotein-Ib/IX-Komplexes zugrunde, der als Von-Willebrand-Faktor-Rezeptor fungiert.

Klinik

Es besteht eine lebenslang erhöhte Blutungsneigung. Die klinische Symptomatik zeigt eine hohe interindividuelle Variabilität. Bei der genetischen Beratung von betroffenen Familien muss berücksichtigt werden, dass aufgrund des autosomal rezessiven Erbgangs nur homozygot oder doppelt heterozygot betroffene Patienten klinisch symptomatisch sind. Das Bernard-Soulier-Syndrom ist eine sehr selten vorkommende Erkrankung.

Diagnostik

Neben den sehr großen Thrombozyten findet sich bei einer normalen Von-Willebrand-Faktor-Konzentration eine verminderte oder aufgehobene ristocetininduzierte Thrombozytenaggregation. Die Blutungszeit ist verlängert. Gesichert wird die Diagnose durch die Analyse des Glykoprotein-Ib/IX-Komplexes in der Thrombozytenmembran. Dazu geeignet sind durchflusszytometrische und verschiedene elektrophoretische Techniken. Eine molekulargenetische Diagnostik ist ebenfalls möglich.

Therapie

Obwohl durch eine Thrombozytensubstitution eine wirkungsvolle Blutstillung erreicht werden kann, sollte die Thrombozytengabe auf die Behandlung von bedrohlichen Blutungskomplikationen, die mit alternativen Methoden nicht beherrschbar sind, beschränkt bleiben. Jede Thrombozytengabe ist mit einem Risiko einer Immunisierung gegen den GPIb/IX-Komplex behaftet. Zwangsläufig führt dies dazu, dass spätere Thrombozytengaben erfolglos bleiben.

Alternative Behandlungsmaßnahmen bestehen in der Gabe des Vasopressinanalogons DDAVP, der systemischen und lokalen Gabe von Antifibrinolytika und der Anwendung von lokalen blutstillenden Maßnahmen.

Nach Diagnosestellung sollte bei jedem Patienten die Behandlungsmöglichkeit mit DDAVP ausgetestet werden. Zur Dosierung von DDAVP und anderen Hämostyptika s. Kapitel „Medikamente", S. 146.

May-Hegglin-Anomalie

Definition und Pathophysiologie

Die May-Hegglin-Anomalie ist eine angeborene Thrombozytopathie, die durch die Bildung von Riesenthrombozyten („Giant Platelets") und dem Vorhandensein von randständigen Einschlusskörperchen in leukozytären Zellen charakterisiert ist.

Klinik

Die Blutungsneigung ist in der Regel mild. Bei den meisten Patienten besteht eine leicht verstärkte Hämatomneigung. Dieses autosomal dominant auftretende Krankheitsbild ist selten.

Diagnostik

Diagnostisch beweisend sind der Nachweis von leukozytären Einschlusskörperchen bei einer vorliegenden Thrombozytopenie mit Riesenplättchen. Eine Einschränkung der Thrombozytenfunktion besteht nicht. Die May-Hegglin-Anomalie ist eine wichtige Differenzialdiagnose der Immunthrombozytopenie, da bei beiden Krankheitsbildern die Thrombozytopenie Folge eines verstärkten Thrombozytenabbaus ist. Bei der Immunthrombozytopenie finden sich jedoch keine Einschlusskörperchen und die Thrombozyten sind in der Regel kleiner.

Therapie

Aufgrund der nur milden Blutungsneigung ist in der Regel keine spezifische hämostaseologische Therapie erforderlich. Selbst große operative Eingriffe werden ohne nennenswerte Komplikationen überstanden. Sollte es wider Erwarten im Einzelfall zu Blutungskomplikationen kommen, besteht die Therapie der Wahl in der Gabe von DDAVP. Erst in zweiter Linie sollten Thrombozytenkonzentrate gegeben werden.

Andere seltene Makrothrombozytopenien

Von der May-Hegglin-Anomalie werden aufgrund einiger klinischer oder morphologischer Besonderheiten eine Reihe von seltenst auftretenden Krankheitsformen abgegrenzt. Alle diese Unterformen sind in Klinik und Therapie der May-Hegglin-Anomalie vergleichbar. Im Folgenden werden nur die jeweiligen Besonderheiten erwähnt.

Fechtner- und Alport-Syndrom. Das Fechtner- und das Alport-Syndrom sind neben den Riesenthrombozyten und den Einschlusskörperchen charakterisiert durch eine interstitielle Nephritis, einen angeborenen Katarakt und neurosensorische Taubheit.

Epstein- und Eckstein-Syndrom. Bei Patienten mit Epstein- und Eckstein-Syndrom soll zusätzlich zu den oben beschriebenen Symptomen eine Thrombozytenfunktionsstörung bestehen.

Montreal-platelet-Syndrom. Beim ebenfalls sehr selten auftretenden Montreal-platelet-Syndrom liegt eine Störung des Calpains vor, das bei der Bindung von Fibrinogen an den Glykoproteinrezeptor IIb/IIIa involviert ist.

Mediterrane Makrothrombozytopenie. Die so genannte mediterrane Makrothrombozytopenie ist kein Krankheitsbild. Es handelt es sich um eine populationsgenetische Variante der Thrombozytengröße.

Storage-Pool-Erkrankungen (SPE)

Mit den Alpha- und Delta-Granula verfügen die Thrombozyten über spezifische Zellorganellen, in denen verschiedene Gerinnungsfaktoren, Wachstumsfaktoren, Nukleotide und vasoaktive Substanzen gespeichert werden. Nach der Aktivierung der Thrombozyten verschmelzen diese Speicherorganellen mit der Thrombozytenmembran und sezernieren ihre Inhaltsstoffe. Bei Patienten mit einer Storage-Pool-Erkrankung liegt eine Störung in der Anlage dieser Speichergranula vor. Entsprechend den betroffenen Granula wird zwischen einer α-Storage-Pool-Erkrankung, einer δ-Storage-Pool-Erkrankung oder einer α-δ-Storage-Pool-Erkrankung unterschieden.

α-Storage-Pool-Erkrankung (Grey-Platelet Syndrom)

Definition und Pathophysiologie

Der α-Storage-Pool-Erkrankung liegt eine Störung in der Anlage oder der Ausreifung der thrombozytären α-Granula zugrunde. Dadurch können die in diesen Zellorganellen gespeicherten Gerinnungsfaktoren wie Fibrinogen, Faktor V, Faktor VIII und Von-Willebrand-Faktor während der Aggregationsreaktion nicht vom Thrombozyten freigesetzt werden.

Klinik

Die sehr selten auftretende α-Storage-Pool-Erkrankung ist mit dem Auftreten einer lebenslang bestehenden, milden Blutungsneigung verbunden. Schwere Blutungskomplikationen sind selten.

Diagnostik

Typischerweise finden sich große Thrombozyten, die im Differenzialblutbild grau erscheinen. Der intrathrombozytäre Von-Willebrand-Faktor-Gehalt ist erniedrigt, und in der durchflusszytometrischen Analyse kann in stimulierten Thrombozyten eine deutliche Verminderung des P-Selektins (CD62) nachgewiesen werden. Die Blutungszeit ist verlängert und es liegt eine Thrombozytopenie vor.

Therapie

Therapeutikum der ersten Wahl ist das Vasopressinanalogon DDAVP (s. Kapitel „Medikamente", S. 146). DDAVP wird in einer Dosierung von 0,3 µg/kg KG appliziert. Damit kann in der Mehrzahl der Fälle eine Normalisierung der Hämostasereaktion erreicht werden. Eine Thrombozytensubstitution ist nur selten notwendig.

δ-Storage-Pool-Erkrankung

Definition und Pathophysiologie

Dem δ-Storage-Pool-Defekt liegt eine Störung in der Anlage oder der Ausreifung der thrombozytären „Dense Bodies" (δ-Bodies) zugrunde. Die Adenosinnukleotide ADP und ATP sowie Serotonin, die in diesen Zellorganellen gespeichert sind, können während der Aggregationsreaktion nicht vom Thrombozyten freigesetzt werden.

Klinik

Die δ-Storage-Pool-Erkrankung gehört zu den häufiger auftretenden hämorrhagischen Diathessen. Da die exakte Diagnostik schwierig ist, stehen genaue Zahlenangaben nicht zur Verfügung. Die klinische Symptomatik ist sehr variabel und reicht von einer leichten Hämatomneigung bis zu schwereren Blutungskomplikationen.

Diagnostik

Die Blutungszeit ist verlängert. Es können eine Thrombozytopenie und vergrößerte Thrombozyten vorliegen. Diese sind jedoch nicht zwingend. Die Thrombozytenfunktion zeigt eine Störung der kollagen- und epinephrininduzierten Thrombozytenaggregation. Die ADP-induzierte Thrombozytenaggregation ist mit niedrigen ADP-Konzentrationen (< 1 µmol/l) aufgehoben und bei hohen ADP-Konzentrationen normal. Diagnostisch beweisend ist eine Verminderung der intrathrombozytären ADP-Konzentration bei normaler oder nur leicht verminderter ATP-Konzentration. Eine Diagnosesicherung ist auch durch eine elektronenmikroskopische Analyse der Thrombozyten möglich.

Therapie

Therapeutikum der ersten Wahl ist das Vasopresinanalogon DDAVP (s. Kapitel „Medikamente", S. 146). DDAVP wird in einer Dosierung von 0,3 µg/kg KG appliziert. Damit kann in der Mehrzahl der Fälle eine Normalisierung der Hämostasereaktion erreicht werden. Eine Thrombozytensubstitution ist nur selten notwendig.

Kombinierte Storage-Pool-Erkrankung (α–δ-SPE)

Hierbei handelt es sich um das gleichzeitige Auftreten einer α- und δ-Storage-Pool-Erkrankung. Neue diagnostische und therapeutische Aspekte ergeben sich daraus nicht.

Hermansky-Pudlak- und Chédiack-Higashi-Syndrom

Eine δ-Storage-Pool-Erkrankung ist für die hämostaseologische Symptomatik bei Patienten mit einem Hermansky-Pudlak-Syndrom und einem Chédiack-Higashi-Syndrom verantwortlich. Aufgrund der im Folgenden aufgeführten Charakteristika werden beide jedoch als eigenständige Syndrome von der δ-Storage-Pool-Erkrankung abgegrenzt. Die hämostaseologische Diagnostik und Therapie unterscheidet sich nicht von der δ-Storage-Pool-Erkrankung.

Hermansky-Pudlak-Sydrom. Das Hermansky-Pudlak-Syndrom ist eine angeborene Stoffwechselerkrankung, die zu einer Ablagerung von ceroidähnlichem Material in verschiedensten Geweben führt. Klinisch kommt es dadurch unter anderem zur Ausbildung einer lebensbegrenzenden interstitiellen Lungenfibrose und einer Kardiomyopathie. Zusätzlich besteht neben der Thrombozytopathie ein okkulokutaner Albinismus.

Chédiack-Higashi-Syndrom. Bei diesem Syndrom besteht neben dem okkulokutanen Albinismus eine Infektanfälligkeit, ausgelöst durch eine Neutrozytopenie.

Glanzmann-Thrombasthenie

Definition und Pathophysiologie

Bei Patienten mit einer Glanzmann-Thrombasthenie liegt eine Störung des Glykoprotein-IIb/IIIa-Komplexes vor. Dieser aus den Untereinheiten IIb und IIIa gebildete Komplex fungiert in der Thrombozytenmembran als Fibrinogenrezeptor. Bei Patienten mit einer Glanzmann-Thrombasthenie kann sowohl die IIb- als auch die IIIa-Untereinheit von einer Mutation betroffen sein. Die Folge ist eine gestörte Fibrinogenbindung der Glanzmann-Thrombozyten.

Klinik

Patienten mit diesem sehr seltenen, rezessiv vererbten Krankheitsbild weisen eine leichte bis mittelgradige Blutungsneigung auf.

Diagnostik

Bei normaler Blutungszeit und normaler Thrombozytenzahl liegt eine pathologische ADP- und kollageninduzierte Thrombozytenaggregation vor. Die Induktion der Thrombozytenaggregation mit Ristocetin ist nicht gestört. Beweisend für die Diagnose einer Glanzmann-Thrombasthenie ist der Nachweis einer Verminderung oder einer Störung des thrombozytären GPIIb/IIIa-Komplexes. Geeignete Analyseverfahren sind die Glykoproteinelektrophorese oder die durchflusszytometrische Analyse.

Therapie

Obwohl durch eine Thrombozytensubstitution eine wirkungsvolle Blutstillung erreicht werden kann, sollte die Thrombozytengabe auf die Behandlung von bedrohlichen Blutungskomplikationen, die mit alternativen Methoden nicht beherrschbar sind, beschränkt bleiben. Jede Thrombozytengabe ist mit einem hohen Risiko einer Immunisierung gegen den GPIIb/IIIa-Komplex behaftet. Zwangsläufig führt dies dazu, dass spätere Thrombozytengaben erfolglos bleiben.

Alternative Behandlungsmaßnahmen bestehen in der Gabe des Vasopressinanalogons DDAVP, der systemischen und lokalen Gabe von Antifibrinolytika und dem Einsatz von lokalen blutstillenden Maßnahmen. Nach Diagnosestellung sollte bei jedem Patienten die Behandlungsmöglichkeit mit DDAVP ausgetestet werden.

Wiskott-Aldrich-Syndrom (WAS)

Definition und Pathophysiologie

Das Wiskott-Aldrich-Syndrom ist eine X-chromosomal rezessiv vererbte Erkrankung, die durch das gleichzeitige Auftreten eines Immundefekts und kleiner Thrombozyten (Mikrothrombozyten) gekennzeichnet ist. Dem Wiskott-Aldrich-Syndrom liegt eine Mutation in einem Gen zugrunde, das ein als Wiskott-Aldrich-Syndrom-Protein (WASP) bezeichnetes prolinreiches intrazelluläres Strukturprotein kodiert. Das WASP wird ausschließlich in hämatopoetischen Zellen exprimiert und ist in die Regulation des Aktinzytoskelets involviert. Die bei betroffenen Patienten auftretende Störung der Immunregulation ist Folge einer gestörten Migrationsfähigkeit der dendritischen Zellen.

Klinik

Aufgrund des X-chromosomal rezessiven Erbgangs sind nur männliche Patienten von der Erkrankung betroffen. Mögliche homozygot betroffene Frauen sind wahrscheinlich aufgrund des sehr seltenen Auftretens eines Wiskott-Aldrich-Syndroms bisher nicht beschrieben.

Eine erhöhte Infektanfälligkeit als Symptom des gestörten Immunsystems tritt bereits in frühester Kindheit auf und ist mit zunehmendem Alter progredient. Die Blutungsneigung ist in der Regel mild und steht klinisch nicht im Vordergrund. Die Lebenserwartung ist aufgrund der zunehmenden Infektanfälligkeit und bedingt durch eine erhöhte Disposition zur Entwicklung von Malignomen begrenzt.

Diagnostik

Diagnostisch hinweisend ist die Trias männliches Geschlecht, Hautekzem und das Auftreten von Mikrothrombozyten. Mit gesteigerter Infektanfälligkeit findet sich eine zunehmende Verminderung der CD8+-T-Zellen. Eine molekulargenetische Diagnostik ist möglich.

Aufgrund der milden hämorrhagischen Diathese ist in der Regel eine hämostaseologische Therapie nicht erforderlich. Therapeutisch im Vordergrund steht die Behandlung der auftretenden Infektionen. Eine kausale Therapie ist nur durch eine allogene Knochenmarktransplantation möglich.

Platelet-Type von Willebrand's Disease

Pathophysiologie und Definition

Dem Platelet-Type von Willebrand's Disease liegt eine Mutation in der α-Kette des Glykoprotein-Ib zugrunde. Derart mutierter GPIb weist eine erhöhte Bindungsaffinität zu dem physiologischen Liganden Von-Willebrand-Faktor auf. Als Folge kommt es zu einer Verminderung der hochmolekularen Von-Willebrand-Faktor-Multimere mit einer gleichzeitigen Thrombozytopenie.

Klinik

Bisher identifizierte Patienten weisen eine milde hämorrhagische Diathese auf.

Diagnostik

Die Blutungszeit ist verlängert. Es kann eine milde Thrombozytopenie vorliegen. Die Thrombozyten sind nicht vergrößert. Aufgrund der verminderten hochmolekularen von-Willebrand-Faktor-Multimere können die von-Willebrand-Faktor-Parameter (vWF-Ag, CBA, RiCof, Multimeranalyse, s. Kapitel „von-Willebrand-Erkrankung", pathologisch sein. Die Bindung des Von-Willebrand-Faktors an die Thrombozytenmembran ist pathologisch erhöht. Indirekt kann dies dadurch nachgewiesen werden, dass gewaschene Thrombozyten nach Resuspension in Normalplasma bereits bei niedrigen Ristocetinkonzentrationen (< 0,5mg/ml) aggregieren. Demgegenüber zeigen gewaschene und in Patientenplasma resuspendierte Kontrollthrombozyten bei dieser Ristocetinkonzentration keine Aggregation.

Therapie

Sehr selten auftretende schwerwiegende Blutungskomplikationen können durch die Gabe von Thrombozytenkonzentraten therapiert werden.

Plasmatisch bedingte hämorrhagische Diathesen

Von-Willebrand-Erkrankung (vWE)

Definition und Pathophysiologie

Verschiedenste Mutationen innerhalb des Von-Willebrand-Faktor-(vWF)-Gens führen zu einer quantitativen Synthesestörung oder zur Synthese eines funktionell gestörten vWF-Moleküls. Da der vWF innerhalb der Hämostasereaktion Funktionen in der thrombozytären und plasmatischen Gerinnungsreaktion erfüllt, kann es zu einer Störung der Thrombozytenadhäsion und zu einer Verminderung der FVIII-Konzentration kommen (s. Kapitel „Physiologie", S. 212). Liegt eine isolierte Mutation nur der FVIII-Bindungsstelle vor, ist die verminderte FVIII-Aktivität alleiniges Symptom einer Von-Willebrand-Erkrankung.

In der Literatur finden sich sowohl Berichte über einen autosomal dominanten als auch einen autosomal rezessiven Erbgang. Dies ist darin begründet, dass in Abhängigkeit von dem molekularen Defekt bereits heterozygote Merkmalsträger symptomatisch sind, während in anderen Fällen nur homozygot oder doppelt heterozygot betroffene Individuen symptomatisch werden.

Klinik

Das klinische Bild der Von-Willebrand-Erkrankung ist variabel. Es reicht von einer milden Hämatomneigung bis zu spontan auftretenden, lebensbedrohlichen Blutungen. Es liegt ein thrombozytärer Blutungstyp vor mit Ausnahme des

Typs Normandie, der durch eine isolierte FVIII-Verminderung einen hämophilieähnlichen Blutungstyp aufweist.

Typisch bei der schweren Verlaufsform der Von-Willebrand-Erkrankung sind gastrointestinale Blutungen, intramuskuläre und Gelenkblutungen sowie Menorrhagien und Epistaxis. Die auftretende klinische Symptomatik ist nicht nur interindividuell sehr variabel, sondern kann auch einen phasenhaften Verlauf zeigen. Symptomatische Phasen werden nicht selten von mehrjährigen symptomlosen Intervallen unterbrochen.

Angaben zur Häufigkeit der vWE sind aufgrund der sehr unterschiedlichen Schweregrade schwierig. Während die schwere Verlaufsform eher selten auftritt, gehört die leichte Verlaufsform zu den häufigsten hämorrhagischen Diathesen.

Diagnostik

Die Blutungszeit ist bei normaler Thrombozytenzahl verlängert. Die in-vitro-Blutungszeit zeigt pathologische Werte. Die APTT kann als Folge einer verminderten FVIII-Aktivität verlängert sein.

Zu den vWF-spezifischen Parametern der Diagnostik zählen die Bestimmung der vWF-Antigenkonzentration im Plasma und in den Thrombozyten, die Bestimmung der Kollagen- und FVIII-Bindungsfähigkeit des vWF und die Bestimmung des Ristocetin-Kofaktors (RiCof).

Blutgruppe. In der Ermittlung von Normalwerten für die vWF-Plasmakonzentration muss berücksichtigt werden, dass Träger des Blutgruppenmerkmals 0 durchschnittlich eine niedrigere vWF-Konzentration aufweisen, ohne dass diesem Umstand eine pathologische Bedeutung zukommt. Daher gehört auch die Bestimmung des AB0-Blutgruppenmerkmals zum diagnostischen Vorgehen beim Verdacht auf eine Von-Willebrand-Erkrankung.

Thrombozytenfunktion. In der Thrombozytenfunktionsdiagnostik kann eine Störung der kollageninduzierten und der ristocetininduzierten Aggregation auftreten. Ristocetin ist ein ursprünglich als Antibiotikum entwickeltes Peptid, das die Bindung von vWF an den thrombozytären Rezeptor GPIb/IX katalysiert und dadurch eine Thrombozytenagglutination auslöst. Während bei der ristocetininduzierten Aggregation das Messergebnis von dem thrombozytären vWF-Rezeptor und der vWF-Plasmakonzentration abhängig ist, wird der Ristocetin-Kofaktor mit gesunden fixierten Thrombozyten ermittelt. Die Messergebnisse werden dadurch nur von der vWF-Plasmakonzentration beeinflusst.

vWF-Multimeranalyse. Ein weiterer Parameter ist die vWF-Multimeranalyse, mit der Störungen in der Tertiärstruktur des vWF nachgewiesen werden. Eine molekulargenetische Analyse ist ebenfalls möglich. Die einzelnen vWF-spezifischen Testparameter werden in Tab. 4.7 zusammengefasst.

Tabelle 4.7 Parameter der Von-Willebrand-Faktor-Diagnostik

vWF-Parameter	Kurzform	Messgröße	Testverfahren
vWF-Antigen	vWF-Ag	▶ vWF-Konzentration ▶ AB0-abhängiger Normwert	Immuntest
Ristocetin-Kofaktor	RiCof	▶ direkt: Bindung an vWF-Rezeptor ▶ indirekt: vWF-Plasmakonz. ▶ AB0-abhängiger Normwert	Agglutinationstest
Collagen Binding Assay	CBA	▶ direkt: Kollagenbindungsfähigkeit des vWF ▶ indirekt: Multimerstruktur ▶ AB0-abhängiger Normwert	Immuntest
FVIII Binding Assay	FVIII-BA	▶ FVIII-Bindungsfähigkeit des vWF ▶ AB0-unabhängiger Normwert	Immuntest
Multimeranalyse		▶ Tertiärstruktur des vWF ▶ qualitative Auswertung	Elektrophorese

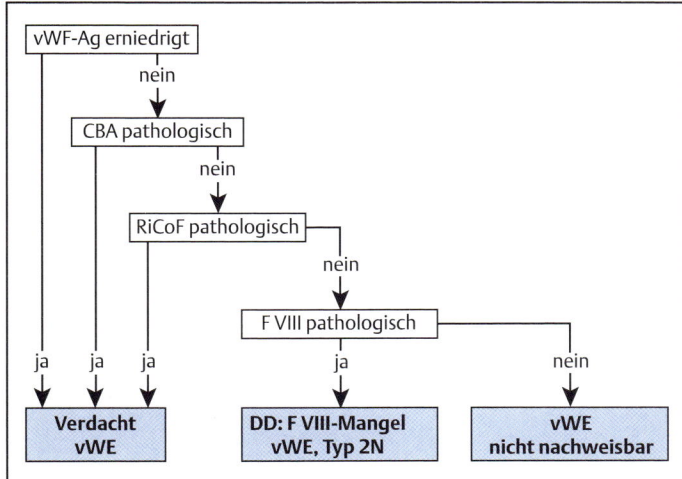

Abb. 4.**8** Diagnostischer Algorithmus der Von-Willebrand-Erkrankung.

vWF-Ag	Von-Willebrand-Faktor-Antigen
vWE	Von-Willebrand-Erkrankung
CBA	Kollagenbindungsfähigkeit
RiCof	Ristocetinkofaktor

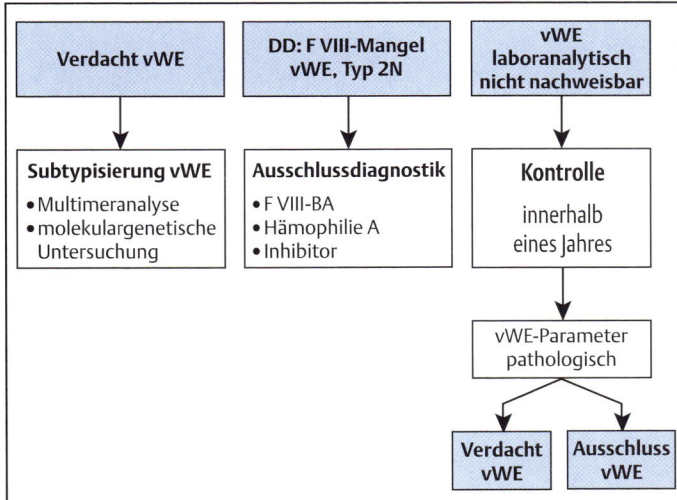

Abb. 4.**9** Diagnosebestätigung der Verdachtsdiagnose Von-Willebrand-Erkrankung (vWE).

FVIII-BA	FVIII-Bindungsfähigkeit

Die Bewertung des diagnostischen Vorgehens ist in den Abb. 4.**8** und 4.**9** zusammengefasst.

Typisierung. Aufgrund unterschiedlicher Laborkonstellationen wird die Von-Willebrand-Erkrankung in Subtypen unterteilt (Tab. 4.**8**):
► Der Subtyp 1 fasst alle Formen zusammen, bei denen ausschließlich eine quantitative Verminderung der vWF-Konzentration vorliegt.
► Demgegenüber ist beim Typ 2 ein mutiertes vWF-Molekül im Plasma nachweisbar. Nach dem Multimermuster und der Art des funktionellen Defekts werden mehrere Untergruppen unterschieden.

► Der Typ 3 ist durch einen vollständigen Syntheseausfall des vWF charakterisiert.

Therapeutische Konsequenzen aus dieser Subtypisierung ergeben sich nur beim Typ 3 und beim Typ 2B. Während Patienten mit allen anderen Subtypen von einer DDAVP-Therapie profitieren, besteht beim Typ 3 keine DDAVP-Wirkung, beim Typ 2B ist sie aufgrund der möglichen Nebenwirkungen umstritten.

Unklare Befunde. Häufig ergibt die zusammenfassende Beurteilung der erhobenen Befunde kein eindeutiges Bild. Dies kann durch die hohe intra-

Tabelle 4.**8** Typisierung der Von-Willebrand-Erkrankung (vWE)

Subtyp der vWE vWF-Parameter	Typ 1	Typ 2A	Typ 2B	Typ 2N	Typ 3
vWF-Ag	**niedrig**[1]	niedrig	niedrig	**normal**[1]	**fehlt**[1]
Ristocetin-Kofaktor	fakultativ niedrig	fakultativ niedrig	erhöht	normal	fehlt
Kollagen-Bindungskapazität	niedrig	**niedrig**[1]	niedrig	normal	fehlt
FVIII-Bindungskapazität	normal	normal	normal	**niedrig**[1]	fehlt
Multimeranalyse	**alle Multimere vorhanden**[1]	**große Multimere fehlen**[1]	große Multimere fehlen	alle Multimere vorhanden	alle Multimere fehlen
Ristocetininduzierte Aggregation	fakultativ niedrig	fakultativ niedrig	erhöhte Aggregation bei niedrigen Ristocetinkon-zentrationen[1]	normal	fehlt
FVIII-Aktivtät	fakultativ niedrig	fakultativ niedrig	fakultativ niedrig	**niedrig**[1]	niedrig
Blutungszeit	verlängert	verlängert	verlängert	normal	verlängert

[1] obligates Diagnosekriterium

individuelle Variabilität und der Akutphaseneigenschaft des vWF erklärt werden. Zur Diagnosesicherung sollte in diesen Fällen eine Wiederholung der Untersuchung möglichst in einem symptomatischen Intervall durchgeführt werden. Eine Akute-Phase-Reaktion sollte zu diesem Zeitpunkt durch eine CRP-Bestimmung ausgeschlossen sein.

Therapieansätze

Zur Behandlung einer Von-Willebrand-Erkrankung gibt es verschiedene Optionen, die DDAVP-Gabe oder die Substitution mit vWF oder Thrombozyten.

DDAVP. DDAVP stimuliert die Freisetzung des vWF, der in Endothelzellen in den Weibel-Palade-Bodies gespeichert ist. Daher ist der Behandlungserfolg von DDAVP an eine vorhandene Restsynthese eines funktionell aktiven vWF gebunden. Bei zu häufiger DDAVP-Applikation kann nicht ausreichend vWF von den Endothelzellen nachsynthetisiert und gespeichert werden, sodass der therapeutische Effekt ausbleibt. Zusätzlich kommt es zu einer Stimulierung des fibrinolytischen Sys-

tems. Es wird deswegen empfohlen, DDAVP mit einem zeitlichen Abstand von mindestens 12 Stunden zu verabreichen. Nach 2-tägiger Anwendung sollte ein 24-stündiges therapiefreies Intervall folgen. DDAVP kann intranasal oder i.v. appliziert werden. Intravenös wird es in einer Dosierung von 0,3 µg/kg KG, gelöst in 100 ml 0,9% NaCl infundiert. Die intranasale Anwendung wird als prophylaktische Maßnahme durchgeführt. Aufgrund der schwierigen Dosierung und der Gefahr einer unkontrollierten Anwendung, die zu einer schweren Hyponatriämie führen kann, sollte diese Therapieform restriktiv eingesetzt werden. Da nicht alle Patienten mit einer Von-Willebrand-Erkrankung mit DDAVP behandelt werden können, sollte die Wirksamkeit dieser Therapieform nach Diagnosestellung überprüft werden (DDAVP-Stimulationstest, s. Kapitel „Medikamente", S. 146).

Substitution. Zur Substitutionstherapie stehen verschiedene aus Plasma gereinigte und virusinaktivierte vWF-reiche FVIII-Konzentrate zur Verfügung (State of the Art: Haemate HS, Aventis/Behring). Ein rekombinantes vWF-Konzentrat oder ein aus Plasma gereinigtes vWF-Konzentrat wird zur Zeit noch nicht angeboten. Die Dosierung erfolgt körpergewichtsbezogen und ist abhängig von der Schwere der klinischen Blutungssymptomatik.

Indikationen zur Therapie

Bedrohliche Blutungen. Bedrohliche Blutungen werden durch die Substitution eines vWF-reichen FVIII-Konzentrats behandelt. Die initiale Dosierung beträgt 50 IE/kg KG. Therapeutisches Ziel ist das Sistieren der Blutung und eine Erhöhung der vWF-Antigen-Konzentration oder des Ristocetin-Kofaktors auf einen Wert von 50%. Steht in der Akutsituation kein vWF-Präparat zur Verfügung, sollte in jedem Fall DDAVP verabreicht werden und der Patient in ein spezialisiertes Zentrum verlegt werden. Nach Sistieren der Blutung ist eine Weiterbehandlung mit einem vWF-reichen FVIII-Konzentrat mindestens in den folgenden 3 Tagen notwendig. Bei schweren Verletzungen und großen operativen Eingriffen muss das Behandlungsintervall bis zur Überwindung der akuten Blutungsgefährdung fortgesetzt werden. Kommt es trotz Substitution des vWF-reichen FVIII-Konzentrats nach einem maximalen Zeitraum von 1 Stunde nicht zu einer deutlichen Besserung der Blutungssituation, ist unabhängig vom aktuellen Thrombozytenwert neben der vWF-Substitution die Gabe von Thrombozytenkonzentraten notwendig.

Nicht bedrohliche Blutungen. Das Mittel der ersten Wahl zur Behandlung von nicht bedrohlichen Blutungen ist die Gabe von DDAVP. Bei Patienten mit einer Von-Willebrand-Erkrankung Typ 2B kann durch die DDAVP-Gabe eine Thrombozytopenie induziert werden. Klinisch scheint die DDAVP-Gabe trotz der auftretenden Thrombozytopenie erfolgreich zu sein. Mögliche Komplikationen durch die auftretende Thrombozytopenie können jedoch nicht sicher ausgeschlossen werden. Deswegen wird die DDAVP-Gabe in diesen Fällen kontrovers diskutiert. Kommt es nach DDAVP-Gabe nicht zu einem Sistieren der Blutung, wird ein vWF-reiches FVIII-Konzentrat in einer Dosierung von 25 IE/kg KG verabreicht. Beim Typ 3 ist grundsätzlich eine vWF-Substitution erforderlich. Auch beim Typ Normandie, bei dem eine Verminderung der FVIII-Aktivität vorliegt, ist die Substitution eines vWF-reichen FVIII-Konzentrats

erforderlich. Eine zusätzliche Gabe von FVIII ist nicht notwendig, da keine Störung der FVIII-Synthese vorliegt.

Menorrhagien. Menorrhagien, die bei Patientinnen mit einer Von-Willebrand-Erkrankung ein häufig auftretendes Symptom darstellen, können durch die Gabe eines hormonellen Antikonzeptivums behandelt werden. Bis auf wenige begründete Ausnahmen stellt eine Hypermenorrhö im Fall einer Von-Willebrand-Erkrankung keine Indikation zur Hysterektomie dar.

Leichte Hämatomneigung. Eine häufig bei milden Formen der Von-Willebrand-Erkrankung auftretende leichte Hämatomneigung ist nicht behandlungsbedürftig.

Blutungsprophylaxe

Vor operativen Eingriffen ist das prophylaktische Vorgehen von der Art des Eingriffs und dem damit verbundenen Blutungsrisiko abhängig.

Hohes Blutungsrisiko. Mit einem hohen Blutungsrisiko verbunden sind: Tonsillektomie, Adenotomie, Zahnextraktionen, Eingriffe am Auge und im Bereich des Zentralnervensystems, gynäkologische und urologische Eingriffe.

Sofern bei dem Patienten das Ansprechen auf DDAVP gesichert ist, kann in der Regel durch die DDAVP-Gabe 30 min vor dem geplanten Eingriff eine ausreichende Hämostase gesichert werden.

Spricht der Patient nicht auf DDAVP an, ist bei dringlichen Eingriffen die Gabe eines vWF-reichen FVIII-Konzentrats notwendig.

Niedriges Blutungsrisiko. Ein eher niedriges Blutungsrisiko besteht bei Appendektomien und osteosynthetischen Operationen.

Peripartales Blutungsrisiko. In der Schwangerschaft kommt es meist zu einem Anstieg der vWF-Parameter, sodass auch das peripartale Blutungsrisiko niedriger ist, als die Schwere der Von-Willebrand-Erkrankung erwarten lässt. Dennoch sind Blutungskomplikationen möglich. Wir empfehlen daher eine Kontrolluntersuchung in der 32.–34. Schwangerschaftswoche. Ist die Blutungszeit verlängert, empfehlen wir die Entbindung in einem Krankenhaus der Maximalversorgung mit entsprechender hämostaseologischer Betreuung. Einfluss auf den gewählten Geburtsmodus hat die Von-Willebrand-Erkrankung nicht. Eine Spontanentbindung ist möglich. Bei bestehender Blutungsgefährdung empfehlen wir die DDAVP-Gabe je nach Geburtsphase. Eine Orientierungsgröße ist die Öffnung des Muttermunds (Primapara: 6–8 cm, Multipara: 8–10 cm).

Mangelerkrankungen weiterer Gerinnungsfaktoren

Die klinische Symptomatik eines Faktorenmangels ist vielfältig und reicht von einer klinisch asymptomatischen Form bis zu einer schweren Blutungsneigung. Ausschlaggebend für den klinischen Schweregrad ist die Restaktivität des betroffenen Gerinnungsfaktors und dessen Funktion innerhalb der Gerinnungskaskade. Für jeden Gerinnungsfaktor ist die kritische Restaktivität unterschiedlich, ab der mit Blutungskomplikationen zu rechnen ist.

Das einzuschlagende differenzialdiagnostische Procedere zum Nachweis eines Faktorenmangels wird durch die Ergebnisse der Globaltests bestimmt und ist in Kapitel „Hämorrhagische Diathese/Elektivdiagnostik" (S. 8) beschrieben.

Faktor-VII-Mangel

Definition und Pathophysiologie

In der Mehrzahl der Fälle ist der isolierte FVII-Mangel angeboren. Faktor VII wird entweder in nicht ausreichender Konzentration synthetisiert oder es wird ein dysfunktionelles Protein gebildet. Sehr selten führt ein FVII-spezifischer Inhibitor zu einem FVII-Mangel.

Diagnostik

In den Globaltests findet sich ein erniedrigter Quick-Wert bei normaler APTT. In der Einzelfaktorenanalyse ist eine isolierte Erniedrigung der FVII-Aktivität nachweisbar. Bei einem normalen Quick-Wert kann ein klinisch relevanter FVII-Mangel ausgeschlossen werden.

Die FVII-Aktivität kann sowohl mit einem Mangelplasma als auch mit einem chromogenen Substrat gemessen werden. Zur Bestimmung der FVII-Antigen-Konzentration sind keine kommerziell erhältlichen Testverfahren verfügbar. Wichtig zur Einschätzung der klinischen Relevanz ist die Konzentration des aktivierten FVII (FVIIa), da mit diesem Parameter selektiv die prokoagulatorische Potenz erfasst wird. Ein Testsystem zur Erfassung der FVIIa-Aktivität ist erhältlich. In der Neugeborenenperiode ist der FVII, wie alle Vitamin-K-abhängig synthetisierten Faktoren, erniedrigt (s. Kapitel „Referenzbereiche", S. 226ff).

Die klinische Relevanz eines FVII-Mangels wird durch die Blutungsneigung bestimmt. Bei einer Restaktivität von über 10% ist nicht mit einer klinisch relevanten Blutungsneigung zu rechnen.

Klinik

Die auftretende klinische Symptomatik ist durch eine Hämatomneigung und spontan auftretende Blutungskomplikationen, z.B. in die Gelenke, gekennzeichnet. Klinisch relevante FVII-Mangelerkrankungen sind extrem selten.

Therapie

Zur Behandlung von Blutungskomplikationen steht ein aus Plasma gereinigtes FVII-Konzentrat zur Verfügung. Therapeutisches Ziel ist ein Anheben der FVII-Restaktivität auf 25%. Das therapeutische Vorgehen bei Vorliegen eines FVII-Inhibitors ist in Kapitel „Hemmkörperhämophilie" (S. 45) beschrieben.

Tissue-Factor-Mangel

Ein Tissue-Factor-Mangel ist bisher nicht beschrieben. Ergebnisse mit Knock-out-Mäusen legen nahe, dass ein Tissue-Factor-Mangel mit dem Leben nicht vereinbar ist.

Faktor-X-Mangel

Definition und Pathophysiologie

In der Mehrzahl der Fälle ist ein FX-Mangel angeboren. Faktor X wird entweder in nicht ausreichender Konzentration synthetisiert oder es wird ein dysfunktionelles Protein gebildet. Ein FX-Mangel kann in seltenen Fällen auch durch einen FX-spezifischen Inhibitor ausgelöst werden.

Diagnostik

In den Globaltests findet sich ein erniedrigter Quick-Wert und eine verlängerte APTT. In der Einzelfaktorenanalyse ist eine isolierte Erniedrigung der FX-Aktivität nachweisbar. Ist einer der beiden Globaltests normal, kann ein klinisch relevanter FX-Mangel ausgeschlossen werden.

Die FX-Aktivität kann sowohl mit einem Mangelplasma als auch mit einem chromogenen Substrat gemessen werden. Nach Aktivierung des FX mit „Russel's Viper Venom" ist eine klinisch nicht relevante Subtypisierung des FX-Mangels möglich. Zur Bestimmung der FX-Antigen-Konzentration sind keine kommerziell erhältlichen Testverfahren verfügbar. In der Neugeborenenperiode ist der FX, wie alle Vitamin-K-abhängig synthetisierten Faktoren, erniedrigt (s. Kapitel „Referenzbereiche", S. 226ff).

Aufgrund des sehr seltenen Vorkommens eines hereditären FX-Mangels kann über die klinisch relevante Restaktivität keine Aussage getroffen werden. Bei einer Restaktivität von über 40% ist sicher nicht mit einer Blutungsneigung zu rechnen.

Klinik

Die klinische Symptomatik ist durch eine Hämatomneigung und spontan auftretende Blutungskomplikationen gekennzeichnet. Klinisch relevante FX-Mangelerkrankungen sind extrem selten.

Therapie

Zur Behandlung von Blutungskomplikationen steht kein Faktorenkonzentrat zur Verfügung. Die Behandlung erfolgt mit PPSB. Therapeutisches Ziel ist ein Anheben der FX-Restaktivität auf 40%. In der Dosisberechnung wird davon ausgegangen, dass durch die Gabe von 1 E PPSB/kg KG die FX-Aktivität um 1% erhöht wird. PPSB sollte in Form einer Kurzinfusion langsam über einen Zeitraum von etwa 30 min verabreicht werden. Das therapeutische Vorgehen bei Vorliegen eines FX-Inhibitors ist in Kapitel „Hemmkörperhämophilie" (S. 45) beschrieben.

Faktor-V-Mangel

Definition und Pathophysiologie

In der Mehrzahl der Fälle ist der isolierte FV-Mangel angeboren. Faktor V wird entweder in nicht ausreichender Konzentration synthetisiert oder es wird ein dysfunktionelles Protein gebildet. Ein FV-Mangel kann in seltenen Fällen auch durch einen FV-spezifischen Inhibitor ausgelöst werden.

Diagnostik

In den Globaltests findet sich ein erniedrigter Quick-Wert und eine verlängerte APTT. In der Einzelfaktorenanalyse ist eine isolierte Erniedrigung der FV-Aktivität nachweisbar. Ist einer der beiden Globaltests normal, kann ein klinisch relevanter FV-Mangel ausgeschlossen werden.

Die FV-Aktivität wird mit einem Mangelplasma gemessen. Zur Bestimmung der FV-Antigen-Konzentration sind keine kommerziell erhältlichen Testverfahren verfügbar. Die FV-Aktivität ist nicht geschlechts- und altersabhängig. Bei einer FV-Restaktivität von über 5% liegt kein klinisch relevanter FV-Mangel vor.

Klinik

Die auftretende klinische Symptomatik ist durch eine Hämatomneigung und spontan auftretende Blutungskomplikationen gekennzeichnet. Klinisch relevante FV-Mangelerkrankungen sind extrem selten.

Therapie

Zur Behandlung von Blutungskomplikationen steht kein Faktorenkonzentrat zur Verfügung. Die Behandlung erfolgt mit FFP. Therapeutisches Ziel ist ein Anheben der FV-Restaktivität auf 10%. In der Dosisberechnung wird davon ausgegangen, dass durch die Gabe von 1 ml FFP/kg KG die FV-Aktivität um 1% erhöht wird. Das therapeutische Vorgehen bei Vorliegen eines FV-Inhibitors ist in Kapitel „Hemmkörperhämophilie" (S. 45) beschrieben.

Hochmolekulares Kininogen (HMWK), Präkallikrein und Faktor-XII-Mangelerkrankungen

Definition und Pathophysiologie

HMWK, Präkallikrein und FXII zählen zu den Kontaktfaktoren, die durch Bindung an negativ geladene Oberflächen aktiviert werden. Isolierte Mangelerkrankungen sind für alle 3 Faktoren beschrieben. Sie sind Folge eines quantitativen oder qualitativen Synthesedefekts.

Diagnostik

Der Quick-Wert ist normal, die APTT verlängert. Die HMWK-, Präkallikrein- oder FXII-Aktivität ist isoliert erniedrigt. Alternativ kann bei isoliert verlängerter APTT und normaler Aktivität der Faktoren VIII, IX und XI auf einen Kontaktfaktorenmangel geschlossen werden. Eine exakte Differenzialdiagnostik zur Unterscheidung zwischen einem HMWK-Mangel, einem Präkallikrein-Mangel und einem FXII-Mangel ist aufgrund der fehlenden klinischen Relevanz nicht erforderlich. Ist der APTT-Wert normal, kann ein Kontaktfaktorenmangel ausgeschlossen werden.

Die Aktivität der Kontaktfaktoren wird mit dem jeweiligen spezifischen Mangelplasma gemessen. Ein Kontaktfaktorenmangel führt zu einer Verlängerung der „Activated Clotting Time" (ACT). Daher kann bei einem Kontaktfaktorenmangel ein Monitoring der Heparinwirkung nicht mit der ACT und auch nicht mit der APTT erfolgen.

Klinik

Eine klinische Symptomatik existiert nicht. Die genaue Inzidenz ist nicht bekannt. Der Kontaktfaktorenmangel zählt zu den häufigeren Einzelfaktorenmängeln. Ein Kontaktfaktorenmangel fällt gelegentlich in der präoperativen Diagnostik oder im Rahmen eines Krankenhausaufenthalts als Zufallsbefund auf.

Therapie

Eine Therapie ist nicht erforderlich.

Faktor-XI-Mangel

Definition und Pathophysiologie

In der Mehrzahl der Fälle ist der isolierte FXI-Mangel angeboren. Faktor XI wird entweder in nicht ausreichender Konzentration synthetisiert oder es wird ein dysfunktionelles Protein gebildet. In sehr seltenen Fällen kann auch ein FXI-Inhibitor vorliegen.

Diagnostik

Der Quick-Wert ist normal, die APTT verlängert. Die FXI-Aktivität ist erniedrigt. Ist die APTT normal, kann ein klinisch relevanter FXI-Mangel ausgeschlossen werden. Die FXI-Aktivität wird mit einem Mangelplasma gemessen. Über die klinisch relevante FXI-Aktivität gibt es keine gesicherten Aussagen. Bei einer Restaktivität von über 40% ist sicher mit keiner Blutungsneigung zu rechnen.

Klinik

Die auftretende klinische Symptomatik ist durch eine Hämatomneigung und spontan auftretende Blutungskomplikationen gekennzeichnet. Klinisch relevante FXI-Mangelerkrankungen sind selten. Gehäuft finden sie sich in der Bevölkerungsgruppe der Ashkenasim-Juden.

Therapie

Zur Behandlung von Blutungskomplikationen steht kein Faktorenkonzentrat zur Verfügung. Die Behandlung erfolgt mit FFP. Therapeutisches Ziel ist ein Anheben der FXI-Restaktivität auf 40%. In der Dosisberechnung wird davon ausgegangen, dass durch die Gabe von 1 ml FFP/kg KG die FXI-Aktivität um 1% erhöht wird. Das therapeutische Vorgehen bei Vorliegen eines FXI-Inhibitors ist in Kapitel „Hemmkörperhämophilie" (S. 45) beschrieben.

Faktor-IX-Mangel, Hämophilie B

Definition und Pathophysiologie

In der Mehrzahl der Fälle ist der isolierte FIX-Mangel angeboren. Der Erbgang des FIX-Mangels ist X-chromosomal rezessiv. Faktor IX wird in der Regel als dysfunktionelles Protein synthetisiert, seltener liegt eine verminderte Synthese vor. Ein FIX-Mangel kann auch durch einen FIX-spezifischen Inhibitor ausgelöst werden.

Die Inzidenz beträgt 1 : 25.000 bis 1 : 30.000, bezogen auf männliche Geburten.

Diagnostik

Der Quick-Wert ist normal, die APTT ist verlängert und die FIX-Aktivität erniedrigt. Ist die APTT nicht verlängert, kann ein klinisch relevanter FIX-Mangel ausgeschlossen werden. Die FIX-Aktivität kann sowohl mit einem Mangelplasma als auch mit einem chromogenen Substrat gemessen werden. Zur Bestimmung der FIX-Antigen-Konzentration sind immunologische Testverfahren verfügbar. In der Neugeborenenperiode ist der FIX, wie alle Vitamin-K-abhängig synthetisierten Faktoren, erniedrigt (s. Kapitel „Referenzbereiche", S. 226ff). Eine molekulargenetische Diagnostik des FIX-Mangels ist möglich.

Klinik

Nur männliche Patienten sind von einem klinisch relevanten FIX-Mangel betroffen, da er X-chromosomal rezessiv vererbt wird. Das Auftreten eines

Tabelle 4.9 Einteilung des angeborenen FVIII- und FIX-Mangels nach vorliegender Restaktivität

Verlaufsform der Hämophilie	Restaktivität (%)
Schwere Form	< 1%
Mittelschwere Form	1–5%
Milde Form	5–15%

FIX-Mangels bei einer Patientin als Folge einer homozygot vorliegenden Mutation ist extrem selten.

Die Blutungsgefährdung ist abhängig von der Restaktivität des FIX. Wie in Tab. 4.9 aufgeführt, erfolgt eine Unterteilung in 3 Schweregrade: schwere, mittelschwere und milde Hämophilie B.

Typische Blutungslokalisationen sind Gelenkblutungen und Muskelblutungen. Die Gelenkblutungen entstehen vermutlich als Folge einer traumatischen Schädigung von kleinen und kleinsten Gefäßen, wie sie üblicherweise während eines normalen Bewegungsablaufs auftreten. Auch Muskelblutungen sind die Folge von kleinsten traumatischen Gefäßverletzungen. Bei unzureichender Therapie besteht durch rezidivierende Gelenkblutungen insbesondere im Kindesalter die Gefahr von Gelenkdeformitäten und Verkrüppelungen. Intrakranielle Blutungen sind selten, aber wegen der hohen Komorbidität und Mortalität gefürchtet.

Therapie

Zur Therapie steht derzeit ein rekombinant hergestelltes sowie verschiedene aus Plasma gereinigte und virusinaktivierte FIX-Konzentrate zur Verfügung. Die Dosierung erfolgt körpergewichtsbezogen. Die jeweils verabreichte Gesamtdosis ist abhängig von der Schwere der Erkrankung sowie von der Lokalisation der Blutung.

Nach Erstdiagnose sollte die Betreuung von Patienten mit einem FIX-Mangel aufgrund der hohen Kosten und der erforderlichen Kompetenz des behandelnden Arztes in einem spezialisierten Zentrum erfolgen. Dies ist besonders im Kindesalter wichtig, da hier bei schwerer Hämophilie zur Vermeidung von Gelenkdeformitäten eine Dauerbehandlung durchgeführt wird. Eine Adresse des nächstliegenden Zentrums ist zu erfragen bei der Geschäftsstelle der Deutschen Hämophiliegesellschaft (www.dhg.de). Hier wird ein langfristiges Therapiekonzept erarbeitet, das in der Notfallsituation abgerufen werden kann.

Steht ein solches Konzept in der Notfallsituation nicht zur Verfügung, wird zur initialen Behandlung folgendes Vorgehen empfohlen:

► Lebensbedrohliche Blutungen werden mit 50–70 E/kg KG FIX-Konzentrat (bei Kindern 60–80 E/kg KG FIX-Konzentrat) behandelt. Zielwert ist eine Normalisierung der FIX-Aktivitätswerte. Dies soll insbesondere bei intrakraniellen Blutungen den Krankheitsverlauf positiv beeinflussen. Zur Aufrechterhaltung entsprechend hoher Plasmaspiegel sind trotz einer Halbwertszeit von 18–24 h meist täglich 2 Substitutionen erforderlich.

► Bei Gelenk- und Muskelblutungen wird eine Restaktivität zwischen 40 und 60% angestrebt. Hier ist eine tägliche Substitution meist ausreichend.

► Die Durchführung von elektiven operativen Eingriffen sollte nur in Absprache mit dem Hämophiliezentrum erfolgen.

Das therapeutische Vorgehen bei Vorliegen eines FIX-Inhibitors ist im Kapitel „Hemmkörperhämophilie" (S. 45) beschrieben.

Faktor-VIII-Mangel, Hämophilie A

Definition und Pathophysiologie

Der isoliert auftretende FVIII-Mangel ist in der Mehrzahl der Fälle angeboren und folgt einem X-chromosomal rezessiven Erbgang. Selten wird ein FVIII-Mangel durch einen FVIII-spezifischen Inhibitor ausgelöst.

Die Inzidenz der Hämophilie A beträgt 1:5.000 bis 1:10.000, bezogen auf männliche Geburten.

Diagnostik

Der Quick-Wert ist normal, die APTT ist verlängert und die FVIII-Aktivität erniedrigt. Ist die APTT nicht verlängert, kann ein klinisch relevanter FVII-Mangel ausgeschlossen werden. Die FVIII-Aktivität kann sowohl mit einem Mangelplasma als auch mit einem chromogenen Substrat gemessen werden. Eine molekulargenetische Diagnostik des FVIII-Mangels ist möglich. In der Konduktorinnendiagnostik spielt die molekulargenetische Diagnostik eine wichtige Rolle.

Klinik

Aufgrund des X-chromosomal rezessiven Erbgangs sind nur männliche Patienten von einer Hämophilie A betroffen. Das Auftreten eines FVIII-Mangels bei einer Patientin als Folge einer homozygot vorliegenden Mutation ist extrem selten. Heterozygot betroffene Frauen sind phänotypisch gesund, können aber als Konduktorinnen das erkrankte Gen an die folgende Generation weitergeben.

Die Blutungsgefährdung ist abhängig von der Restaktivität des FVIII. Wie in Tab. 4.9 aufgeführt, erfolgt eine Unterteilung in die 3 Schweregrade schwere, mittelschwere und milde Hämophilie A. Typische Blutungslokalisationen sind Gelenkblutungen und Muskelblutungen. Die Gelenkblutungen entstehen als Folge einer traumatischen Schädigung von kleinen und kleinsten Gefäßen, wie sie üblicherweise während eines normalen Bewegungsablaufs auftreten. Auch Muskelblutungen sind die Folge von kleinsten traumatischen Gefäßverletzungen. Bei unzureichender Therapie besteht als Folge von rezidivierenden Gelenkblutungen insbesondere im Kindesalter die Gefahr von Gelenkdeformitäten und Verkrüppelungen.

Intrakranielle Blutungen sind selten, aber wegen der hohen Komorbidität und Mortalität gefürchtet.

Therapie

Zur Therapie stehen rekombinant hergestellte und aus Plasma gereinigte, virusinaktivierte FVIII-Konzentrate zur Verfügung. Die Dosierung erfolgt körpergewichtsbezogen. Die jeweils verabreichte Gesamtdosis ist abhängig von der Schwere der Erkrankung sowie von der Lokalisation der aufgetretenen Blutung.

Nach Erstdiagnose sollte die Betreuung von Patienten mit einem FVIII-Mangel aufgrund der hohen Kosten und der erforderlichen Kompetenz des behandelnden Arztes in einem spezialisierten Zentrum erfolgen. Dies ist besonders im Kindesalter wichtig, da hier bei schwerer Hämophilie zur

Vermeidung von Gelenkdeformitäten eine Dauerbehandlung durchgeführt wird. Eine Addresse des nächstliegenden Zentrums ist zu erfragen bei der Geschäftsstelle der Deutschen Hämophiliegesellschaft (www.dhg.de). Hier wird ein langfristiges Therapiekonzept erarbeitet, das in der Notfallsituation abgerufen werden kann.

Steht ein entsprechendes Konzept nicht zur Verfügung, wird zur initialen Behandlung folgendes Vorgehen empfohlen:

► Lebensbedrohliche Blutungen werden mit 50–70 E/kg KG FVIII-Konzentrat behandelt. Zielwert ist eine Normalisierung der FVIII-Aktivitätswerte. Dies soll insbesondere bei intrakraniellen Blutungen den Krankheitsverlauf positiv beeinflussen. Zur Aufrechterhaltung entsprechender Wirkspiegel sind meist täglich 2- bis 3-mal Substitutionen erforderlich. Alternativ kann eine kontinuierliche Substitution erfolgen (zu Beginn 5–7 und im weiteren Verlauf 3–5 Einheiten/kg KG/h).

► Bei Gelenk- und Muskelblutungen wird eine Restaktivität zwischen 40 und 60% angestrebt. Bei einer Halbwertszeit von 8–12 h sind hier täglich 1- bis 2-mal Substitutionen in der Regel ausreichend.

► Die Durchführung von elektiven operativen Eingriffen sollte in Absprache mit dem Hämophiliezentrum erfolgen.

Das therapeutische Vorgehen bei Vorliegen eines FVIII-Inhibitors ist im folgenden Kapitel beschrieben.

Hemmkörperhämophilie

Definition und Pathophysiologie

Die Hemmkörperhämophilie ist eine erworbene Gerinnungsstörung. Sie wird durch die Bildung eines Antikörpers ausgelöst, der gegen einen prokoagulatorischen Gerinnungsfaktor gerichtet ist. Meist wird durch den Antikörper die Funktion des entsprechenden Gerinnungsfaktors inhibiert. Seltener verkürzt ein Antikörper die Halbwertszeit des von ihm erkannten Gerinnungsfaktors durch einen beschleunigten Abbau.

Eine Hemmkörperhämophilie kann sowohl beim Gerinnungsgesunden als auch bei Patienten mit einem angeborenen Faktorenmangel auftreten. Entwickelt ein gerinnungsgesunder Patient eine Hemmkörperhämophilie, ist der auslösende Antikörper ein Autoantikörper, da das korrespondierende Antigen vom Patienten gebildet wird. Beispiele sind FVIII-Hemmkörper, die spontan postpartal auftreten können. Entwickelt ein Patient mit einem angeborenen Faktorenmangel eine Hemmkörperhämophilie, ist der auslösende Antikörper meist ein Alloantikörper, da das korrespondierende Antigen von dem Patienten nicht gebildet wird. Ein typisches Beispiel ist die Hemmkörperhämophilie des Hämophilie-A-Patienten.

Inzidenz

Etwa 30% der Patienten mit schwerer Hämophilie A und etwa 3% der Patienten mit schwerer Hämophilie B entwickeln eine Hemmkörperhämophilie. Die Entwicklung eines Inhibitors erfolgt meist innerhalb der ersten 25 Expositionen mit FVIII-Konzentrat, selten später. Bei Kindern mit einem schweren FVIII-Mangel kann es daher bereits im 1. Jahr unter der Substitutionstherapie zur Entwicklung eines Hemmkörpers kommen.

Das Krankheitsbild der Hemmkörperhämophilie bei zuvor Gerinnungsgesunden ist sehr selten, genaue Zahlenerhebungen existieren nicht.

Diagnostik

Der Verdacht auf das Vorliegen eines Hemmkörpers besteht bei einem plötzlich auftretenden Faktorenmangel beim bis dahin gerinnungsgesunden Patienten oder bei einem inadäquaten Substitutionserfolg eines Hämophiliepatienten. Diagnostisch beweisend ist der Plasmamischversuch (s. Kapitel „Diagnostik", S. 199). Eine Quantifizierung der Hemmkörperaktivität erfolgt in Bethesda-Einheiten. Es wird zwischen hoch- und niedrigtitrigen Antikörpern unterschieden. Der Grenzwert liegt bei 5 Bethesda-Einheiten und hat therapeutische Konsequenzen. Zusätzlich ist ein direkter Antikörpernachweis mit immunologischen Testmethoden möglich.

Klinik

Bei Patienten mit einer Hemmkörperhämophilie besteht eine hohe Blutungsgefährdung. Diese ist abhängig von der Restaktivität des betroffenen Gerinnungsfaktors. Das Blutungsmuster entspricht einem schweren Faktorenmangel. Im Gegensatz zum angeborenen Faktorenmangel kann eine Blutung nicht durch alleinige Substitution des Gerinnungsfaktors gestoppt werden, da auch der substituierte Gerinnungsfaktor durch den Antikörper blockiert oder eliminiert wird. Ein Sistieren der Blutung kann häufig erst nach Unterbrechung des Immunmechanismus erreicht werden. Dies erklärt die besondere Bedrohung eines blutenden Patienten mit Hemmkörperhämophilie, da immunmodulatorische Therapien erst nach mehreren Behandlungstagen wirksam werden.

Therapie

Es kann zwischen einem symptomatischen und einem kausalen Therapieansatz unterschieden werden.

Symptomatische Therapie. Ziel des symptomatischen Therapieansatzes ist es, eine Blutung zu behandeln oder zu vermeiden. Zur symptomatischen Therapie gehört die Substitutionstherapie, die Behandlung mit den aktivierten Gerinnungspräparaten rFVIIa und FEIBA und die Gabe von porcinem Faktor VIII.

Die Substitution des betroffenen Gerinnungsfaktors erfolgt bis zum Erreichen eines wirksamen Plasmaspiegels. Dieses Vorgehen ist nur bei niedrigtitrigen Antikörpern erfolgreich. Zur Überwachung des Substitutionserfolgs sind kurzfristige Kontrollen der Aktivitätswerte erforderlich, da durch den vorliegenden Inhibitor die Halbwertszeit des substituierten Gerinnungsfaktors extrem verkürzt sein kann. Dies kann durch eine hoch dosierte Gabe des Gerinnungsfaktors und/oder durch die kontinuierliche Infusion kompensiert werden. Die genaue Dosierung muss patientenspezifisch ausgetestet werden. Bei hochtitrigen Antikörpern kann die zur Neutralisation des Antikörpers benötigte Menge des Gerinnungsfaktors alleine aufgrund der Volumen- und Eiweißbelastung möglicherweise nicht infundiert werden.

Außerdem sind die entstehenden Therapiekosten extrem hoch.

Rekombinanter FVIIa ist wirksam bei allen Inhibitoren, die nicht die Funktionsfähigkeit des extrinsischen Gerinnungssystems beeinflussen. Er wird in einer Dosierung von 90 µg/kg KG eingesetzt. Bei akuten Blutungen wird die rFVIIa-Gabe in Abständen von 4–6 h wiederholt. Nach Sistieren der Blutung können die Abstände deutlich verlängert werden. Alternativ kann rFVIIa auch kontinuierlich i.v. verabreicht werden. Nach einem initialen Bolus von 20–50 µg/kg KG erfolgt die kontinuierliche Infusion in einer Dosierung von 10–20 µg/kg KG/h.

FEIBA enthält zusätzlich zu FVIIa die Komponenten des Prothrombinkomplexes in aktivierter Form und ist deswegen auch bei FX- und Thrombininhibitoren wirksam. Es wird in einer Dosierung von 100 E/kg KG etwa 2-mal täglich substituiert.

Bevor rFVIIa zur Verfügung stand, stellte die Gabe von porcinem FVIII eine Therapiealternative dar. Heute wird porciner FVIII nur noch selten eingesetzt.

Kausaler Therapieansatz. Ziel des kausalen Therapieansatzes ist es, durch eine immunsuppressive oder immunmodulatorische Therapie die Bildung des Antikörpers zu blockieren. Geeignete Therapieansätze bestehen in der Gabe von Glukokortikoiden, Zytostatika, von Immunglobulinen sowie in der Induktion einer Immuntoleranz oder einer Immunapheresebehandlung.

Prednisolon wird in einer initialen Dosierung von 100 mg/d gegeben. Die Zytostatika Cyclophosphamid oder Azathioprin werden in einer initialen Dosierung von 1–2 mg/kg KG verabreicht. Die weitere Dosierung erfolgt entsprechend den Leukozytenzahlen und dem klinischen Bild.

Immunglobuline der Klasse G werden ähnlich wie in der Behandlung der Immunzytopenien in einer Dosierung von 1 g/kg KG über 2 aufeinander folgende Tage oder 0,4 g/kg KG über 3–5 Tage verabreicht.

Zur Induktion einer Immuntoleranz wird über einen längeren Zeitraum FVIII/FIX in hoher Konzentration verabreicht. Liegt die Hemmkörperkonzentration unter 5 Bethesda-Einheiten, wird FVIII/FIX in einer Dosierung von 50–100 E/kg KG 3-mal pro Woche verabreicht. Bei einer Hemmkörperkonzentration von über 5 Bethesda-Einheiten werden 2-mal täglich100–200 E/kg KG bis zur Normalisierung der Halbwertszeit gegeben. Aufgrund der besseren Therapieerfolge sollte die Immuntoleranztherapie beim Patienten mit hochtitrigem Antikörper mit der Immunapheresebehandlung kombiniert werden. Dadurch können immense Behandlungskosten (über 100.000 €) vermieden werden.

Während der Immunapheresebehandlung erfolgt eine drastische Reduzierung der Immunglobulinkonzentration durch eine spezifische Adsorption von IgG-Molekülen. Anschließend erfolgt eine Substitution mit Fremd-IgG.

Im Fall von bisher gerinnungsgesunden Patienten kann durch eine klassische immunsuppressive Therapie mit Corticosteroiden, Cyclophosphamid oder Azathioprin in etwa der Hälfte der Fälle eine Eradikation erreicht werden. Bei Versagen der immunsuppressiven Therapie wird eine Immunapheresebehandlung, evtl. kombiniert mit einer Immuntoleranztherapie durchgeführt.

Im Fall eines Patienten mit einem angeborenen Faktorenmangel und begleitendem Hemmkörper ist die immunsuppressive Therapie nicht ausreichend, sodass in Abhängigkeit von der Titerstufe eine Immuntoleranzinduktionstherapie, evtl. kombiniert mit einer Immunapherese durchgeführt wird. Grundsätzlich sollte diese Therapie in einem spezialisierten Zentrum vorgenommen werden.

Faktor-XIII-Mangel

Pathophysiologie und Definition

Aktivierter FXIII katalysiert die Ausbildung von kovalenten Bindungen zwischen den Fibrinmonomeren. Mit dieser auch als Quervernetzung des Fibrins bezeichneten Reaktion stabilisiert FXIIIa das Gerinnsel. Darüber hinaus verankert er das Gerinnsel an der verletzten Gefäßwand durch Bildung von kovalenten Bindungen zwischen Fibrin und Proteinen der Extrazellulärmatrix. Beim angeborenen oder erworbenen FXIII-Mangel ist die Konzentration von funktionsfähigem FXIII im Plasma und den Thrombozyten so stark eingeschränkt, dass diese Funktionen nicht ausreichend wahrgenommen werden können.

Diagnostik

Da ein FXIII-Mangel nicht zu einer Veränderung der Globalteste führt, kann er nur durch Bestimmung der FXIII-Aktivität diagnostiziert werden. Dazu stehen verschiedene kommerziell erhältliche Testverfahren zur Verfügung.

Bei Unterschreiten einer Restaktivität von 10% können Blutungssymptome auftreten.

Klinik

Nach zunächst normaler Blutstillung kommt es nach einem zeitlichen Intervall zu einer Nachblutung. Außerdem wurden Wundheilungsstörungen mit einer Keloidbildung beschrieben. Diese stellen jedoch kein obligates Diagnosekriterium dar.

Erworbene FXIII-Mängel werden bei Patienten mit chronisch entzündlichen Darmerkrankungen, wie der Colitis ulcerosa, dem Morbus Crohn, oder im Fall von Patienten mit „cappillary leakage" zur Zeit kontrovers diskutiert.

Therapie

Zur Behandlung stehen FXIII-Konzentrate zur Verfügung. Therapeutisches Ziel ist ein Anheben der Restaktivität auf 40%. Aufgrund der langen Halbwertszeit von FXIII sind auch bei schwerem FXIII-Mangel Substitutionen in 14-tägigem Abstand ausreichend.

Fibrinogen-Mangel

Pathophysiologie und Definition

Ein Fibrinogenmangel ist durch die Synthese eines funktionell gestörten Fibrinogenmoleküls (Dysfibrinogenämie) oder durch eine Syntheseeinschränkung (Hypofibrinogenämie) gekennzeichnet. Bei einem vollständigen Syntheseausfall liegt eine Afibrinogenämie vor.

Diagnostik

Ein Fibrinogenmangel führt zu einer Verlängerung der APTT, der Thrombinzeit und der Reptilasezeit bei gleichzeitiger Erniedrigung des Quick-Werts. Beweisend ist die Verminderung der Fibrinogenkonzentration unter einen Wert von 150 mg/dl. Klinisch relevant ist ein Fibrinogenmangel bei Unterschreiten eines Grenzwerts von 40 mg/dl. Eine Dysfibrinogenämie wird durch den Nachweis einer Differenz zwischen der funktionell und immunologisch gemessenen Fibrinogenkonzentration nachgewiesen.

Klinik

Der angeborene Fibrinogenmangel kann alle Symptome einer plasmatischen hämorrhagischen Diathese zeigen. Erstaunlicherweise ist auch bei ausgeprägtem Fibrinogenmangel die Blutungsneigung mild.

Erworbene Fibrinogenmängel sind im Vergleich zu den angeborenen deutlich häufiger und werden in den entsprechenden Kapiteln besprochen (siehe komplexe Gerinnungsstörungen).

Therapie

Zur Therapie steht ein Fibrinogenkonzentrat zur Verfügung. Bei einem angeborenen Fibrinogenmangel richtet sich die Applikationshäufigkeit nach der Schwere der Blutungsneigung. In der Regel ist eine Substitution nur perioperativ oder bei akuten Blutungskomplikationen notwendig. Auch dann sind die Intervalle mit 2–4 Tagen eher lang (Dosierung siehe Kapitel Medikamente).

α_2-Antiplasminmangel

Definition und Pathophysiologie

α_2-Antiplasmin ist der wichtigste Plasmininhibitor. Bei einem angeborenen Mangel wird α_2-Antiplasmin in nicht ausreichender Konzentration synthetisiert oder es wird ein funktionell gestörtes Molekül gebildet. Als Folge des α_2-Antiplasminmangels kann gebildetes Plasmin nicht ausreichend schnell inaktiviert werden. Die dadurch ausgelöste Hyperfibrinolyse erklärt die Blutungsneigung.

Diagnostik

Die Aktivität von α_2-Antiplasmin wird mit einem amidolytischen Test bestimmt. Ein α_2-Antiplasminmangel ist sehr selten, sodass die Angabe eines klinisch relevanten Grenzwerts nicht möglich ist. Bei einer Restaktivität von über 40% ist sicher mit keiner Blutungsneigung zu rechnen. Eine molekulargenetische Diagnostik ist möglich.

Klinik

Die auftretende klinische Symptomatik ist durch verlängerte Nachblutungen auch nach kleineren Verletzungen gekennzeichnet. Typischerweise kommt es zu einer verzögerten Blutung nach einer initial zunächst normalen Blutstillung. Das zeitliche Intervall zwischen dem Sistieren der Blutung und deren Wiederauftreten ist variabel und reicht von wenigen Minuten bis zu Stunden. Schwerwiegende und bedrohliche Blutungskomplikationen sind eher selten. Insgesamt ist der hereditäre α_2-Antiplasminmangel eine sehr seltene Erkrankung.

Therapie

Durch die Gabe eines Antifibrinolytikums können Blutungskomplikationen sicher beherrscht und vermieden werden. Aprotinin und synthetische Antifibrinolytika sind gleich wirksam. Eine Dauertherapie ist meist nicht erforderlich.

Vaskulär bedingte hämorrhagische Diathesen

Hereditäre hämorrhagische Teleangiektasie (Morbus Osler)

Definition und Pathophysiologie

Die hereditäre hämorrhagische Teleangiektasie ist eine sehr seltene, autosomal dominant vererbte Erkrankung, die durch die Ausbildung von Teleangiektasien in der Haut, den Schleimhäuten und dem Gastrointestinaltrakt charakterisiert ist. Teleangiektasien sind Aussackungen postkapillärer Venolen. Hinzu kommt die Ausbildung von hämodynamisch wirksamen arteriovenösen Shunts im Gefäßsystem der Lunge, der Leber und des Gehirns.

Mit hoher Wahrscheinlichkeit liegt der hereditären Teleangiektasie eine Störung im vaskulären Reparaturprozess zugrunde. Es konnten Mutationen im Endoglin-Gen und im Gen der Acitivinrezeptorkinase nachgewiesen werden.

Klinik

Beim Vollbild der Erkrankung finden sich Teleangiektasien in der Gesichtshaut, den Lippen, der Zunge und im Nagelbett. Epistaxis und chronische gastrointestinale Blutungen sind häufig. Arteriovenöse Shunts in der pulmonalen Strombahn können erhebliche hämodynamische Wirkung entfalten und zeigen mit zunehmendem Lebensalter eine Progredienz.

Diagnostik

Es handelt sich um eine Blickdiagnose anhand der typischen Teleangiektasien. Einen zusätzlichen Hinweis geben rezidivierendes Nasenbluten, gastrointestinale Blutungen und eine positive Familienanamnese. Alle Hämostasetests sind normal.

Zur Beurteilung des klinischen Schweregrads nach Diagnosestellung sollten kernspintomographische Untersuchungen des zerebralen, des pulmonalen und des hepatischen Gefäßgebiets durchgeführt werden.

Therapie

Eine kausale Therapie ist nicht möglich. Vereinzelt wurde durch eine systemische antifibrinolytische Therapie eine Besserung erzielt.

Die rezidivierende Epistaxis wird durch lokale Maßnahmen behandelt und kann im Extremfall die Anlage einer Nasenseptumplastik erfordern.

Hämodynamisch wirksame arteriovenöse Shunts werden durch lokale Embolisation verschlossen oder chirurgisch reseziert.

Ehlers-Danlos-Syndrom

Das Ehlers-Danlos-Syndrom ist eine sehr seltene, angeborene Kollagenstoffwechselstörung. Durch eine Störung in der Prokollagensynthese des Kollagens vom Typ III kommt es zu einer verminderten Stabilität von kollagenhaltigen Geweben. Unter anderem kann dies zur Ausbildung von Aneurysmen in mittelgroßen und großlumigen Arterien führen. Spontane Rupturen der Aneurysmen sind eine häufige Todesursache betroffener Patienten, von denen nur etwa die Hälfte das 40. Lebensjahr erreicht.

5 Sekundäre hämorrhagische Diathesen

Die sekundäre hämorrhagische Diathese ist Begleitsymptom einer Grunderkrankung, die ursprünglich nicht das Hämostasesystem betrifft. Auch bei operativen Eingriffen und Traumata kann es zu sekundären Hämostasestörungen kommen. Meist sind mehrere Komponenten des Hämostasesystems betroffen. Dies stellt einen wesentlichen Unterschied zu den primären hämorrhagischen Diathesen dar, die durch eine monokausale Störung gekennzeichnet sind.

Therapeutisch steht bei allen sekundären hämorrhagischen Diathesen die Behandlung der Grunderkrankung im Vordergrund. Vielfach ist dies jedoch gar nicht oder nicht kurzfristig möglich. In diesen Fällen muss zur Behandlung oder Prophylaxe von Blutungskomplikationen eine symptomatische hämostaseologische Therapie eingeleitet werden.

Häufig vorkommende Erkrankungen:

Die seltenen Erkrankungen sind über das Inhalts- oder Stichwortverzeichnis zu finden.

Urämisch bedingte Hämostasestörung

Pathophysiologie

Durch die Akkumulation von harnpflichtigen Substanzen kommt es bei niereninsuffizienten Patienten zu einer Thrombozytopathie, einer Störung der Fibrinpolymerisation und möglicherweise zu einer endothelialen Dysfunktion. Hinzu kommt eine Störung der durch den Von-Willebrand-Faktor vermittelten Thrombozytenadhäsion.

Klinik

Zunächst stehen Schleimhautblutungen, petechiale Blutungen und eine verstärkte Hämatomneigung im Vordergrund. Mit zunehmender Dauer und Intensität einer unbehandelten Niereninsuffi-zienz können gastrointestinale Blutungen im Rahmen der gleichzeitig bestehenden urämischen Gastritis und andere schwerwiegende Blutungskomplikationen hinzukommen.

Diagnostik

Neben laboranalytischen Veränderungen einer Niereninsuffizienz zeigt die hämostaseologische Diagnostik eine verlängerte Blutungszeit, eine milde Thrombozytopenie, eine gestörte Thrombozytenfunktion und erhöhte von-Willebrand-Faktor-Antigenspiegel. APTT und Quick-Wert sind in der Regel normal und erst bei schwerster Niereninsuffizienz pathologisch.

Therapie

Hämodialyse. Die Therapie der Wahl besteht in der Elimination der harnpflichtigen Substanzen durch eine Hämodialysebehandlung. Die notwendige systemische Antikoagulation mit Heparin führt kurzfristig zu einer Verstärkung der Blutungsneigung. Nach den ersten erfolgreichen Behandlungszyklen kommt es aber zu einer schnellen Besserung der Hämostasestörung. Keinesfalls sollte eine bestehende Blutungsneigung dazu führen, dass während der Hämodialysephase die Heparingabe reduziert wird. Durch eine nicht ausreichende Antikoagulation kommt es sonst während der Hämodialyse zu einer überschießenden Hämostaseaktivierung. Auch wenn dies bei den modernen Filtrationssystemen nicht zwangsläufig zu einem Systemverschluss führt, kann die systemische Gerinnungsaktivierung durch einen Verbrauch an zellulären und plasmatischen Hämostasekomponenten zu einer Zunahme der Blutungsneigung führen.

Hämostaseologische Therapie. Ist zur Vorbereitung von therapeutischen Maßnahmen (Versorgung mit einem zentralvenösen Zugang, Shunt-Anlage) oder bei Blutungskomplikationen eine hämostaseologische Therapie erforderlich, stellt die DDAVP-Gabe das Mittel der ersten Wahl dar (s. Kapitel „Medikamente", S. 146). Eine bestehende Niereninsuffizienz stellt keine Kontraindikation für die DDAVP-Gabe dar. Kommt es nach DDAVP-Behandlung nicht zum gewünschten klinischen Erfolg, wird eine Thrombozytentransfusion und die Gabe eines Von-Willebrand-Faktor-reichen FVIII-Konzentrats in einer Dosierung von 25 IE/kg KG empfohlen. Rekombinant hergestellte FVIII-Konzentrate sind nicht geeignet. Die Thrombozytentransfusion sollte durch die Gabe von einem Thrombozytapheresepräparat oder von 4 aus Einzelspenden hergestellten Thrombozytenkonzentraten eingeleitet werden. Die Thrombozytengabe erfolgt unabhängig von der aktuellen Thrombozytenzahl. In der Regel liegt der urämischen Blutungsneigung keine Hyperfibrinolyse zugrunde, sodass eine antifibrinolytische Therapie nicht sinnvoll ist.

Thrombozytopenie. Bei nierentransplantierten Patienten kommt es nicht selten in unterschiedlich langem zeitlichen Abstand zur Transplantation zu einer Thrombozytopenie als Folge der immunsuppressiven Therapie. Sie ist nur selten klinisch symptomatisch (s. Kapitel „Posttransplantationsthrombozytopenie", S. 60).

Hepatisch bedingte hämorrhagische Diathese

Pathophysiologie

Die hämorrhagische Diathese bei leberinsuffizienten Patienten ist im Wesentlichen Folge einer Synthesestörung von Gerinnungsfaktoren. Hinzu kommt häufig eine Hyperfibrinolyse und eine toxische Thrombozytenbildungs- und Thrombozytenfunktionsstörung. Die Hyperfibrinolyse wird durch eine verstärkte t-PA-Freisetzung ausgelöst. Durch die erhebliche Druckerhöhung in den venösen Umgehungskreisläufen wird die Blutungsneigung weiter verstärkt.

Klinik

Es besteht eine generelle Hämatomneigung. Zusätzlich treten Schleimhautblutungen, Epistaxis und Gingivablutungen auf. Akute Blutungen aus rupturierten Ösophagus- oder Magenfundusvarizen werden durch die bestehende Gerinnungsstörung verstärkt.

Diagnostik

Mit zunehmender Leberinsuffizienz kommt es zu einer Erniedrigung des Quick-Werts und einer Verlängerung der APTT. Die Einzelfaktorenanalyse zeigt eine Erniedrigung aller Vitamin-K-abhängigen Gerinnungsfaktoren bei normaler oder sogar leicht erhöhter FVIII-Aktivität. Die Antithrombin-Konzentration ist ebenfalls erniedrigt. Das Ausmaß der Verminderung der einzelnen Gerinnungsfaktoren ist ein diagnostischer Marker zur Einschätzung der Stärke der Leberfunktionsstörung. Beispielsweise zeigt eine Verminderung der Fibrinogenkonzentration bereits ein weit fortgeschrittenes Stadium der Leberinsuffizienz mit erheblicher Einschränkung der Synthesekapazität an.

Als Zeichen der bestehenden Hyperfibrinolyse findet sich eine erhöhte D-Dimerkonzentration und eine Erniedrigung des α_2-Antiplasmins.

Die Thrombozytenzahl ist meist erniedrigt. Die Thrombozytenfunktion kann nach Stimulation mit ADP und Epinephrin erniedrigte Werte zeigen.

Therapie

Akute Blutung. Liegt eine akute Blutung vor, muss durch die Substitution von Gerinnungsfaktoren und Thrombozyten eine Normalisierung der Hämostase erreicht werden. In Tab. 5.1 sind Grenzwerte angegeben, die erfahrungsgemäß eine ausreichende Hämostase gewährleisten. Kann durch die Gabe von FFP kurzfristig keine Normalisierung der Hämostase erreicht werden, besteht die Gefahr einer Verlustkoagulopathie oder einer chronischen Blutung.

Als Richtlinie für das weitere therapeutische Vorgehen gilt, dass zunächst ein Antithrombinmangel korrigiert werden sollte, gefolgt von einer Fibrinogensubstitution und zuletzt der Gabe von PPSB. Der benötigte Bedarf kann anhand der Ausgangslaborwerte berechnet werden (s. Kapitel „Medikamente", S. 150). Stehen Ausgangsparameter nicht zur Verfügung wird Antithrombin in einer Dosierung von 50 E/kg KG zusammen mit 3 g Fibrinogen und 50 E/kg KG PPSB gegeben. Zusätzlich ist die Thrombozytensubstitution und die i.v. Gabe eines Antifibrinolytikums wie beispielsweise Aprotinin in einem Bolus von 500.000 KIE, gefolgt von einer Erhaltungsdosis von 200.000 KIE/h zu empfehlen.

Tabelle 5.**1** Therapeutische Zielwerte in der Behandlung einer hepatisch bedingten Blutung

Parameter	Zielwertbereich
Antithrombin	40%
Quick-Wert	40%
Fibrinogen	50–100 mg/dl
Thrombozytenzahl	50.000/µl

Blutungsprophylaxe. Zur Prophylaxe von Blutungen wird ein Antifibrinolytikum wie z.B. Tranexamsäure (3×1 g) verabreicht. Zusätzlich ist eine regelmäßige Vitamin-K-Substitution zu empfehlen, da hierdurch auch bei eingeschränkter Leberfunktion eine Synthesesteigerung der Vitamin-K-abhängig synthetisierten Gerinnungsfaktoren erreicht werden kann. Eine Blutungsprophylaxe durch Substitution mit Faktorenkonzentraten und Thrombozyten ist nur in Ausnahmefällen indiziert, z.B. vor therapeutischen Eingriffen.

Allgemeine perioperative Prophylaxe. Das mit invasiven Eingriffen verbundene Blutungsrisiko kann anhand des Quick-Werts und der Thrombozytenzahl abgeschätzt werden. Als untere Grenzwerte gelten ein Quick-Wert von 40% und eine Thrombozytenzahl von 100.000/µl. Zur Prophylaxe einer hyperfibrinolytischen Blutung sollte grundsätzlich eine begleitende antifibrinolytische Therapie durchgeführt werden. Diese Maßnahme wird 1 Tag vor dem geplanten Eingriff begonnen und 3 Tage nach dem Eingriff beendet.

Hämostasetests vor Shuntanlage. Ist bei einer ausgeprägten Aszitesbildung die Anlage eines Shunts geplant, sollte eine mögliche Beeinflussung des Hämostasesystems durch den kontinuierlich refundierten Aszites vor Anlage des Shunts überprüft werden. Für eine erste orientierende In-vitro-Untersuchung kann die gerinnungsaktivierende Wirkung des Aszites durch Mischen mit Normalplasma ermittelt werden. Kommt es in Abhängigkeit von der Asziteskonzentration zu einer starken Verkürzung der Gerinnungszeit, muss von einer erheblichen gerinnungsaktivierenden Wirkung ausgegangen werden. Die Indikation zur Shuntanlage sollte dann eher restriktiv gestellt werden. Zusätzlich kann die In-vivo-Verträglichkeit durch eine Probeinfusion überprüft werden. Dazu werden 50–100 ml Aszites langsam i.v. infundiert und sowohl davor als auch danach die Globalteste, die Fibrinogenkonzentration und die D-Dimerkonzentration bestimmt. Kommt es nicht zu einer Veränderung von > 20% der gemessenen Laborparameter, kann von einer Verträglichkeit des Aszites ausgegangen werden.

Lebertransplantation. In der Vorbereitung einer Lebertransplantation sollten ähnlich wie in der Behandlung einer akuten Blutung, die in Tab. 5.**1** aufgeführten Grenzwerte durch Substitution erreicht werden. Zusätzlich sollten die Thrombozytenzahlen auf über 100.000/µl angehoben werden. Während der Transplantation kommt es in der anhepatischen Phase zu einer erheblichen Hyperfibrinolyse. Daher wird das Antifibrinolytikum Aprotinin bereits präoperativ in einer Dosierung von 500.000 KIE/h verabreicht. In der anhepatischen Phase wird die Dosis auf 2 Mio. KIE/h erhöht und postoperativ für die ersten 4 h mit 500.000 KIE fortgesetzt. Bei unkompliziertem postoperativen Verlauf erfolgt eine Dosisreduktion auf 100.000 KIE. Diese Dosierung wird bis zum primären Wundverschluss beibehalten. Nach einsetzender Leberfunktion kommt es in der Regel schnell zu einer Normalisierung der plasmatischen Hämostaseparameter (APTT und Quick-Wert), sodass keine weitere Substitution erforderlich ist. Häufig kommt es postoperativ jedoch nicht zu einer Normalisierung der Thrombozytenzahlen. Bei deutlich gebesserter Thrombozytenfunktion ist dies allerdings selten mit einer erhöhten Blutungsneigung verbunden (s.a. Kapitel „Posttransplantationsthrombozytopenie", S. 60).

Schwangerschaftsassoziierte Thrombozytopenie

Pathophysiologie

Über einen bisher noch nicht identifizierten pathophysiologischen Mechanismus kann es während der Schwangerschaft zu einer Thrombozytopenie kommen. Diese ist wahrscheinlich nicht immunologisch bedingt, aber unter Umständen schwer von einer immunologisch bedingten Thrombozytopenie abzugrenzen.

Klinik

Eine erhöhte Blutungsgefährdung besteht nicht.

Diagnostik

Es existiert kein Laborparameter, mit dem nachgewiesen werden kann, dass eine Thrombozytopenie schwangerschaftsassoziiert ist. Diagnostisch hilfreich sind normale Thrombozytenwerte vor der Schwangerschaft, eine bei früheren Schwangerschaften ebenfalls auftretende Thrombozytopenie, die nach der Geburt verschwand, und die fehlende Blutungsneigung. Differenzialdiagnostisch müssen eine EDTA-induzierte Pseudothrombozytopenie und eine Immunthrombozytopenie ausgeschlossen werden.

Hilfreich in der diagnostischen Abgrenzung einer schwangerschaftsassoziierten Thrombozytopenie zur akuten Immunthrombozytopenie ist der Thrombozytenverlauf und der Thrombozytennadir. Im Fall der schwangerschaftsassoziierten Thrombozytopenie werden selten Werte von 100.000/µl unterschritten und es liegt nur eine geringe Progredienz vor. Eine exakte differenzialdiagnostische Abgrenzung zur akuten Immunthrombozytopenie ist erst bei Thrombozytenwerten unter 100.000/µl erforderlich, da erst dann therapeutische Konsequenzen gezogen werden.

Bei einer schwangerschaftsassoziierten Thrombozytopenie kommt es 4–12 Wochen nach der Entbindung zu einer Normalisierung der Thrombozytenzahlen. Zur endgültigen Diagnosesicherung sollten die Thrombozytenzahlen daher postpartal kontrolliert werden.

Therapie

Aufgrund der fehlenden Blutungsneigung ist keine hämostaseologische Therapie erforderlich. Eine schwangerschaftsassoziierte Thrombozytopenie hat keinen Einfluss auf die Wahl des Geburtsmodus. Eine Periduralanästhesie ist bei Thrombozytenwerten über 50.000/µl möglich.

Erworbene Von-Willebrand-Erkrankung

Pathophysiologie

Die erworbene Von-Willebrand-Erkrankung ist durch eine gestörte Funktion und/oder eine verminderte Plasmakonzentration des Von-Willebrand-Faktors charakterisiert. Diese Veränderungen können ausgelöst werden durch einen proteolytischen Abbau, durch Autoantikörper und durch unphysiologische Strömungsbedingungen. Zum Beispiel falten bei Aortenstenosen die verschärften Strömungsbedingungen den ursprünglich globulär vorliegenden Von-Willebrand-Faktor auf und beeinträchtigen dessen Funktion.

Klinik

Die klinische Symptomatik entspricht der angeborenen Von-Willebrand-Erkrankung. Allerdings sind die Patienten bis zum Beginn von Blutungen symptomfrei. Es besteht eine ausgeprägte Hämatomneigung. Epistaxis und Schleimhautblutungen treten gehäuft auf. Nicht selten kommt es zu gastrointestinalen Blutungen, ohne dass eine Blutungsquelle lokalisiert werden kann. Eine erworbene Von-Willebrand-Erkrankung ist bei verschiedenen Grunderkrankungen beschrieben worden. Einen Schwerpunkt bilden hämatologische und immunologische Erkrankungen sowie Erkrankungen des Herz-Kreislauf-Systems, die zu pathologischen Strömungsbedingungen führen (Tab. 5.**2**).

Diagnostik

Der Quick-Wert liegt im Normbereich. Die APTT kann aufgrund eines mit dem Von-Willebrand-Faktor-Mangel verbundenen FVIII-Mangels verlängert sein. Die Blutungszeit ist verlängert. Die Veränderungen der von-Willebrand-Faktor-Parameter sind sehr variabel. Die Plasmakonzentration ist meist vermindert, die Kollagenbindungsfähigkeit meist eingeschränkt und der Ristocetin-Kofaktor kann vermindert sein. Die Multimeranalyse zeigt oft ein pathologisches Muster. Diese Untersuchung ist jedoch nur in spezialisierten Laboratorien möglich.

Der Verdacht auf eine erworbene Von-Willebrand-Erkrankung besteht bei einer prädisponierenden Grunderkrankung und beim Nachweis mindestens eines pathologisch veränderten Von-Willebrand-Faktor-Parameters. Im Einzelfall kann die Abgrenzung zur hereditären Von-Willebrand-Erkrankung schwierig sein. Dies ist aber von untergeordneter Bedeutung, da sich daraus keine anderen therapeutischen Konsequenzen ergeben.

Therapie

Durch die Behandlung der Grunderkrankung kommt es in der Regel zu einer Normalisierung der Von-Willebrand-Faktor-Parameter und damit auch zu einer Besserung der Blutungsneigung. Dies gilt insbesondere für Patienten mit Aortenvitien. Eine präoperativ gemessene, verlängerte Blutungszeit ist bei diesen Patienten kein Grund, einen herzchirurgischen Eingriff zu verschieben. Nach Normalisierung der Klappenfunktion kommt es wieder zu einer Normalisierung der Von-Willebrand-Faktor-Parameter und zu einer Verkürzung der Blutungszeit.

Erfordert eine Blutung eine therapeutische Intervention, stellt die DDAVP-Applikation das Mittel der ersten Wahl dar (s. Kapitel „Medikamente", S. 146). Kommt es darunter nicht zu einer Besserung, wird ein vWF-reiches FVIII-Konzentrat (50 IE/kg KG) verabreicht.

Tabelle 5.**2** Prädisponierende Grunderkrankungen der erworbenen Von-Willebrand-Erkrankung

Lymphoproliferative Erkrankungen
► monoklonale Gammopathien
► Morbus Waldenström
► Non-Hodgkin Lymphome

Myeloproliferative Erkrankungen
► essenzielle Thrombozythämie
► chronisch myeloische Leukämie

Kardiale Erkrankungen
► Aortenklappenstenosen
► Ventrikelseptumdefekte

Urämie

Besteht bei fehlendem Substitutionserfolg der Verdacht auf das Vorliegen eines Inhibitors, kann in vielen Fällen durch die i.v. Gabe eines Immunglobulins (0,4 g/kg KG) über 3 aufeinander folgende Tage eine klinische Besserung erzielt werden.

Eine dauerhafte Antikörperelimination ist durch Einsatz der extrakorporalen Adsorptionstherapie möglich (s. Kapitel „Hemmkörperhämophilie", S. 45).

Amyloidassoziierte hämorrhagische Diathese

Pathophysiologie

Die systemische Amyloidose ist durch die Bildung eines Amyloidproteins charakterisiert, das im Gewebe extravasal abgelagert wird. Bei einigen Patienten weist das Amyloid eine hohe Affinität zu einem oder mehreren Vitamin-K-abhängig synthetisierten Gerinnungsfaktoren auf. Die Bindungskapazität der Amyloidfibrillen übersteigt die Syntheseleistung der Leber, sodass es zu einem Faktorenmangel als Folge einer Umsatzstörung kommt. Am häufigsten sind die Faktoren IX und X betroffen, ein Faktor-VII-Mangel ist selten.

Klinik

In Abhängigkeit von der Stärke des Faktorenmangels kann es zu einer hämorrhagischen Diathese mit ausgeprägten Blutungskomplikationen kommen. Typische Lokalisationen sind gastrointestinale und intramuskuläre Blutungen. Das Krankheitsbild ist selten.

Diagnostik

Je nach betroffenem Gerinnungsfaktor kommt es zu einer Verlängerung der APTT und/oder zu einer Erniedrigung des Quick-Werts. Durch Einzelfaktorenanalyse wird der betroffene Gerinnungsfaktor identifiziert. Im Unterschied zu einem zirkulierenden Inhibitor wird im Labor durch Zugabe von Normalplasma die Aktivität des betroffenen Einzelfaktors normalisiert. Dieser In-vitro-Normalisierung steht eine fehlende Normalisierung nach Substitution in vivo gegenüber.

Therapie

Die Therapie der amyloidassoziierten Gerinnungsstörung erfordert aufgrund der extrem verkürzten Halbwertszeit der substituierten Gerinnungsfaktoren eine kontinuierliche Substitution. Während bei einem FVII- oder FIX-Mangel eine Substitution mit einem gereinigten Faktorenkonzentrat möglich ist, erfordert ein FX-Mangel die Substitution mit PPSB. Es sollte eine Mindestaktivität von 5% angestrebt werden. Eine Steigerung auf Werte > 20% ist nicht erforderlich. Im Fall von akuten Blutungen, die durch eine Faktorensubstitution nicht erfolgreich behandelt werden können, ist eine Therapie mit rFVIIa notwendig (s. Kapitel „Medikamente", S. 151).

Durch hämatologische Erkrankungen ausgelöste hämorrhagische Diathesen

Monoklonale Gammopathien

Pathophysiologie

Die beim multiplen Myelom und dem Morbus Waldenström auftretende hämorrhagische Diathese wird durch die Paraproteinämie und eine erworbene Von-Willebrand-Erkrankung ausgelöst (s. Kapitel „Erworbene von-Willebrand-Erkrankung", S. 54). Beim Morbus Waldenström spielt die als Folge der IgM-Paraproteinämie auftretende Viskositätssteigerung des Bluts die entscheidende Rolle. Zusätzlich führt die IgM-Paraproteinämie zu einer Fibrinpolymerisationsstörung und zu einer Beeinträchtigung der Thrombozytenfunktion. In selteneren Fällen kann das IgM-Paraprotein als spezifischer Inhibitor, beispielsweise gegen den Von-Willebrand-Faktor, wirken. Beim multiplen Myelom ist die eingeschränkte Thrombozytenfunktion eine der Hauptursachen der auftretenden hämorrhagischen Diathese.

Klinik

Blutungskomplikationen jeder Art und Lokalisation können auftreten. Besonders häufig sind eine ausgeprägte Hämatomneigung und Schleimhautblutungen. Bei der Mehrzahl der betroffenen Patienten ist zum Zeitpunkt des Auftretens der Blutungsneigung die Grunderkrankung bereits diagnostiziert.

Diagnostik

Oft liegt eine Verlängerung der Blutungszeit und der „In-vitro-Blutungszeit" vor. Als Folge der Fibrinpolymerisationsstörung kann die Thrombinzeit und die Reptilasezeit verlängert sein. Die APTT und der Quick-Wert liegen meist im Normbereich.

Die Analyse der Von-Willebrand-Faktor-Parameter kann auf eine erworbene Von-Willebrand-Erkrankung hinweisen.

Die Thrombozytenfunktion zeigt häufig bei im Normbereich liegender Thrombozytenzahl nach Stimulation mit Epinephrin und ADP in niedriger Konzentration pathologische Werte.

Therapie

Durch Behandlung der Grunderkrankung kommt es zu einer Rückbildung der Hämostasestörung. Eine therapeutische Intervention ist deswegen nur bei Auftreten einer akuten behandlungspflichtigen Blutung erforderlich. Mittel der ersten Wahl ist DDAVP (s. Kapitel „Medikamente", S. 146). Eine Ausnahme stellt der Morbus Waldenström mit einem ausgeprägten Hyperviskositätssyndrom dar. Hier wird eine Erniedrigung der Paraproteinämie durch eine Apheresebehandlung empfohlen. Erst wenn diese Maßnahme nicht zum gewünschten Erfolg führt, sollte eine Behandlung mit DDAVP erfolgen.

Lymphoproliferative Erkrankungen

Pathophysiologie

Die Thrombozytopenie ist eine Hauptursache der Blutungsneigung bei lymphoproliferativen Erkrankungen. Hinzu kann eine funktionelle Störung der Thrombozyten und der plasmatischen Gerinnungsfaktoren kommen. Diese wird durch die Freisetzung von Enzymen wie z.B. Elastase aus den proliferierenden Zellen ausgelöst.

Klinik

Die plötzlich auftretende Blutungsneigung führt oft erst zur Diagnosestellung einer leukämischen Erkrankung. Blutungen können in jeder Stärke und Lokalisation auftreten.

Diagnostik

Es findet sich eine Thrombozytopenie. Die Thrombozytenfunktion zeigt variable Ergebnisse. Häufig findet sich eine Einschränkung der ADP-induzierten Aggregation.

Bei Hyperfibrinolyse ist die Fibrinogenkonzentration auf Werte unter 50 mg/dl erniedrigt, die D-Dimerkonzentration ist erhöht. Gleichzeitig kann als Folge der Hypofibrinogenämie und der vorliegenden Spaltprodukte eine Verlängerung der APTT und eine Erniedrigung des Quick-Werts gemessen werden.

Therapie

Die klinische Symptomatik bessert sich nach zytoreduktiver Therapie. Unter dieser Therapie kann es zu einer weiteren Verschlechterung der Thrombozytopenie kommen. Auch bei nicht blutenden Patienten erfolgt bei Thrombozytenwerten unter 10.000/µl die Gabe von Thrombozytenkonzentraten.

Akute Blutungen werden durch die Gabe von Thrombozyten behandelt. Bei Hyperfibrinolyse ist die Behandlung mit einem Antifibrinolytikum Therapie der Wahl. In der Regel wird Aprotinin nach einer Bolus-Gabe von 1 Mio. KIE in einer kontinuierlichen Infusion von 200.000 KIE/h eingesetzt.

Myeloproliferative Erkrankungen

Im Rahmen von myeloproliferativen Erkrankungen kann es sowohl zur Entwicklung von Blutungen als auch von thromboembolischen Komplikationen kommen. Deswegen werden mit myeloproliferativen Erkrankungen verbundene Hämostasestörungen im Abschnitt „Kombinationserkrankungen" besprochen (s. S. 132ff).

Hämorrhagische Diathesen durch solide Tumoren

Pathophysiologie

Es können verschiedene pathophysiologische Mechanismen unterschieden werden, durch die solide Tumoren eine Blutungsneigung auslösen.

Solide Tumoren können durch Synthese und Sezernierung von Plasminogenaktivatoren eine direkte Hyperfibrinolyse induzieren. Eine solche kann durch eine Fibrinbildung im Gefäßgebiet eines Tumors induziert werden. Ausgelöst wird diese Fibrinbildung durch eine hohe prokoagulatorische Aktivität der Tumorzellen. In sehr seltenen Fällen können Tumorzellen heparinähnliche Kohlenhydrate bilden. In fortgeschrittenen Tumorstadien kann es durch Leber- und Knochenmarksmetastasen zu einer zusätzlichen Bildungsstörung von Thrombozyten und Gerinnungsfaktoren kommen.

Klinik

Tumorassoziierte hämorrhagische Diathesen werden beim Prostatakarzinom, beim Ovarialkarzinom und beim Kolonkarzinom beobachtet. Sehr selten sind andere Tumorentitäten betroffen. Grundsätzlich können Blutungen aller Schweregrade und Lokalisation auftreten. Häufig besteht eine ausgeprägte Hämatomneigung. Nach chirurgischen Eingriffen kann es zu anhaltenden Nachblutungen kommen. Die Blutungsneigung tritt in der Regel in einem späten Tumorstadium auf.

Diagnostik

Diagnostisch hinweisend ist die leere Blutungsanamnese des Patienten bis zum Auftreten der Blutungssymptomatik und die nachgewiesene Tumorerkrankung. Als Zeichen der Hyperfibrinolyse findet sich eine erhöhte D-Dimerkonzentration. Die Fibrinogenkonzentration kann leicht erniedrigt sein. Die Thrombozytenzahlen fallen erst in einem weit fortgeschrittenen Stadium. APTT- und Quick-Werte liegen in der Regel im Normbereich.

Therapie

Eine erfolgreiche Behandlung des zugrunde liegenden Tumorleidens führt zu einer Normalisierung der Hämostasestörung. Bei Blutungen ist das Mittel der ersten Wahl eine antifibrinolytische Behandlung, die je nach klinischer Situation oral oder i.v. durchgeführt werden kann (s. Kapitel „Medikamente", S. 147). Kommt es durch eine antifibrinolytische Behandlung nicht zu einer Besserung der Blutungsneigung, ist das weitere Vorgehen von der vorliegenden Laborkonstellation abhängig.

Hämorrhagische Diathese bei SIRS

Pathophysiologie

Ursache einer Blutungsneigung bei einem Patienten mit SIRS (systemic inflammatory response syndrome) ist eine Thrombozytopenie bei gleichzeitiger plasmatischer Gerinnungsstörung. Im Unterschied zur Verbrauchskoagulopathie kommt es jedoch nicht zu einer ausgeprägten intravasalen Gerinnungsaktivierung. Die Thrombozytopenie entsteht durch eine verminderte Thrombozytenbildung und einen gesteigerten Verbrauch. Die Ursachen der plasmatischen Gerinnungsstörung können vielfältig sein und reichen von einer eingeschränkten Synthese bis zu einer Verteilungsstörung. Besonders betroffen sind hiervon der Von-Willebrand-Faktor und das Fibrinogen. Häufig wird eine SIRS-assoziierte Blutungsneigung noch durch den Einsatz von Antikoagulanzien im Rahmen von extrakorporalen Therapieverfahren verstärkt.

Klinik

Die Blutungsneigung äußert sich in Hämatomen, petechialen Blutungen und Blutungen aus Punktionsstellen. Im Unterschied zur disseminierten intravasalen Gerinnung finden sich keine Hinweise auf eine durch Mikrothrombosen ausgelöste Beeinträchtigung einzelner Organfunktionen.

Diagnostik

Es liegt eine Thrombozytopenie bei grenzwertig verlängerter APTT und einem leicht erniedrigten Quick-Wert vor. Die als Folge der Akute-Phase-Reaktion eigentlich zu erwartende Hyperfibrinogenämie ist nicht obligat. Die D-Dimerkonzentration ist erhöht. Nicht selten ist die Thrombozytopenie einziges laboranalytisches Korrelat der SIRS-assoziierten Hämostasestörung. Die Abgrenzung zur DIC, die gleichzeitig die wichtigste Differenzialdiagnose darstellt, ist nicht in allen Fällen eindeutig möglich. Diagnostisch hinweisend sind die fehlende rasche Progredienz, eine nur leicht erniedrigte FV-Aktivität und nur schwach erhöhte Fibrinmonomer-Konzentrationen. Eine weitere Differenzialdiagnose ist die heparininduzierte Thrombozytopenie. Blutungen sprechen gegen das Vorliegen einer heparininduzierten Thrombozytopenie. Zum weiteren differenzialdiagnostischen Vorgehen s. Kapitel „Heparininduzierte Thrombozytopenie" (S. 110).

Therapie

Das therapeutische Vorgehen bei der SIRS-assoziierten hämorrhagischen Diathese ist symptomorientiert. Liegt eine isolierte Thrombozytopenie vor, gilt als Interventionswert eine Thrombozytenzahl von 10.000/µl. Dieser Wert erhöht sich auf 20.000/µl bei zusätzlich bestehenden Zeichen einer plasmatischen Gerinnungsstörung. Die Transfusion von Thrombozyten führt in der Regel zu dem erwarteten Transfusionserfolg. Bleibt dieser aus, muss differenzialdiagnostisch an eine immunologisch bedingte Thrombozytopenie, eine heparininduzierte Thrombozytopenie oder eine disseminierte intravasale Gerinnung gedacht werden.

Bei akuten Blutungen stellt die Thrombozytentransfusion ebenfalls das Mittel der Wahl dar. Bei Hinweisen auf eine zusätzliche plasmatische Gerinnungsstörung sollte FFP verabreicht werden.

Verlustkoagulopathie

Pathophysiologie

Übersteigt bei einer akuten Blutung der Verlust an Gerinnungsfaktoren und Thrombozyten die Reserve- und Synthesekapazität des Organismus, ist keine suffiziente Blutstillung mehr gewährleistet. Das Risiko, eine Verlustkoagulopathie zu entwick- eln, ist abhängig vom Ausmaß des Blutverlusts, bezogen auf das Gesamtblutvolumen und der Zeitspanne, in der es zu diesem Blutverlust kommt. Kritische Werte sind Blutverluste, die innerhalb von 4 h mehr als das 1fache Blutvolumen (Frauen 65 ml/kg KG und Männer 75 ml kg/KG) oder innerhalb von 24 h mehr als das 2fa-

Tabelle 5.**3** Diagnosekriterien der Verlustkoagulopathie

Thrombozyten	APTT	Quick-Wert	Fibrinogen	Antithrombin
< 50.000/µl	> 1,2fach verlängert	< 50%	< 100 mg/dl	< 50%

che Blutvolumen übersteigen. Diese Angaben sind Richtgrößen, die im individuellen Fall variieren können.

Klinik

Eine fehlende Koagelbildung bei einem massiven Blutverlust kann einen ersten Hinweis auf eine Gerinnungsstörung geben. Intraoperativ zeigt sich eine Verlustkoagulopathie an diffusen Blutungen.

Diagnostik

Neben dem vorausgegangenen massiven Blutverlust ist eine Verlustkoagulopathie durch die in Tab. 5.3 zusammengefasste Befundkonstellation charakterisiert.

Therapie und Prophylaxe

Erstes Therapieziel ist es, das Auftreten einer Verlustkoagulopathie zu verhindern. Zur Prophylaxe werden bei Massivtransfusionen Frischplasmen in einem festen Verhältnis von 1:3 zu den transfun-dierten Erythrozytenkonzentraten verabreicht. Thrombozytenkonzentrate werden bereits bei Unterschreiten einer Thrombozytenzahl von 50.000/µl substituiert, wenn ein Ende der Blutungskomplikationen nicht absehbar ist. In der Praxis sind in der Regel weder Frischplasma noch Thrombozytenkonzentrate so schnell verfügbar, dass bei Patienten mit massivem Blutverlust eine Verlustkoagulopathie nicht verhindert werden kann.

Bei eingetretener Verlustkoagulopathie ist zur Beherrschung der Hämostasestörung die alleinige Gabe von Frischplasma nicht mehr ausreichend. In diesen Fällen kann nur durch die zusätzliche Gabe von Faktorenkonzentraten eine ausreichend schnelle Korrektur des Hämostasesystems erreicht werden (Abb. 5.1). In dieser Situation sollte PPSB (50 IE/kg KG), Antithrombinkonzentrat (25 E/kg KG) und Fibrinogen (3 g) verabreicht werden. Zusätzlich sollten Thrombozytenkonzentrate gegeben werden. Nach Substitution kommt es in der Regel zu einer schnellen Normalisierung der Hämostasesituation, sodass die weitere Substitution mit Frischplasma und Thrombozyten erfolgen kann. Ist dies nicht der Fall besteht der Verdacht auf das Vorliegen einer disseminierten intravasalen Gerinnung (s. Kapitel „DIC", S. 139).

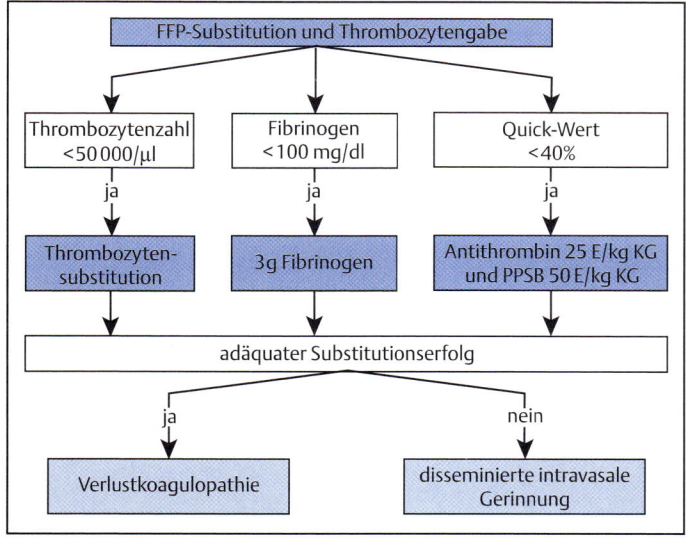

Abb. 5.**1** Therapie einer Verlustkoagulopathie.

Posttransplantationsthrombozytopenie (POTT)

Definition

Thrombozytopenien, die bis zu 6 Monate nach einer Transplantation auftreten, werden unter dem Begriff der Posttransplantationsthrombozytopenie (POTT) zusammengefasst.

Pathophysiologie

Die zugrunde liegenden pathophysiologischen Mechanismen sind vielfältig. Eine wesentliche Ursache für die Thrombozytopenie nach Transplantation solider Organe ist eine direkte toxische Schädigung der Megakaryozytopoese durch Immunsuppresiva. Besonders für Ciclosporin A ist diese Wirkung beschrieben.

Im Fall der hämatopoetischen Stammzelltransplantation ist die Thrombozytopenie durch eine Störung der megakaryozytären Zellreifung bedingt. Die Ursache für ein verzögertes oder ausbleibendes Engraftment der megakaryozytären Zelllinie ist unklar.

Klinik

Nach Transplantation solider Organe entwickelt sich die Thrombozytopenie innerhalb der ersten postoperativen Tage mit einem Nadir innerhalb der ersten 14 Tage. Die Thrombozytenwerte liegen meist zwischen 20.000 und 100.000/µl. Schwere Verlaufsformen sind eher selten. Als Folge der Thrombozytopenie kann es im postoperativen Verlauf zu verstärkten und prolongierten Nachblutungen kommen.

Nach Knochenmarktransplantation kommt es zu keinem adäquaten Anstieg der Thrombozytenzahlen. Die Thrombozytenwerte liegen unter 5.000/µl und die Patienten sind entsprechend blutungsgefährdet.

Diagnostik

Ein spezifischer Laborparameter, mit dem das Vorliegen einer POTT nachgewiesen werden kann, existiert nicht. Die gleichzeitig durchgeführte immunsuppresive Therapie macht die Bildung von antithrombozytären Antikörpern unwahrscheinlich. Dennoch sollten diese laboranalytisch ausgeschlossen werden.

Therapie

Bei Blutungen oder Unterschreiten von Thrombozytenzahlen von 10.000/µl ist die Thrombozytensubstitution Therapie der Wahl. Die Gabe von HLA-angeglichenen Thrombozyten ist nicht erforderlich.

Artefiziell erworbene hämorrhagische Diathese

Definition und Pathophysiologie

Werden die Symptome einer hämorrhagischen Diathese aktiv vom Patienten herbeigeführt, liegt eine artefiziell erworbene hämorrhagische Diathese vor. Dieses ist als Symptom einer psychiatrischen Grunderkrankung anzusehen.

Klinik

Das klinische Bild ist vielfältig und reicht von der Intoxikation mit gerinnungshemmenden Mitteln bis zur Blutung durch Selbstverletzung. Genaue Zahlen zur Inzidenz liegen nicht vor. Es muss von einer hohen Dunkelziffer ausgegangen werden. Insgesamt dürfte dieses Krankheitsbild häufiger auftreten als bestimmte seltene angeborene Thrombozytopathien.

Gerinnungshemmende Medikamente wie z.B. Marcumar werden oft von Patienten eingenommen, die zuvor bereits aus medizinischen Gründen mit Marcumar behandelt wurden oder werden. Marcumarintoxikationen werden auch bei medizinischem Personal beobachtet oder bei Angehörigen von Patienten, die mit oralen Antikoagulanzien behandelt werden. Patienten unter oraler Antikoagulation fallen durch ein Missverhältnis zwischen den INR-Werten und der angegebenen eingenommenen Tablettenmenge auf. Auch unklare und außergewöhnliche INR-Schwankungen können durch das Krankheitsbild erklärt werden.

Blutungsereignisse werden durch Selbstverletzungen provoziert oder beispielsweise durch verschlucktes Blut vorgetäuscht. Dazu nehmen die Patienten sich häufig selbst Blut ab.

Ein weiteres Symptom ist die unklare Anämie durch wiederholte Eigenblutentnahmen.

Diagnostik

Bei Verdacht auf die unkontrollierte Einnahme von Marcumar oder anderer oraler Antikoagulanzien findet sich eine Erniedrigung des Quick-Werts und aller Vitamin-K-abhängigen Gerinnungsfaktoren. Wegweisend ist die Bestimmung des Medikamentenplasmaspiegels. Im Fall der nicht zugegebenen Marcumareinnahme besteht eine Diskrepanz zwischen dem gemessenen Plasmaspiegel und der angegebenen Tabletteneinnah-

me. Eine Vergiftung in krimineller Absicht muss ausgeschlossen werden.

Eine artefizielle Selbstverletzung ist schwer nachzuweisen. Die Verdachtsdiagnose wird nach wiederholt unauffälliger Diagnostik zum Nachweis einer hämorrhagischen Diathese und auffälligem psychopathologischen Befund gestellt. Typischerweise sind die Patienten scheinbar kooperativ, haben bereits mehrere Spezialisten konsultiert und fordern in hohem Maße die empathische Zuwendung des Arztes. In der körperlichen Untersuchung finden sich keine ausgeprägten Hämatome oder petechiale Blutungen, obwohl anamnestisch eine massive Blutungsneigung angegeben wird, die mit einer Anämie korrelieren kann.

Therapie

Es sollte versucht werden, nach Diagnosestellung eine psychiatrische Mit- und Weiterbehandlung einzuleiten. Dies ist oft ausgesprochen schwierig, da die Patienten meist keine Krankheitseinsicht zeigen. Selbst nach Konfrontation mit den medizinischen Fakten, kann man die Patienten häufig nicht von der Notwendigkeit einer psychiatrischen Therapie überzeugen. Nach korrekter Diagnosestellung ist es oft nicht zu vermeiden, dass der Arztkontakt abgebrochen wird und wegen der „unklaren Blutungsneigung" weitere Ärzte konsultiert werden. Bei vitaler Gefährdung ist eine Zwangseinweisung zu erwägen.

6 Hämorrhagische Diathese unklarer Genese

Definition und Pathogenese

Bei der hämorrhagischen Diathese unklarer Genese handelt es sich um eine Blutungsneigung ohne labordiagnostisch erkennbares Korrelat. Definitionsgemäß ist die Pathogenese unklar.

Inzidenz

Genaue Zahlen zur Häufigkeit einer hämorrhagischen Diathese unklarer Genese liegen nicht vor. Nach den Erfahrungen der Autoren können bei bis zu 10% der Patienten mit dem klinischen Verdacht auf eine hämorrhagische Diathese laboranalytisch keine adäquaten Hämostasestörungen nachgewiesen werden.

Klinik

Die klinische Symptomatik entspricht dem klassischen Bild der hämorrhagischen Diathese. Leitsymptome sind spontan auftretende Blutungen und erhebliche Nachblutungen nach kleineren Verletzungen und operativen Eingriffen. Die Bewertung der Blutungsanamnese muss bei diesem Patientenkollektiv besonders kritisch sein, da sie neben der aktuellen Blutungssymptomatik das einzige Kriterium zur Diagnosestellung „Hämorrhagische Diathese unklarer Genese" darstellt.

Diagnostik

Die Diagnose einer hämorrhagischen Diathese unklarer Genese setzt voraus, dass aufgrund der Blutungssymptomatik und der Anamnese von einer hämorrhagischen Diathese auszugehen ist. Zur Diagnosestellung gehört der Ausschluss alternativer Blutungsursachen wie z.B. körperliche Gewaltanwendung und Selbstverletzungen. Zum sicheren Ausschluss einer Störung des Hämostasesystems sollte der Diagnosegang zum Nachweis einer Gerinnungsstörung mindesten 2-mal durchlaufen werden. Dabei sollte die Diagnostik 1-mal zum Zeitpunkt einer akuten Blutung erfolgt sein.

Die Blutungszeit und die In-vitro-Blutungszeit können, müssen aber nicht verlängert sein.

Therapie

Akuttherapie. Das therapeutische Vorgehen ist abhängig vom Ausmaß und der Lokalisation der Blutung:

► Im Fall einer akuten Blutung ist das Mittel der ersten Wahl die Gabe von DDAVP in einer Dosierung von 0,3 µg/kg KG (s. Kapitel „Medikamente", S. 146).

► Führt dies nicht zum gewünschten therapeutischen Erfolg, wird im nächsten Schritt ein Antifibrinolytikum wie z.B. Aprotinin mit einem initialen Bolus von 500.000 KIE verabreicht, gefolgt von 200.000 KIE/h.

► Sollte es nach Aprotiningabe innerhalb weniger Stunden nicht zu einem erkennbaren Therapieerfolg kommen, wird die Gabe eines Thrombozytapheresekonzentrats oder von 4–6 gepoolten Thrombozytenkonzentraten aus Einzelspenden empfohlen.

► Bei massivem Hb-Abfall sollte die Thrombozytengabe mit der Substitution von FFP verbunden werden. Zum Aufbau einer ausreichenden Hämostasekapazität, ist bei einem erwachsenen Patienten die Gabe von mindestens 4–8 Einheiten FFP erforderlich. Liegt kein massiver Hb-Abfall vor, kann die FFP-Gabe als weitere Therapieoption der Thrombozytengabe folgen.

Führen diese Maßnahmen nicht zu einem Sistieren der Blutung, muss die Gabe von rFVIIa oder FEIBA diskutiert werden. Zur Indikationsstellung und Dosierung dieser aktivierten Gerinnungspräparate s. S. 151.

Perioperative Blutungsprophylaxe. Die Blutungsprophylaxe vor operativen Eingriffen ist abhängig vom Schweregrad bisher aufgetretener Blutungen und der Art des geplanten Eingriffs. Grundsätzlich kann eine Basisprophylaxe durch die Gabe von DDAVP (0,3 µg/kg KG) erfolgen. Ob zusätzlich präoperativ Thrombozyten und/oder FFP gegeben werden sollten, muss im Einzelfall entschieden werden. Bei schwerwiegenden, unerklärlichen Blutungskomplikationen in der Anamnese können unter Umständen durch die prophylaktische Gabe von Thrombozyten und FFP schwere perioperative Blutungskomplikationen vermieden und letzlich auch erhebliche Ressourcen gespart werden.

Thromboembolische
Erkrankungen

7 Arterielle Thrombose

Die klinische Symptomatik einer arteriellen Thrombose wird durch den Funktionsausfall des von der Thrombose betroffenen Organs bestimmt. Beispiele sind Thrombosen der Koronar- und der intrazerebralen Arterien mit dem klinischen Korrelat Myokardinfarkt und ischämischer Hirninfarkt. Die Diagnostik und Therapie erfolgt trotz ähnlicher Pathogenese und Pathophysiologie organbezogen durch die jeweiligen Fachdisziplinen. Im folgenden Kapitel liegt der Schwerpunkt auf den hämostaseologischen Aspekten der arteriellen Thrombosen.

Dies gilt insbesondere für die Darstellung des diagnostischen und therapeutischen Vorgehens.

Pathogenese

Atherosklerotische Veränderungen der Gefäßwand sind mit Abstand die häufigsten Ursachen von arteriellen Thrombosen. Meist wird die Thrombusbildung durch die Ruptur eines atherosklerotischen Plaques induziert. Aber schon in der Bildungsphase des Plaques kann es als Folge einer trophischen Schädigung der Intima mit Verlust der antithrombotischen Eigenschaften zur Thrombusbildung kommen.

Nach Plaqueruptur adhärieren Thrombozyten an die freigelegten Plaquebestandteile. Im Anschluss werden weitere Thrombozyten aktiviert, sodass durch die kontinuierliche Anlagerung weiterer Thrombozyten ein Abscheidungsthrombus entsteht. Abscheidungsthromben erscheinen durch den geringen Anteil an Erythrozyten hell und werden daher auch als „weiße" Thromben bezeichnet. In Tab. 7.1 sind die klassischen atherosklerotischen Risikofaktoren zusammengefasst.

Tabelle 7.1 Klassische Risikofaktoren der Atherosklerose

- Hypertonie
- Lipidstoffwechselstörungen
- Nicotinabusus
- Diabetes mellitus
- Übergewicht und Bewegungsmangel
- Alter
- Männliches Geschlecht

Molekulare Risikofaktoren

Inwieweit genetisch fixierte oder erworbene Veränderungen des Hämostasesystems neben den klassischen Risikofaktoren in die Pathogenese der Atherosklerose involviert sind, wird seit Jahren intensiv untersucht. Trotz einer Vielzahl von Studien konnte bisher jedoch noch kein reproduzierbarer hämostaseologischer Risikofaktor der Atherosklerose identifiziert werden. Die routinemäßige Bestimmung eines genetischen Risikoprofils ist daher zum jetzigen Zeitpunkt nicht sinnvoll.

Wahrscheinlich werden die Hämostaseveränderungen durch atherosklerotische Gefäßwandveränderungen ausgelöst. Diese pathophysiologische Interpretation würde erklären, warum einzelne Hämostaseveränderungen wie beispielsweise der D-Dimerwert eine positive Korrelation zur klinischen Manifestation der Atherosklerose aufweisen.

Thrombozytärer Glykoprotein-IIb-IIIa-Polymorphismus/Platelet antigen 1/2-(PlA1/PlA2)-Polymorphismus

Die Bindung des Thrombozyten an Fibrinogen bzw. Fibrin erfolgt über den Glykoprotein-IIb-IIIa-Komplex. Polymorphismen, die zu einer veränderten Affinität des Rezeptors zu Fibrinogen und Fibrin führen, könnten daher Risikofaktoren zur Entwicklung arterieller Thrombosen darstellen.

Intensiv untersucht wurde der PlA1/PlA2-Polymorphismus. Dieser entspricht einem Austausch der Aminosäure Leucin (Leu) durch Prolin (Pro) in Position 33 der Glykoprotein-IIIa-(β3)-Untereinheit des GP-IIb-IIIa-Komplexes. Nach derzeitiger Studienlage geht man davon aus, dass beim PlA2-Phänotyp ein leicht gesteigertes Risiko eines Rezidivs besteht. Einen eindeutigen Risikofaktor zur Entwicklung von arteriellen Thrombosen stellt der PlA2-Polymorphismus nicht dar.

Polymorphismen im Glykoprotein-Ib-IX- und Glykoprotein-Ia-Komplex

Über die Glykoprotein-Ib-IX-Komplexe und den Glykoprotein-Ia-Komplex bindet der Thrombozyt an den von-Willebrand-Faktor und Kollagen. Es ist vorstellbar, dass Mutationen, die zu einer Steigerung der Bindungsaffinität führen würden, das Auftreten von arteriellen Thrombosen begünstigen. In beiden Glykoprotein-Rezeptoren sind eine Reihe von Polymorphismen identifiziert worden. Eine Korrelation zum Auftreten von arteriellen Thrombosen konnte bisher aber nicht nachgewiesen werden.

Fibrinogen

In verschiedenen prospektiven Studien konnte eine Korrelation zwischen der Höhe des Fibrinogenspiegels und der Häufigkeit von kardiovaskulären Ereignissen beobachtet werden. Patienten mit einem im oberen Drittel der Normalverteilung liegenden Fibrinogenwert haben gegenüber Patienten mit einem Fibrinogenwert im unteren Drittel ein doppelt so hohes Risiko, ein kardiovaskuläres Ereignis zu erleiden.

Pathophysiologisch könnte ein erhöhter Fibrinogenspiegel die Fluidität des Blutes erniedrigen und dadurch leichter thromboembolische Komplikationen auslösen. Es ist aber auch vorstellbar, dass Fibrinogen als Akute-Phase-Protein generell eine erhöhte Krankheitsaktivität anzeigt, die mit einer erhöhten Thromboseneigung assoziiert ist.

Innerhalb der 3 verschiedenen den Fibrinogenketten zugeordneten Genen konnten eine Reihe von Polymorphismen nachgewiesen werden. Ein in Position 455 lokalisierter G/A-Polymorphismus ist in der A-allelischen Ausprägung mit einer erhöhten Fibrinogenkonzentration verbunden. Eine statistisch signifikante Assoziation mit dem Auftreten von arteriellen Thrombosen konnte nicht bewiesen werden.

Faktor VII

In der „Northwick Park Heart Study" wurde eine Korrelation zwischen der Höhe der FVII-Aktivität und dem Auftreten von arteriellen thrombotischen Ereignissen nachgewiesen. Nachfolgende prospektive Studien konnten diesen Befund nicht bestätigen. Nach derzeitiger Einschätzung gilt eine erhöhte FVII-Aktivität daher nicht als ein Prädiktor für das Auftreten von arteriellen thrombotischen Ereignissen. Gleiches gilt für die bisher identifizierten FVII-Polymorphismen. Es konnte zwar gezeigt werden, dass der Arg353Gln-Polymorphismus mit erhöhten FVII-Plasmaspiegeln korreliert. Trotzdem bestand keine Korrelation zur Häufigkeit von Myokardinfarkten.

Faktor VIII und von-Willebrand-Faktor

Das Risikopotenzial dieser beiden im Plasma als Komplex zirkulierenden Proteine wird unterschiedlich bewertet. Ein Teil der bisher publizierten prospektiven Untersuchungen zeigt eine positive Korrelation zwischen dem Auftreten von kardiovaskulären Ereignissen, während andere Studienergebnisse keine Korrelation erkennen lassen.

Andere Gerinnungsfaktoren

Faktor X, Protein C, Thrombomodulin sowie Aktivitätsmarker wie das Aktivierungspeptid von Faktor IX und das Prothrombinfragment 1.2 wurden ebenfalls untersucht, zeigten aber keine Korrelation zum Auftreten von kardiovaskulären Ereignissen.

Auch die FV-Leiden-Mutation und die Prothrombin-G20210A-Mutation sind keine Risikofaktoren für das Auftreten von arteriellen Thrombosen. Entsprechend stellt eine APC-Resistenz bei einem Patienten mit arterieller Thrombose keine Indikation zur oralen Antikoagulation dar. Entsprechendes gilt für andere zur venösen Thrombose prädisponierende Gerinnungsstörungen mit Ausnahme des Anti-Phospholipid-Syndroms.

Hyperhomozysteinämie

Die Hyperhomozysteinämie stellt einen gesicherten Risikofaktor zur Entwicklung von arteriellen und venösen Thrombosen dar. Eine Besprechung dieses Risikofaktors erfolgt im Kapitel „Thrombophile Risikofaktoren" (s. S. 106).

Fibrinolyseparameter

Bei Patienten mit klinisch manifester Atherosklerose findet man überdurchschnittlich häufig erhöhte Plasminogenaktivator-Inhibitor-(PAI)-Aktivitäts- und Antigenwerte. Ein in der Promotorregion lokalisierter Insertions-/Deletionspolymorphismus (4G/5G) ist in diesem Zusammenhang interessant. Träger der 4G-Variante haben etwas erhöhte PAI-1-Plasmaspiegel. In verschiedenen Studien konnte eine schwache Korrelation zwischen dem Auftreten der 4G-Variante und dem Auftreten von Myokardinfarkten gezogen werden. Diese Ergebnisse konnten durch andere Studien jedoch nicht bestätigt werden.

D-Dimer

Der D-Dimerwert ist ein geeigneter Marker zur Einschätzung der Krankheitsaktivität einer artherosklerotischen Erkrankung. Dies konnte in einer Reihe von Studien belegt werden. Erhöhte D-Dimerwerte zeigen einen erhöhten Fibrinumsatz an. Dieser korreliert wiederum positiv mit der Stärke vorhandener atherosklerotischer Veränderungen.

Molekulare protektive Faktoren

Faktor-XIII-Val34Leu-Polymorphismus

Die Quervernetzung von Fibrin durch aktivierten Faktor XIII ist ein zeitlich genau abgestimmter Prozess, der dadurch koordiniert wird, dass Thrombin sowohl die Bildung von Fibrin als auch die Aktivierung von FXIII katalysiert. Bei der 34Leu-Variante des FXIII-Polymorphismus wird FXIII etwa 2fach schneller durch Thrombin akti-

viert. Dadurch wird das Maximum der FXIII-Aktivität bereits vor dem Maximum der Fibrinbildung erreicht. Dies hat zur Folge, dass das entstehende Gerinnsel einen geringeren Quervernetzungsgrad und dadurch eine geringere Stabilität aufweist. 2 Studien konnten dies bei Patienten mit ischämischen Hirninfarkten bestätigen. Der Anteil von 34Leu-positiven Patienten war in den Patientengruppen signifikant niedriger als in der Normalbevölkerung.

Klinik und Diagnostik

Durch den Thrombus wird die Blutversorgung nachgeordneter Gefäßregionen kritisch eingeschränkt oder vollständig blockiert. Die klinische Symptomatik ist Folge der entstehenden Ischämie und abhängig von dem betroffenen Organ und der Größe des minderversorgten Gewebeareals. Grundsätzlich ist daher das diagnostische Vorgehen organbezogen, sodass hier auf entsprechende Empfehlungen der einzelnen Fachdisziplinen (Kardiologie, Neurologie, etc.) verwiesen werden muss.

Ein validierter Hämostaseparameter, durch den der Verdacht auf eine arterielle Thrombose untermauert werden könnte, existiert nicht. In Abhängigkeit von der Thrombusgröße kann der D-Dimerwert erhöht sein. Im Unterschied zur venösen Thrombose schließt ein im Normbereich liegender D-Dimerwert eine arterielle Thrombose jedoch nicht aus. Insbesondere bei Thrombosen in kleinlumigen Arterien ist die Fibrinmenge nicht ausreichend, um eine systemische Erhöhung der D-Dimerwerte zu bewirken.

Therapie

Primäres therapeutisches Ziel ist es, den okkludierenden Thrombus zu entfernen. Die Vermeidung von Folgeschäden hängt dabei von der Ischämietoleranz des betroffenen Gewebes ab. Dementsprechend ist das Zeitintervall zwischen dem Auftreten klinischer Beschwerden und der Einleitung von therapeutischen Maßnahmen entscheidend für den Erfolg.

Ischämietoleranz überschritten. Ist die Ischämietoleranz des betroffenen Organs überschritten, kann eine Wiedereröffnung des Gefäßes eine dauerhafte Gewebeschädigung nicht verhindern. In diesen Fällen muss die Indikation zu einer Wiedereröffnung des Gefäßlumens restriktiv gestellt werden, da das Risiko von sekundären Einblutungen und anderen Nebenwirkungen den potenziellen Nutzen übersteigen kann. Primäres therapeutisches Ziel ist in diesen Fällen die Vermeidung eines appositionellen Thrombuswachstums. Sekundäres therapeutisches Ziel ist die Vermeidung einer Rezidivthrombose nach erfolgreicher Wiedereröffnung.

Eine Ausnahme bildet die Indikationsstellung zur Wiedereröffnung chronisch verschlossener Herzkranzgefäße. Grundlage stellt die pathophysiologische Vorstellung dar, dass ein wiedereröffnetes Gefäß als Kollateralgefäß zur Verfügung stehen kann.

Strategien zur Wiedereröffnung

Ist die Indikation zur Wiedereröffnung des thrombotisch verschlossenen Gefäßes gestellt, stehen in Abhängigkeit von der Lokalisation der Thrombose verschiedene Verfahren zur Verfügung. Dazu gehören neben der Thrombektomie die kathetergestütze Rekanalisation einschließlich der Stent-Implantation und die Fibrinolysetherapie. Allen Verfahren gemeinsam ist die Notwendigkeit einer begleitenden antithrombotischen Therapie. In der folgenden Darstellung wird der Schwerpunkt auf die hämostaseologischen Aspekte der einzelnen Therapieformen gelegt. Zur Indikationsstellung und Durchführung muss auf entsprechende Fachliteratur und Empfehlungen der einzelnen Fachgesellschaften verwiesen werden.

Operative Thrombektomie

Unfraktioniertes Heparin. Die begleitende antithrombotische Therapie erfolgt durch die Gabe eines unfraktionierten Heparins. Unmittelbar vor Entfernung des Thrombus erhalten die Patienten einen Bolus von 10.000 IE. Postoperativ wird die Heparingabe in Abhängigkeit von der Blutungsgefährdung bis zum Erreichen einer 1,5–2,5fachen APTT-Verlängerung gesteigert. In Abhängigkeit von der Blutungsgefährdung erfolgt frühestmöglichst die Gabe eines Aggregationshemmers (z.B. ASS oder Clopidogrel). Bei fehlenden Kontraindikationen (z.B. Ulkusanamnese) ist die Gabe von ASS gleichwertig und erheblich kostengünstiger.

Aggregationshemmer. Bei Patienten mit einem hohen Rethromboserisiko kann bereits intraoperativ zusätzlich zur Heparingabe ein Aggregationshemmer verabreicht werden. Mittel der ersten Wahl ist aufgrund seiner kurzen Halbwertszeit ein Prostacyclinderivat (Ilomedin) in einer Dosierung von 0,5–2 ng/kg KG/min über 6 h. Bei Kontraindikationen gegen den Einsatz von Prostacyclin ist die i.v. Gabe von 500 mg ASS zu empfehlen.

Hirudin. Bei Mehrfachrezidiven und intraoperativen Rezidiven stellt der Ersatz von Heparin durch das potentere Antikoagulans Hirudin eine therapeutische Alternative dar. Hirudin wird als Bolus in einer Dosierung von 0,01 mg/kg KG verabreicht, gefolgt von einer kontinuierlichen APTT-adjustieren i.v. Infusion. Intraoperativ sollte eine 1,5fache Verlängerung der APTT nicht überschritten werden. Grenzwert für die postoperative Therapie ist eine etwa 2fache Verlängerung der APTT.

Angioplastische Maßnahmen

Im Fall der PTCA (perkutane transkoronare Angioplastie) ist die Wirksamkeit einer antikoagulatorischen und antiaggregatorischen Therapie in verschiedensten Studien untersucht und belegt worden. In allen Studien wird Heparin zur basalen Antikoagulation eingesetzt. Zur antiaggregatorischen Therapie stehen verschiedenste Aggregationshemmer zur Verfügung. Neuere Aggregationshemmer wie die GP-IIb-IIIa-Rezeptorenblocker sowie die oral verfügbaren ADP-Blocker Clopidogrel und Ticlopidin sind in ihrer Wirksamkeit dem ASS überlegen.

Fibrinolysetherapie

Fibrinolytika. Zur fibrinolytischen Therapie werden die Fibrinolytika Streptokinase, Urokinase und der Gewebeplasminogenaktivator (t-PA) eingesetzt. Die fibrinolytische Effektivität aller 3 Fibrinolytika ist vergleichbar. Die mit t-PA verbundene Erwartung einer geringeren Rate an Blutungskomplikationen aufgrund der Fibrinspezifität hat sich im klinischen Alltag nicht bestätigt. Die wichtigste Nebenwirkung der Fibrinolysetherapie ist die Blutung. Schwerwiegende Blutungen treten bei etwa 1% der behandelten Patienten auf.

Im Fall der Streptokinase kann es bei Vorliegen von Antikörpern, die nach Streptokokkeninfekten gebildet werden, zu systemischen Reaktionen mit Fieber und Blutdruckabfall bis zum anaphylaktischen Schock kommen. Deshalb erfolgt prophylaktisch die Gabe von 100 mg Prednisolon i.v.. Die fibrinolytische Wirksamkeit ist dadurch nicht beeinträchtigt.

Antagonisierung. Bei bedrohlichen Blutungskomplikationen oder zur Vorbereitung eines operativen Eingriffs kann die fibrinolytische Wirkung durch Gabe eines Antifibrinolytikums aufgehoben werden (Dosierung s. Kapitel „Medikamente", S. 147).

Begleitende Antikoagulation und Aggregationshemmung. In Abhängigkeit von der Lokalisation der arteriellen Thrombose erfolgt begleitend zur fibrinolytischen Therapie eine Behandlung mit Antikoagulanzien ohne oder in Kombination mit Aggregationshemmern. Durch diese Begleittherapie soll nach Wiedereröffnung des Gefäßes eine Rethrombose verhindert werden. Limitierender Faktor für die Aggresivität der Begleittherapie ist die Blutungsgefahr. Diese kann nur im Rahmen von großen prospektiven Studien ermittelt werden. Daher sollten nur getestete Kombinationen eingesetzt werden. Zum Beispiel erklärt dies, warum eine für tPA getestete Begleitmedikation nicht problemlos auf Streptokinase oder ein anderes Fibrinolytikum übertragen werden kann. Dies gilt insbesondere für die hochpotenten neuen GP-IIb-IIIa-Rezeptorenblocker. Im Folgenden wird für jede Indikation ein typisches Fibrinolyseschema besprochen (s.a. Tab. 7.**2**).

■ Myokardinfarkt

Die Wirksamkeit einer fibrinolytischen Therapie ist durch eine Vielzahl von Studien belegt. In der Bewertung der einzelnen Studien muss berücksichtigt werden, dass signifikante Unterschiede in den einzelnen Therapiearmen nur durch Patientenzahlen erreicht werden, die deutlich über 10.000 liegen. Die Studien belegen, dass der Unterschied zwischen den Therapieformen gering ist und Morbidität und Mortalität hauptsächlich durch die Grunderkrankung und das Nebenwirkungsprofil der eingesetzten Medikamente be-

Tabelle 7.**2** Indikationsbezogene Fibrinolyseschemata

Indikation	Fibrinolytikum	Dosierung
Myokardinfarkt	Streptokinase	▶ 1,5 Mio. E in 60 min
	Urokinase	▶ 1,5 Mio. E als Bolus ▶ weitere 1,5 Mio. E in 60 min
	t-PA	▶ 15 mg Bolus ▶ anschließend 50 mg in 30 min ▶ anschließend 35 mg über 30–60 min *oder* ▶ 100 mg über 180 min
Hirninfarkt	t-PA	▶ insgesamt 0,9 mg/kg KG, davon – 10% als Bolus – 90% über 60 min
Periphere arterielle Thrombose	Streptokinase	▶ 250.000 E i.v. über 30 min ▶ anschließend Erhaltungsdosis von 1,5 Mio. E über 6 h ▶ ggf. Wiederholung am nächsten Tag
	Urokinase	▶ 250.000–600.000 E i.v. über 20 min ▶ anschließend Erhaltungsdosis von 80.000–150.000 E/h
	t-PA	▶ **nicht zugelassen** ▶ 20–50 mg i.v. über 30 min ▶ anschließend Erhaltungsdosis von 10 mg/h über 6 h ▶ ggf. Wiederholung am nächsten Tag
Shuntthrombose	Streptokinase	▶ 250.000 E langsam in beide Schenkel des AV-Shunts instillieren
	Urokinase	▶ 5000–25.000 E in beide Schenkel des AV-Shunts instillieren ▶ evtl. alle 30 min wiederholen, maximal 4-mal
	t-PA	▶ **nicht zugelassen** ▶ 10 mg in je einen Schenkel des AV-Shunts instillieren

stimmt wird. Der größte Fortschritt wurde in den letzten Jahren nicht durch die Entwicklung neuer Fibrinolytika wie Reteplase, Saruplase, Lanoteplase und TNK-tPA, sondern durch den Einsatz von GP-IIb-IIIa-Rezeptorenblocker erreicht.

■ Hirninfarkt

Das einzige für diese Indikation zugelassene Fibrinolytikum ist tPA. Der Nutzen dieser Therapie ist von der kritischen Indikationsstellung und dem Zeitfenster abhängig. Indikationen sind Verschlüsse der A. cerebri media und der A. basilaris. Eine Zulassung besteht für die systemische Lyse für ein Zeitfenster von 3 h und für die lokale Lyse für ein Zeitfenster von 6 h.

■ Zentralarterienthrombose und arterielle Thrombosen anderer Lokalisation

Eine Lyse der Zentralarterienthrombose kann lokal mit t-PA in einer Dosierung von 1 mg/ml durchgeführt werden. Sofern diese Maßnahme in einem Zeitfenster von 6 h eingeleitet wird, kann das Ausmaß bleibender Sehschäden reduziert werden.

Ein ähnliches Vorgehen kann bei Thrombosen anderer Lokalisation gewählt werden.

Antithrombotische Therapie der akuten arteriellen Thrombose

Bei Verzicht auf interventionelle Maßnahmen zur Rekanalisation ist eine systemische Antikoagulation mit Heparin in Kombination mit einem Aggregationshemmer die Therapie der Wahl. Ziel ist es, ein appositionelles Thrombuswachstum zu verhindern und die endogene Lyse zu unterstützen.

Hirninfarkt

Der Nutzen einer antiaggregatorischen Therapie in der Akutbehandlung des Hirninfarkts konnte in klinischen Studien belegt werden. Wahrscheinlich kann durch die Gabe eines Aggregationshemmers ein frühes Rezidiv verhindert werden.

Zur Thromboseprophylaxe werden Patienten mit einem Hirninfarkt in der üblichen Dosierung mit 3 × 5000 IE eines unfraktionierten Heparins oder einem niedermolekularen Heparin in der höchsten zur Thromboseprophylaxe zugelassenen Dosierung behandelt. Dieses Vorgehen leitet sich aus einer großen Therapiekontrollstudie (IST) ab.

Patienten der IST-Studie, die Heparin in einer zur Thromboseprophylaxe üblichen Dosierung erhielten, zeigten keine Unterschiede in der Mortalitäts- und Rezidivrate im Vergleich mit therapeutisch antikoagulierten Patienten. In der Gruppe der Patienten mit therapeutischer Antikoagulation war die Rate an sekundären Einblutungen und intrazerebralen Blutungen höher als in der Gruppe der Patienten, die ausschließlich eine Thromboseprophylaxe erhielten.

In die oben zitierte IST-Studie sind auch Patienten mit einem Hirninfarkt kardioembolischer Genese eingeschlossen. Inwieweit auch bei dieser Patientengruppe auf eine therapeutische Antikoa-

gulation verzichtet werden sollte, ist bisher nicht abschließend geklärt. Aus unserer Sicht sollte bei fehlenden Infarzierungszeichen und gesicherter kardialer Emboliequelle eine therapeutische Antikoagulation erfolgen.

Instabile Angina pectoris und Myokardinfarkt

Bei Verzicht auf interventionelle Maßnahmen einschließlich der Fibrinolysetherapie wird bei einem akuten Myokardinfarkt eine therapeutische Antikoagulation mit unfraktioniertem Heparin oder niedermolekularen Heparinen durchgeführt. Gleiches gilt für die instabile Angina pectoris. Zur therapeutischen Antikoagulation mit unfraktioniertem Heparin erhalten die Patienten einen Bolus von 5000 IE, gefolgt von einer kontinuierlichen Heparingabe von 1000 IE/h. Der therapeutische Zielbereich liegt bei einer APTT-Verlängerung zwischen 1,5 und 2,5fach (s. Kapitel „Heparin"). Verschiedenste niedermolekulare Heparine sind wirksam. Die Dosierung ist in Tab. 34.9 zusammengefasst.

Zusätzlich erfolgt eine Therapie mit Thrombozytenfunktionshemmern. Auch in dieser Indikation sind die GP-IIb-IIIa-Rezeptorenblocker plus ASS der alleinigen Gabe von ASS überlegen. Mit Abciximab konnten beim akuten Myokardinfarkt vergleichbare Wiedereröffnungsraten im Infarktgefäß erreicht werden wie z.B. mit Streptokinase.

Rezidivprophylaxe

Die Hemmung der Thrombozytenaggregation ist die wichtigste Maßnahme für die Langzeitprophylaxe nach arteriellen Thrombosen. Eine Ausnahme bildet lediglich der Hirninfarkt kardioembolischer Genese. Hier stellt die orale Antikoagulation die Therapie der Wahl dar.

Allgemeine Rezidivprophylaxe. Die Gabe von ASS (100 mg/d) ist ein in klinischen Studien belegtes, kosteneffizientes Prophylaxeregime. Bestehen Kontraindikationen für die Gabe von ASS, stellt Clopidogrel (75 mg/d) eine Alternative dar. Die ASS-Wirkung kann laboranalytisch durch Bestim-

mung der In-vitro-Blutungszeit (PFA-100) oder durch Bestimmung der epinephrininduzierten Thrombozytenaggregation überprüft werden. Die systematische Überprüfung der ASS-Wirkung hat sich zur Zeit noch nicht durchgesetzt, obwohl bei 5–10% der Patienten mit einem Therapieversagen gerechnet werden muss. In diesen Fällen und bei Rezidivereignissen trotz ASS-Gabe wird eine Umstellung auf Clopidogrel empfohlen. In seltenen Fällen kann auch die Kombination von Clopidogrel mit ASS sinnvoll sein. Entsprechende Studien werden zur Zeit durchgeführt.

Prophylaxe nach Stent-Implantation. Nach Stent-Implantation erfolgt eine 2-phasige Rezidivprophylaxe. Zunächst wird eine Kombinationstherapie mit 2 verschieden wirkenden Thrombozytenfunktionshemmern durchgeführt, gefolgt von einer Einfachtherapie (z.B. ASS 100 mg/d). Eine gängige Kombination ist 100 mg ASS und 75 mg Clopidogrel täglich. Bei konventionellen Stents erfolgt in den ersten 4 Wochen eine Kombinationstherapie. Bei ummantelten oder bestrahlten Stents und bei Stents, die proliferationshemmende Substanzen freisetzen, wird zur Zeit 6–12 Monate lang eine Kombinationstherapie durchgeführt. Die genaue Dauer ist Gegenstand laufender Studien.

Komplikationen. Aufgrund der sehr potenten antiaggregatorischen Behandlung in der Phase der Kombinationstherapie kommt es häufig zu petechialen Blutungen und einer verstärkten Hämatomneigung. Dies stellt keine Indikation zum Absetzen der Aggregationshemmer dar, da sonst die Gefahr eines Reinfarkts besteht.

Interventionelle Eingriffe unter Rezidivprophylaxe

Wird nach Gabe von GP-IIb-IIIa-Rezeptorenblockern ein operativer Eingriff erforderlich, besteht ein erhöhtes Blutungsrisiko. Im Fall von Abciximab kann durch die Gabe von Thrombozyten eine ausreichende Hämostase erreicht werden. Wird ein Eingriff unter Einsatz der Herz-Lungen-Maschine erforderlich, erfolgt die Gabe von 1–2 Thrombozytapheresekonzentraten nach Beendigung der extrakorporalen Zirkulation und etwa 10 min nach Protamingabe. Bei allen anderen Eingriffen ist abhängig von der Blutungsgefährdung eine präoperative Substitution von Thrombozyten erforderlich.

Im Unterschied zu Abciximab ist die Wirkungshalbwertszeit von anderen Gp-IIb-IIIa-Rezeptorenblockern kürzer und liegt im Stundenbereich. Durch eine Verschiebung des operativen Eingriffs um wenige Stunden kann deswegen eine Normalisierung der Hämostase erreicht werden. Ist eine Verschiebung nicht möglich, ist auch in diesen Fällen die Gabe von Thrombozyten das Mittel der Wahl. Gegebenenfalls muss die Substitution unabhängig von der absoluten Thrombozytenzahl mehrfach wiederholt werden.

Die Entscheidung zur Fortführung der Heparintherapie ist abhängig von der Risikoabwägung zwischen der kardialen Gefährdung und der Bedrohung durch eine Blutung. Die Indikation zur Heparingabe kann großzügig gestellt werden, da sie im Notfall durch Protamin aufgehoben werden kann.

8 Arterielle Embolie

Definition und Pathophysiologie

Eine arterielle Embolie ist eine Verlegung der arteriellen Strombahn durch ein eingeschwemmtes Gerinnsel oder durch andere zelluläre oder nicht zelluläre Produkte.

Kardiale Emboliequelle. In der Mehrzahl der Fälle ist das Herz die Emboliequelle. Dabei können Vitien, Vorhofflimmern, Herzwandaneurysmen oder dilatative Veränderungen zu einer Thrombusbildung führen. Kardiale Thromben können in das gesamte arterielle Stromgebiet streuen. Typische Lokalisationsstellen sind das zerebrale Gefäßsystem, die Lungenstrombahn (s. Kapitel „Lungenembolie") und die Extremitätenarterien. Seltener betroffen sind Mesenterialarterien oder andere Arterien des Abdomens.

Atherosklerotische Emboliequelle. Weiterhin kann eine Atherosklerose zur Emboliequelle werden. Ein typisches Beispiel stellen arterioarterielle Embolien dar, die ihren Ursprung in atherosklerotischen Veränderungen der A. carotis haben. Auch venöse Thrombosen können zur arteriellen Emboliequelle werden, wenn ein hämodynamisch relevantes, persistierendes Foramen ovale besteht.

Septische Erkrankungen. Im Rahmen von septischen Erkrankungen können Mikroembolien bzw. thrombosen der Kapillaren auftreten.

Klinik

Die klinische Symptomatik ist abhängig von dem Versorgungsgebiet der betroffenen Arterie sowie vom Vorhandensein von funktionsfähigen Kollateralkreisläufen. In der Regel handelt es sich um eine organspezifische Akutsymptomatik, ausgelöst durch die auftretende Ischämie.

Diagnostik

In der klinischen Symptomatik und der bildgebenden Diagnostik kann zwischen einer arteriellen Thrombose und Embolie nicht unterschieden werden. Die differenzialdiagnostische Abgrenzung sollte dennoch versucht werden, da sie für die Rezidivprophylaxe von Bedeutung sein kann. Für eine arterielle Embolie sprechen:
► jugendliches Alter,
► Fehlen einer arteriellen Verschlusserkrankung,
► Vorhofflimmern, Vitien, Herzwandaneurysma, reduzierte linksventrikuläre Funktion,
► vorgeschaltetes arterielles Aneurysma,
► fehlende Gefäßwandveränderungen am Ort des Verschlusses.

Erhöhte D-Dimerwerte helfen in der differenzialdiagnostischen Abgrenzung zwischen einer arteriellen Thrombose oder Embolie nicht weiter.

Therapie

Ziel der Akuttherapie ist die Wiederherstellung des arteriellen Flusses. Dies kann durch eine offene oder geschlossene Embolektomie oder durch eine thrombolytische Behandlung erreicht werden. Das einzuschlagende Vorgehen ist abhängig von der Lokalisation des Gefäßverschlusses und der Ischämietoleranz des betroffenen Gewebes.

Embolektomie und Antikoagulation. Die offene oder geschlossene Embolektomie wird vorzugsweise in der Behandlung von peripheren Arterienverschlüssen eingesetzt. Parallel zur Embolektomie wird eine antikoagulatorische Behandlung begonnen. Ein unfraktioniertes Heparin wird in einem Bolus von 5.000–10.000 IE verabreicht. Unmittelbar postoperativ wird die Heparingabe bis zum Erreichen einer 1,5–2,5fachen APTT-Verlängerung in Abhängigkeit von der Blutungssymptomatik gesteigert.

Fibrinolyse. Wird die Indikation zur Durchführung einer systemischen fibrinolytischen Behandlung gestellt, wird diese in der Regel mit t-PA oder Urokinase durchgeführt. Die Dosierungsschemata unterscheiden sich nicht von denen der arteriellen Thrombose. Wie bei der arteriellen Thrombose ist immer eine Begleittherapie mit Heparin erforderlich.

Therapeutische Antikoagulation. Kann weder eine Embolektomie noch eine fibrinolytische Therapie durchgeführt werden, erfolgt eine therapeutische Antikoagulation mit einem unfraktionierten Heparin mit einer etwa 1,5–2,5fachen APTT-Verlängerung.

Nachbehandlung und Rezidivprophylaxe

Orale Antikoagulation. Wurde eine Emboliequelle identifiziert, sollte diese möglichst ausgeschaltet werden. Dazu gehören z.B. die chirurgische Sanierung von Aneurysmata, der Verschluss eines persistierenden Foramen ovale oder eine Behandlung mit Antiarrhythmika. Ist eine Sanierung der Emboliequelle nicht möglich, wird eine dauerhafte orale Antikoagulation mit einem INR-Zielwertbereich zwischen 2 und 3 empfohlen.

Eine orale Antikoagulation in gleicher therapeutischer Stärke ist auch dann sinnvoll, wenn eine Emboliequelle vermutet wird, aber nicht gesichert werden konnte. Diese Konstellation tritt bei etwa 30% der Patienten mit einem Extremitätenarterienverschluss auf.

Aggregationshemmung. Aggregationshemmer werden zur Sekundärprophylaxe bei Atherosklerose und gesicherter arterioarterieller Embolie eingesetzt. Das Mittel der ersten Wahl ist ASS in einer Dosierung von 100 mg/d. Die ASS-Wirkung kann durch Bestimmung der epinephrininduzierten Thrombozytenaggregation oder der In-vitro-Blutungszeit mit der Epinephrin-Kollagen-Zelle überprüft werden. Bei ausbleibender ASS-Wirkung sollte die Umstellung auf Clopidogrel erfolgen.

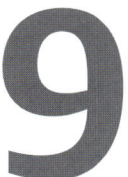

9 Venöse Thrombose

Thrombophile Risikofaktoren und die Behandlung des thrombophilen Patienten einschließlich der Sekundärprophylaxe sind Gegenstand von Kapitel 13.

Definition und Pathophysiologie

Die venöse Thrombose ist ein intravasales Gerinnsel, welches das Gefäßlumen partiell oder vollständig verlegt. Der häufigste Manifestationsort ist das tiefe Beinvenensystem, prinzipiell kann eine venöse Thrombose aber alle Venen betreffen.

Die Entstehung einer venösen Thrombose ist ein multifaktorielles Ereignis. Die Faktoren Hyperkoagulabilität, Stase und Gefäßwandschädigung, die als Virchow-Trias bezeichnet werden, stellen eine allgemein gültige Zusammenfassung der Pathogenese der venösen Thrombose dar, auch wenn inzwischen eine Reihe von thrombophilen Risikofaktoren auf molekularer Ebene charakterisiert werden konnten.

Hyperkoagulabilität. Die Hyperkoagulabilität (erhöhte Gerinnungsbereitschaft) ist durch eine verstärkte Thrombinbildung oder inadäquate Thrombininaktivierung charakterisiert. Sie kann als Folge einer angeborenen oder erworbenen Störung des Gerinnungssystems auftreten. Beispiele sind angeborene Störungen des Protein-C-Systems oder des Heparin-Antithrombin-Systems sowie die Hyperkoagulabilität als Folge einer malignen Erkrankung.

Stase. Die Stase als Ausdruck einer gestörten Rheologie gilt als ein weiterer Pathogenitätsfaktor. Bei stark herabgesetzter Strömungsgeschwindigkeit oder bei intravasaler Wirbelbildung kann es zu einer kritischen Anreicherung von aktivierten Gerinnungsfaktoren kommen. Gleichzeitig wird die Austauschfläche zwischen Blut und Endothelzellen drastisch reduziert. Daher ist der Kondensationspunkt einer venösen Thrombose oft die verwirbelungsreiche Zone hinter einer Venenklappe. Auch in der Ausbildung von intrakardialen Thromben spielen rheologische Veränderungen eine entscheidende Rolle.

Gefäßwandschädigung. Der Beitrag der Gefäßwandschädigung zur venösen Thrombogenese ist bisher am wenigsten verstanden. Eine Vielzahl von in vitro erhobenen Daten belegen, dass eine Schädigung oder Funktionseinschränkung der Endothelzelle mit einer verminderten antikoagulatorischen Aktivität verbunden ist. Da zur Zeit aber keine Methoden verfügbar sind, die eine Endothelzellschädigung in vivo nachweisen können, ist eine abschließende Beurteilung des Pathogenitätsfaktors „Gefäßwandschädigung" nicht möglich.

Klinik

Die Symptomatik einer venösen Thrombose wird durch die Lokalisation des betroffenen Gefäßes und das Ausmaß der Thrombose bestimmt. Zu den klassischen Symptomen einer venösen Thrombose zählen Schmerz, Überwärmung, Schwellung, Rötung und die eingeschränkte Funktion des betroffenen Körperteils. Das Auftreten dieser Symptome unterliegt einer großen Variabilität. Daher kann zur Stellung der Verdachtsdiagnose das Auftreten auch eines einzelnen der in Tab. 9.1 aufgeführten Symptome ausreichend sein. In vielen Fällen, vor allem bei Bettruhe, ist eine venöse Thrombose völlig asymptomatisch.

Tabelle 9.**1** Klinik der venösen Thrombose

Thrombose	Leitsymptom	Begleitsymptom
Beinvenenthrombose	Schmerz, Schwellung	Rötung, Überwärmung
Bein-Beckenvenenthrombose	Schmerz	Schwellung
Mesenterialvenenthrombose	Akutes Abdomen	
Armvenenthrombose	Schmerz, Schwellung	Bewegungseinschränkung
Sinusvenenthrombose	Kopfschmerz, Nackensteifigkeit	Epileptische Anfälle
Augenvenenthrombose	Gesichtsfeldeinschränkungen bis zur Blindheit	

Diagnostik

Im klinischen Alltag hat sich zur Diagnosestellung der venösen Thrombose eine Kombination aus den bildgebenden Verfahren Kompressionssonographie und/oder Phlebographie mit der D-Dimerbestimmung durchgesetzt.

Wertigkeit der D-Dimerbestimmung. Verschiedene Studien konnten zeigen, dass ein im Normbereich liegender D-Dimerwert eine venöse Thrombose mit hoher Wahrscheinlichkeit ausschließt. Zur Bestimmung der D-Dimerkonzentration stehen inzwischen einfach handhabbare und schnell durchführbare Testverfahren zur Verfügung. In der Bewertung der Testergebnisse muss berücksichtigt werden, dass die Normwertbereiche abhängig vom Testsystem variieren.

Bewertung der D-Dimerwerte. Ein diagnostischer Algorithmus, der auf der Bestimmung der D-Dimerwerte als Screeningverfahren beruht, ist in Abb. 9.**1** dargestellt.

► Liegt der D-Dimerwert im *Normbereich,* ist eine akute Thrombose unwahrscheinlich. Eine weiterführende bildgebende Diagnostik ist nur bei dringendem Verdacht auf das Vorliegen einer venösen Thrombose notwendig.

► Liegt die D-Dimerkonzentration *oberhalb des Normbereichs,* wird zur Diagnosesicherung die Durchführung einer Sonographie empfohlen. Inwieweit noch zusätzlich eine Phlebographie durchgeführt werden sollte, hängt vom lokalen Untersuchungsbefund ab.

► Liegt die D-Dimerkonzentration *im Graubereich,* ist aufgrund möglicher Messungenauigkeiten eine eindeutige Testinterpretation nicht

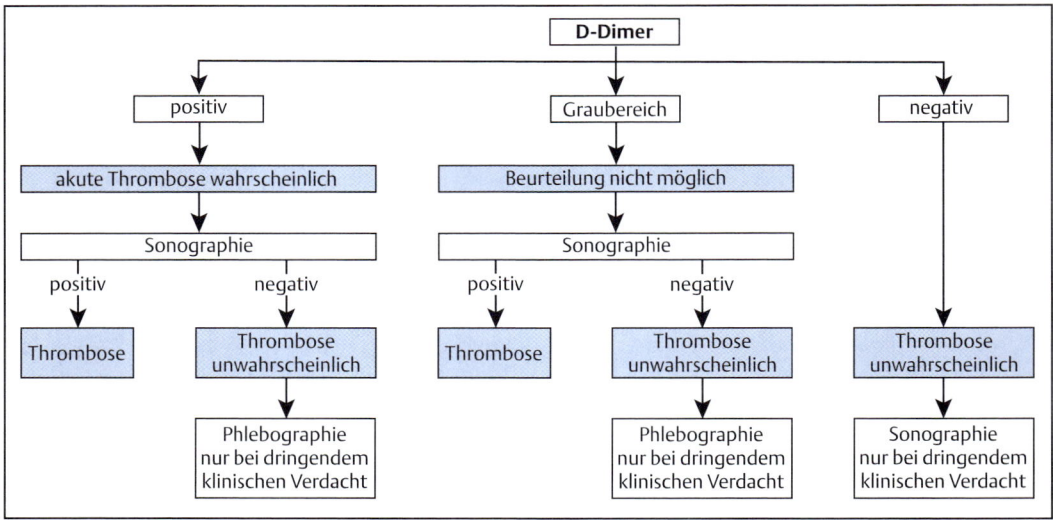

Abb. 9.**1** Diagnostischer Ablauf bei Verdacht auf venöse Thrombose.

möglich. Hier muss eine weiterführende bildgebende Diagnostik angeschlossen werden. Sofern vom Hersteller keine genauen Angaben zum Graubereich gemacht werden, kann als Hilfsregel ein Bereich von ± 20% vom oberen Grenzwert angenommen werden.

Thromboseunabhängige Abweichungen des D-Dimerwerts. In der Bewertung der D-Dimerbestimmung muss außerdem berücksichtigt werden, dass mit zunehmendem Alter der Thrombose die D-Dimerkonzentrationen absinken. Unabhängig von einer venösen Thrombose können erhöhte D-Dimerwerte nach operativen Eingriffen, in der Schwangerschaft, bei septischen Erkrankungen und bei schweren vaskulären Erkrankungen auftreten. Als Screeningtest in der Thrombosediagnostik ist der D-Dimertest bei diesen Patienten

ungeeignet. Deswegen müssen bereits in der initialen Diagnostik bildgebende Verfahren eingesetzt werden. Ein Anstieg der D-Dimerkonzentration im Verlauf kann aber bei diesen Patienten einen Hinweis auf eine neue Thrombose geben.

Grenzen der D-Dimerbestimmung. Ungeeignet als Screeningverfahren ist der D-Dimertest bei Patienten mit einer Augenvenenthrombose oder einer Thrombose kleiner Venen. In diesen Fällen ist die Thrombusgröße meist nicht ausreichend, um einen signifikanten Anstieg der D-Dimerwerte zu erreichen. Im Fall der schwierig zu diagnostizierenden Mesenterialvenenthrombose bietet die D-Dimerbestimmung dagegen ein wichtiges diagnostisches Hilfsmittel.

Therapie

Im Idealfall sollte durch die Therapie der venösen Thrombose eine vollständige Thrombusrückbildung erreicht und die Ausbildung einer Lungenembolie und/oder eines postthrombotischen Syndroms verhindert werden. Diese therapeutischen Ziele, die in ihrer Gesamtheit einer Restitutio ad integrum entsprechen, können mit den heute zur Verfügung stehenden

Therapieverfahren nur in Ausnahmefällen erreicht werden.

Zur Therapie der venösen Thrombose stehen neben lokalen physikalischen Maßnahmen die systemische Antikoagulation, eine fibrinolytische Behandlung und interventionelle Verfahren wie die Thrombektomie und die Implantation eines Cava-Schirms zur Verfügung. Die Wahl der einzelnen Therapieverfahren ist von der Thromboselokalisation, dem Alter der Thrombose, dem Alter des Patienten sowie zusätzlichen Morbiditätsfaktoren abhängig.

Therapeutische Antikoagulation

Indikationen. Die therapeutische Antikoagulation mit einem unfraktionierten oder niedermolekularen Heparin ist Therapie der ersten Wahl bei Patienten mit venöser Thrombose. Ausnahmen bilden nur Patienten mit einer akuten oder anamnestisch bekannten heparininduzierten Thrombozytopenie oder Patienten mit lebensbedrohlicher Blutungsgefahr.

Unfraktioniertes vs. niedermolekulares Heparin. Nach derzeitiger Studienlage sind unfraktionierte und niedermolekulare Heparine in ihrer therapeutischen Wirkung gleichwertig. Wahrscheinlich sind niedermolekulare Heparine den unfraktionierten sogar überlegen. Ein Vorteil der niedermolekularen Heparine besteht darin, dass sie aufgrund ihrer langen Halbwertszeit und der hohen Bioverfügbarkeit nur 1- bis 2-mal täglich subkutan appliziert werden müssen, während das unfraktionierte Heparin kontinuierlich i.v. verabreicht werden muss.

Dosierung und Dauer. Dosierungsschemata für beide Heparinarten für eine therapeutische Antikoagulation sind im Kapitel „Medikamente" aufgeführt. Die therapeutische Antikoagulation wird in der Regel für einen Zeitraum von 7–14 Tagen bis zur Wirksamkeit der oralen Antikoagulation durchgeführt. Begleitend zur therapeutischen Antikoagulation erfolgt eine Kompressionsbehandlung.

Thrombolysetherapie

Therapieziel. Durch die Gabe eines Fibrinolytikums wie t-PA oder Urokinase soll eine Auflösung der Thrombose erreicht und damit die Ausbildung eines postthrombotischen Syndroms verhindert werden. Im klinischen Alltag hat die Fibrinolysetherapie jedoch nicht die erhofften Erfolge erbracht. Dies liegt zu einem wesentlichen Teil daran, dass zum Zeitpunkt der Diagnosestellung die Thrombose bereits so alt ist, dass in Teilen ein bindegewebiger Umbau des Thrombus stattgefunden hat.

Indikationen. Als Indikationen für eine Fibrinolysetherapie gelten daher heute nur noch Thrombosen der V. cava und der V. iliaca communis. Eine genaue Angabe zum Zeitfenster ist nicht möglich.

Erfolge sind jedoch auch bei einige Tage alten Thrombosen berichtet worden. Kontrovers diskutiert wird die Thrombolysetherapie beim Paget-von-Schroetter-Syndrom (Armvenenthrombose).

Bei der Indikationsstellung zur Thrombolysetherapie muss grundsätzlich das Risiko einer intrazerebralen Blutung berücksichtigt werden. Die verschiedenen geeigneten Fibrinolytika und deren Dosierung sind im Kapitel „Medikamente" zusammengefasst.

Chirurgische Therapie (Thrombektomie)

Therapieziel. Die Entfernung des Thrombus durch Thrombektomie wird mit dem Ziel durchgeführt, eine schnelle Rekanalisierung des betroffenen Gefäßgebiets zu erreichen und die Gefahr einer Lungenembolie zu beseitigen. Im tiefen Beinvenensystem soll durch die Thrombektomie die Ausbildung eines postthrombotischen Syndroms verhindert werden.

Indikationen. Verglichen mit dem konservativen Vorgehen können mit der Thrombektomie nur in seltenen Fällen bessere Therapieergebnisse erzielt werden. Die Thrombektomie ist deswegen kein generell empfohlenes Vorgehen in der Behandlung der venösen Thrombose, sondern auf gezielte Ausnahmefälle beschränkt. Mögliche Indikationen sind:

► große Thrombosen mit einer hohen Lungenemboliegefahr,
► Phlegmasia coerulea dolens bei gleichzeitig notwendiger Thrombektomie in der arteriellen Strombahn,
► frische Thrombose (Richtwert < 3 Tage).

Implantation eines Cava-Schirms

Therapieziel. Die Implantation eines Cava-Schirms hat das Ziel, durch Setzen einer mechanischen Barriere die Passage von Emboli aus den Beinvenen in die Lungenstrombahn zu verhindern. Die Indikationsstellung zur Implantation eines Cava-Schirms muss äußerst streng erfolgen, da Cava-Schirme selbst mit einer erheblichen Nebenwirkungsrate verbunden sind. Hierzu gehören der thrombotische Verschluss des Cava-Schirms und die Dislokation. In einzelnen Fallberichten wurden Cava-Schirme bereits in der Lungenstrombahn gefunden. Eine diskutierbare Alternative stellen passagere Cava-Schirme dar, die nur für einen kurzen Zeitraum während einer Hochrisikosituation implantiert werden.

Nachbehandlung. Nach Implantation eines Cava-Schirms sollte für einen Zeitraum von 3–6 Monaten eine orale Antikoagulation erfolgen. Inwieweit darüber hinaus eine Indikation zur kontinuierlichen Antikoagulation zu stellen ist, wird kontrovers diskutiert. In der Praxis stellt sich diese Frage meist nicht, da bei der Mehrzahl der betroffenen Patienten bereits durch die zugrunde liegende thrombophile Gerinnungsstörung eine Indikation zur dauerhaften oralen Antikoagulation besteht. Eine Ausnahme bilden Patienten, bei denen eine absolute Kontraindikation zur Therapie mit oralen Antikoagulanzien besteht, wie z.B. bei Epileptikern, die auch unter Therapie nicht anfallsfrei sind, und die daher alternativ mit einem Cava-Schirm versorgt werden.

Lokalisationsspezifische Therapie

Distale Beinvenenthrombose

Distale oder isolierte Unterschenkelvenenthrombosen betreffen ausschließlich das Venensystem unterhalb des Kniegelenks. Die distale Beinvenenthrombose ist die häufigste venöse Thrombose. Das Gefährdungspotenzial für den Patienten ist niedrig, da eine distale Beinvenenthrombose nur selten zu einer klinisch manifesten Lungenembolie führt.

Therapieregime. Die Behandlung der distalen Beinvenenthrombose erfolgt ambulant durch die Anlage eines Kompressionsverbands in Kombination mit einer antikoagulatorischen Therapie mit einem niedermolekularen Heparin. Bettruhe ist nicht erforderlich.

Für die verschiedenen niedermolekularen Heparine sind präparatespezifische Dosierungen im Kapitel „Medikamente", Tab. **34.7**, s. S. 231 zusammengefasst. Für diese Indikation werden von verschiedenen Herstellern Einmalspritzen mit unterschiedlichen Dosierungen oder Multidose-Vials angeboten. Wird ein Präparat gewählt, das körpergewichtsbezogen dosiert wird und ist die berechnete Dosis nicht als Einmalspritze verfügbar, sollte die etwas höhere Dosierung gewählt werden. Durch die große therapeutische Breite der niedermolekularen Heparine ist bei einer leichten Überdosierung nicht mit Blutungen zu rechnen. Bei Niereninsuffizienz (Creatinin > 2 mg/dl) ist routinemäßig eine Bestimmung der anti-FXa-Einheiten erforderlich, alternativ erfolgt die Behandlung mit einem unfraktionierten Heparin 2-mal täglich s.c. unter APTT-Kontrolle.

Therapiekontrolle. Zur Therapiekontrolle wird eine Kompressionssonographie nach 2 Tagen durchgeführt. Im Fall eines aszendierenden Thrombuswachstums ist eine Kontrolle des Heparinspiegels durch Bestimmung der anti-FXa-Einheiten erforderlich. Liegt der Heparinspiegel 3–4 h nach Applikation unterhalb des angestrebten therapeutischen Bereichs von 0,5–0,7 anti-FXa-Einheiten, ist eine Anpassung der Dosis erforderlich. Kann trotz adäquater Antikoagulation das Thrombuswachstum nicht verhindert werden, handelt es sich um einen Hochrisikopatienten, der unter stationären Bedingungen weiterbehandelt werden sollte. Eine Umstellung der Antikoagulation auf ein Hirudinpräparat und eine Thrombophilie-Diagnostik werden empfohlen.

Sekundärprophylaxe. Zeigt die nach 2 Behandlungstagen durchgeführte Kontrolluntersuchung kein weiteres Thrombuswachstum, kann überlappend zur Akuttherapie eine Sekundärprophylaxe mit oralen Antikoagulanzien eingeleitet werden (S. 164).

Proximale Beinvenenthrombose

Therapieregime. Tiefe Beinvenenthrombosen, die das Leistenband nicht überschreiten, können ambulant durch Anlage eines Kompressionsverbandes kombiniert mit der Gabe eines niedermolekularen Heparins in therapeutischer Dosierung behandelt werden (Tab. 34.7). Bettruhe ist nicht erforderlich.

Eine stationäre Aufnahme wird für Patienten empfohlen, bei denen aufgrund von zusätzlichen Morbiditätsfaktoren ein besonders hohes Lungenembolierisiko besteht. Die antikoagulatorische Therapie im stationären Bereich kann mit einem unfraktionierten oder besser mit einem niedermolekularen Heparin durchgeführt werden.

Therapiekontrolle. Bei Einsatz eines unfraktionierten Heparins erfolgt die Dosierung APTT-adjustiert. Der angestrebte Zielwertbereich liegt zwischen einer 1,5- und 2,5fachen Verlängerung des mittleren Referenzwerts für das jeweils eingesetzte APTT-Reagenz (s. Kapitel „Unfraktioniertes Heparin", S. 156). Die Therapiedauer richtet sich nach den Befunden der bildgebenden Diagnostik. Meist kann 7–14 Tage, nachdem ein weiteres Thrombuswachstum ausgeschlossen werden konnte, die Akuttherapie beendet werden, nachdem zuvor überlappend mit einer Sekundärprophylaxe begonnen wurde.

Thrombektomie und Fibrinolyse. Die Thrombektomie oder Fibrinolysetherapie stellt nur für einige wenige ausgewählte Patienten eine Therapiealternative dar.

Bein-Beckenvenenthrombose, Thrombose der V. cava

Therapieregime. Patienten mit einer Bein-Beckenvenenthrombose oder einer Thrombose der V. cava werden aufgrund des hohen Lungenembolierisikos und der notwendigen kontinuierlichen Überwachung stationär behandelt. Geht die Thrombose von einer Beinvene aus, wird das betroffene Bein mit einem Kompressionsverband versorgt und es erfolgt eine therapeutische Antikoagulation. Ein unfraktioniertes Heparin wird als Antikoagulans bevorzugt, da kurzfristig interventionelle Maßnahmen notwendig sein können und

in diesen Fällen ein unfraktioniertes Heparin leichter steuerbar und antagonisierbar ist. Ist eine Stabilisierung des Krankheitsbilds eingetreten, kann zur Antikoagulation ein niedermolekulares Heparin eingesetzt werden. Im Anschluss an die Akutbehandlung erfolgt eine Sekundärprophylaxe in Form einer oralen Antikoagulation (S. 164).

Thrombektomie und Fibrinolyse. Bei ausgeprägten Befunden und einer frischen Thrombose stellt die Fibrinolysetherapie oder die Thrombektomie eine Therapiealternative dar, mit der innerhalb kurzer Zeit eine Rekanalisierung erreicht werden kann. Als Richtwert für eine frische Thrombose kann ein Alter von unter 3 Tagen angesehen werden. Die Entscheidung, welches interventionelle Verfahren eingesetzt wird, ist abhängig von der patientenspezifischen Situation und den vor Ort vorhandenen Möglichkeiten.

Sinusvenenthrombose

Die Therapie der Wahl ist die therapeutische Antikoagulation mit einem unfraktionierten Heparin für einen Zeitraum von 2–4 Wochen. Aus hämostaseologischer Sicht wäre auch ein niedermolekulares Heparin in therapeutischer Dosierung geeignet. Allerdings liegen bislang wenige Studien mit dieser Indikation vor. Nach Beendigung der Akuttherapie erfolgt eine Rezidivprophylaxe mit einem oralen Antikoagulans.

Mesenterialvenenthrombose

Die Mesenterialvenenthrombose ist eine potenziell lebensbedrohliche Erkrankung, da durch die auftretende venöse Stase die Durchblutung von meist größeren Darmabschnitten blockiert wird und es zu ausgedehnten Nekrosen kommt. Klinisch manifestiert sich die Mesenterialvenenthrombose als akutes Abdomen. Nach chirurgischer Exploration wird der betroffene Darmabschnitt reseziert. Zur Vermeidung von Rethrombosen wird unmittelbar postoperativ mit einer systemischen Antikoagulation mit unfraktioniertem Heparin in einer Dosierung von 500 IE/h begonnen. In Abhängigkeit von der postoperativen Blutungsneigung sollte die Heparindosis bis zum Erreichen einer 1,5–2,5fachen Verlängerung der

APTT gesteigert werden. Die sich anschließende Rezidivprophylaxe mit einem oralen Antikoagulans wird in der Regel auf Dauer durchgeführt, da ein Rezidivereignis zu einer vitalen Bedrohung führen kann.

Nierenvenenthrombose

Die im Kindesalter auftretende Nierenvenenthrombose unterscheidet sich im klinischen Verlauf und im therapeutischen Vorgehen von der Nierenvenenthrombose im Erwachsenenalter.

Kinder. Die Nierenvenenthrombose tritt im Kindesalter meist in den ersten beiden Lebensmonaten mit einem Häufigkeitsgipfel in den ersten beiden Lebenswochen auf. Oft sind beide Nieren betroffen. Es besteht ein schweres Krankheitsbild bis hin zu einer akuten Schocksymptomatik. Hinweisende Symptome sind eine Hämaturie und Oligurie. Die Nieren sind vergrößert, im Ausscheidungsurogramm findet sich eine verminderte und verspätete Kontrastmitteldarstellung. Gesichert wird die Diagnose durch eine Phlebographie der V. cava inferior und der Nierenvenen. Insbesondere bei bilateraler Manifestation ist die Thrombektomie die Methode der Wahl. Bei unilateraler Manifestation kann alternativ eine fibrinolytische Therapie erwogen werden. Nach Überstehen der Akutsymptomatik wird eine Thromboseprophylaxe mit einem niedermolekularen Heparin in der höchsten zur Thromboseprophylaxe zugelassenen Dosierung für 3–6 Monate durchgeführt.

Erwachsene. Im Erwachsenenalter tritt die Nierenvenenthrombose meist unilateral auf. Häufig handelt es sich um einen chronischen Krankheitsverlauf, der durch starke Flankenschmerzen, Hypertonie, Hämaturie, Proteinurie und Fieber charakterisiert ist. Die betroffene Niere ist vergrößert und das Ausscheidungsurogramm zeigt eine verzögerte und verminderte Kontrastmittelausscheidung. Die Diagnose wird durch eine Phlebographie der V. cava inferior und der Nierenvenen gesichert. Die Therapie der Wahl ist die systemische Antikoagulation mit unfraktioniertem Heparin mit einer 1,5–2,5fachen Verlängerung der APTT. Durch eine Thrombektomie können die intrarenalen Gefäßbereiche nicht erreicht werden, sodass die Ergebnisse eher schlecht sind. Über den

Stellenwert einer Fibrinolysetherapie liegen zur Zeit keine gesicherten Daten vor. Bei Auftreten einer Nierenvenenthrombose sollte eine Thrombophilie-Diagnostik durchgeführt werden. In Abhängigkeit von deren Ergebnis wird die sich anschließende Rezidivprophylaxe für einen Zeitraum von 2 Jahren oder länger mit einem INR-Zielwert zwischen 2 und 3 durchgeführt.

Katheter- und Shunt-Thrombosen

Katheterassoziierte Thrombose. Durch die Versorgung mit einem zentralvenösen Katheter besteht ein erhöhtes Thromboserisiko, das mit zunehmender Liegedauer des Katheters zunimmt. Die Begrenzung der Liegezeit und das regelmäßige Wechseln der Katheter stellen deswegen eine wirkungsvolle Thromboseprophylaxe dar. Bei diesen Patienten besteht die Indikation zur Durchführung einer Thromboseprophylaxe mit einem LMW-Heparin in der Hochrisikodosierung. Häufig wird unfraktioniertes Heparin kontinuierlich über den zentralvenösen Katheter (50–100 IE/h) verabreicht.

Bei Auftreten einer katheterassoziierten Thrombose sollte der Katheter schnellstmöglich entfernt und eine therapeutische Antikoagulation eingeleitet werden. Alternativ kann bei ausgedehntem Befund auch eine lokale Fibrinolysetherapie über den liegenden Katheter (1–2 mg t-PA/h) durchgeführt werden.

Shunt-Thrombose. Shunt-Thrombosen sind in erster Linie durch unzureichende Fließgeschwindigkeiten bedingt. Zur Wiedereröffnung eines thrombotisch verschlossenen Shunts kann eine lokale Fibrinolysetherapie durch Instillation von 5–10 mg t-PA in den verschlossenen Shunt und eine anschließende kontinuierliche Gabe von 1 mg t-PA/h versucht werden. In den meisten Fällen kann aber eine Neuanlage des Shunts nicht vermieden werden.

Bei Anlage des neuen Shunts nach rezidivierenden Shunt-Thrombosen sollte intraoperativ mit der Gabe eines unfraktionierten Heparins (400 IE/h beim 70 kg schweren Erwachsenen) begonnen werden. Zielwertbereich für die intraoperative und frühe postoperative Heparingabe ist eine etwa 1,5fache Verlängerung der APTT. Am ersten postoperativen Tag sollte die Heparingabe bis zum Erreichen eines therapeutischen Bereichs (1,5–2,5fache APTT-Verlängerung) gesteigert werden. Anschließend sollte eine orale Antikoagulation mit einem Ziel-INR zwischen 2 und 3 für 3–6 Monate durchgeführt werden. Die Fortführung dieser Thromboseprophylaxe über diesen Zeitraum hinaus ist abhängig von den Ergebnissen der Thrombophilie-Diagnostik. Eine mögliche Alternative zur längerfristigen oralen Antikoagulation ist die Gabe eines Thrombozytenfunktionshemmers (z.B. ASS 100 mg/d).

Prophylaxe

Allgemeine Prophylaxe

Ziele. Die allgemeine Thromboseprophylaxe wird mit dem Ziel durchgeführt, die Häufigkeit von thromboembolischen Komplikationen in bestimmten Risikosituationen zu senken. Es stehen physikalische und medikamentöse Maßnahmen zur Verfügung.

Physikalische Maßnahmen. Zu den physikalischen Maßnahmen, die sich im klinischen Alltag durchgesetzt haben, zählen die Anlage von Kompressionsverbänden („Thrombosestrümpfe"), Frühmobilisation und Atemübungen. Aufgrund des apparativen und personellen Aufwands werden die intermittierende pneumatische Kompression, die elektrische Wadenstimulation und die aktive oder passive Sprunggelenksbewegung nur vereinzelt eingesetzt.

Medikamentöse Prophylaxe. Eine medikamentöse Thromboseprophylaxe kann mit allen antikoagulatorisch wirksamen Medikamenten durchgeführt werden. Im Hinblick auf Wirksamkeit, Nebenwirkungsprofil, Praktikabilität und Kosten existieren erhebliche Unterschiede. Eingesetzt werden fraktioniertes und unfraktioniertes Heparin, Heparinoide, Thrombininhibitoren wie Hirudin und Agatroban sowie orale Antikoagulanzien wie z.B. Cumarinderivate. Zukünftig wird das Spektrum durch das Pentasaccharid Fondaparinux, das seit kurzem für diese Indikation zugelassen ist, und durch oral verfügbare Thrombininhibitoren erweitert werden. Nicht ausreichend wirksam zur medikamentösen Thromboseprophylaxe sind alle Aggregationshemmer.

Risikoeinschätzung

Entsprechend der Häufigkeit von venösen Thrombosen und Lungenembolien in Patientenkollektiven, die keine medikamentöse Thromboseprophylaxe erhielten, wird eine Unterteilung in 4 Risikogruppen vorgenommen. Hierbei handelt es sich um Zahlenmaterial, das zu einem Zeitpunkt erhoben wurde, als generell keine medikamentöse Thromboseprophylaxe durchgeführt wurde. Neuere Zahlen stehen nicht zur Verfügung, da es heute ethisch nicht vertretbar ist, einem Patienten in bestimmten Risikosituationen eine medikamentöse Thromboseprophylaxe vorzuenthalten. Dementsprechend ist das mit neuen Operationstechniken und Behandlungsverfahren verbundene Thromboserisiko ohne Prophylaxe nicht bekannt.

In Tab. 9.**2** wird anhand der Häufigkeit des Auftretens von Thrombosen und Lungenembolien eine Unterteilung in die Risikostufen „niedrig", „mittel", „hoch" und „höchst" vorgenommen. Diesen Risikostufen werden klinische Konstellationen zugeordnet.

Für jedes Patientenkollektiv sind verschiedenste Therapiekontrollstudien durchgeführt worden. Die Vielzahl von Einzelinformationen aus diesen Studien wurden von den einzelnen Fachgesellschaften in der Formulierung eigener Leitlinien zur Thromboseprophylaxe berücksichtigt.

Im Folgenden werden verschiedene klinische Situationen entsprechend dem Thromboserisiko unterteilt. Grundlagen waren die zur Verfügung stehenden Leitlinien und klinischen Studien. In Einzelpunkten können sich Abweichungen zu den Empfehlungen der einzelnen Fachgesellschaften ergeben.

Tabelle 9.**2** Thromboemboliehäufigkeit ohne medikamentöse Prophylaxe

Risikostufe	Unterschenkel-thrombose	proximale Thrombose	Lungen-embolie	tödliche Lungen-embolie	Patientenkollektiv
niedrig	2%	0,4%	0,2%	0,002%	► Unkomplizierte kleine Chirurgie bei Patienten unter 40 Jahren ohne klinische Risikofaktoren
mittel	10–20%	2–4%	1–2%	0,1–0,4%	► Große und kleine chirurgische Eingriffe bei Patienten zwischen 40 und 60 Jahren ohne zusätzliche Risikofaktoren ► Große Chirurgie bei Patienten unter 40 Jahren ohne zusätzliche Risikofaktoren ► Kleine Chirurgie bei Patienten mit Risikofaktoren ► internistische Patienten ohne Risiko-faktoren
hoch	20–40%	4–8%	2–4%	0,4–1,0%	► Große Chirurgie bei Patienten über 60 Jahren ohne zusätzliche Risikofaktoren ► Große Chirurgie bei Patienten zwischen 40 und 60 Jahren mit einem zusätzlichen Risikofaktor ► Patienten mit Myokardinfarkt ► Internistische Patienten mit Risiko-faktoren
höchst	40–80%	10–20%	4–10%	1–5%	► Große Chirurgie bei Patienten über 40 Jahren und nach früherer Thromboembolie oder maligner Er-krankung oder Hyperkoagulabilität ► Elektive größere orthopädische Chirurgie an der unteren Extremität ► Hüftfraktur oder Polytrauma ► Rückenmarkverletzung oder Hemiplegie oder Tetraparese oder Koma

▪ Niedriges Thromboserisiko

► mobiler Patient unter 40 Jahren, bisher keine Thrombose, ohne interventionellen Eingriff, ohne Risikofaktoren,
► für weniger als 3 Tage immobilisierter Patient unter 40 Jahren ohne Risikofaktor,
► allgemeinchirurgische Eingriffe < 30 min bei Patienten unter 40 Jahren ohne Risiko-faktoren.

▪ Mittleres Thromboserisiko

► mobiler Patient über 40 Jahren ohne interven-tionellen Eingriff, ohne Risikofaktoren,
► länger als 3 Tage immobilisierter Patient unter 40 Jahren ohne Risikofaktor,
► immobilisierter Patient über 40 Jahren ohne Risikofaktor,
► immobilisierter Patient unter 40 Jahren mit Risikofaktor,
► allgemeinchirurgische Eingriffe < 30 min bei Patienten über 40 Jahren ohne Risikofaktoren,

- allgemeinchirurgische Eingriffe > 30 min bei Patienten unter 60 Jahren ohne zusätzliche Risikofaktoren,
- Allgemeinchirurgie < 30 min bei Patienten mit Risikofaktoren,
- orthopädische und unfallchirurgische Eingriffe mit Ausnahme von Knie- und Hüftgelenksoperationen,
- immobilisierende Verbände.

◼ Hohes Thromboserisiko

- mobiler Patient über 40 Jahren mit interventionellem Eingriff oder mit Risikofaktoren,
- länger als 3 Tage immobilisierter Patient unter 40 Jahren mit Risikofaktor,
- immobilisierter Patient über 40 Jahren mit Risikofaktor,
- allgemeinchirurgische Eingriffe < 30 min bei Patienten über 40 Jahren mit Risikofaktoren,
- allgemeinchirurgische Eingriffe > 30 min bei Patienten unter 60 Jahren mit zusätzlichen Risikofaktoren,
- allgemeinchirurgische Eingriffe > 30 min bei Patienten über 60 Jahren ohne zusätzliche Risikofaktoren,
- orthopädische und unfallchirurgische Eingriffe an Knie- und Hüftgelenk,
- immobilisierende Verbände (Gips) bei Patienten mit Risikofaktor,
- Patienten mit einem Myokardinfarkt,
- Internistische Patienten mit Risikofaktoren.

◼ Höchstes Thromboserisiko

- allgemeinchirurgische Eingriffe > 30 min bei Patienten über 60 Jahren mit zusätzlichen Risikofaktoren,
- orthopädische und unfallchirurgische Eingriffe an Knie- und Hüftgelenk mit zusätzlichen Risikofaktoren,
- Thrombose unter durchgeführter Heparinprophylaxe.

Risikofaktoren. Als weitere Risikofaktoren werden eingestuft (s. Kapitel „Thrombophile/Risikofaktoren"):

- Polytrauma,
- Hemiplegie, Paresen,
- Malignome mit nachgewiesener Hyperkoagulabilität,
- massives Übergewicht (BMI > 35),
- Thromboseanamnese oder Thrombophilie.

Empfehlungen zur Thromboseprophylaxe

Aus der Unterteilung in die oben genannten Risikoprofile ergeben sich folgende Empfehlungen, die sich im Einzelnen von denen einzelner Fachgesellschaften unterscheiden können.

◼ Niedriges Thromboserisiko

Das Thromboserisiko dieser Gruppe ist so niedrig, dass die mit einer medikamentösen Thromboseprophylaxe möglicherweise verbundenen Nebenwirkungen den möglichen Benefit aufwiegen. Physikalische Maßnahmen wie das Tragen von „Thrombosestrümpfen" können im Einzelfall sinnvoll sein.

◼ Mittleres Thromboserisiko

Ab dieser Risikostufe ist eine medikamentöse Thromboseprophylaxe obligat. Geeignete Medikamente sind unfraktioniertes Heparin (UFH) oder niedermolekulares Heparin (LMWH). Beide Präparate werden subkutan verabreicht, unfraktioniertes Heparin in einer Dosierung von 2×5000 IE, niedermolekulares Heparin in der zur Thromboseprophylaxe mit niedrigem und mittlerem Risiko zugelassenen Dosierung. Aufgrund des niedrigeren Risikos, eine heparininduzierte Thrombozytopenie auszulösen, werden niedermolekulare Heparine bevorzugt. Da aber häufig nicht diagnostizierte Risikofaktoren vorliegen – wie z.B. eine APC-Resistenz – ist grundsätzlich die Gabe einer Hochrisikodosierung vorstellbar. Dies gilt insbesondere für die niedermolekularen Heparine aufgrund ihrer großen therapeutischen Breite. „Thrombosestrümpfe" werden grundsätzlich empfohlen.

Hohes Thromboserisiko

Geeignet sind unfraktioniertes Heparin (3 × 5000 IE oder 2–3 × 7500 IE) oder niedermolekulares Heparin in der zur Thromboseprophylaxe mit hohem Risiko zugelassenen Dosierung. Aufgrund des niedrigeren Risikos, eine heparininduzierte Thrombozytopenie auszulösen, werden niedermolekulare Heparine bevorzugt. „Thrombosestrümpfe" werden grundsätzlich empfohlen.

Studienergebnisse zeigen, dass in dieser Risikogruppe der Einsatz von synthetischen Pentasacchariden oder von Hirudin den oben genannten Prophylaxeempfehlungen überlegen ist.

Höchstes Thromboserisiko

Bei diesen besonders gefährdeten Patienten wird eine zusätzliche Sicherheit durch eine Kontrolle der antikoagulatorischen Wirkung der verabreichten Präparate erreicht. In der frühen postoperativen Phase entspricht die Dosierung dem Vorgehen bei hohem Thromboserisiko. Mit abnehmender Blutungsgefährdung ist später eine Steigerung der Dosierung möglich. Wir empfehlen folgende Zielbereiche:

► UFH: 1,5fache APTT-Verlängerung,
► niedermolekulare Heparine: 0,3–0,5 anti-FXa-Einheiten.

Alternativ ist die Gabe von Hirudin (Desirudin/Revasc) in einer beim Nierengesunden nicht APTT-wirksamen Dosierung von 2 × 15 mg möglich.

Hausinterne Leitlinien

In Ergänzung des in Tab. 9.3 zusammengefassten Vorgehens empfehlen wir, hausinterne Leitlinien zu erstellen und dabei folgende Punkte zu berücksichtigen:

► Definition des Patientenkollektivs,
► Abgleich mit den Leitlinien der eigenen Fachgesellschaft,
► Zusammenstellung geeigneter Präparate und Dosierungen,
► Auswahl eines Präparats im Hinblick auf das Indikationsspektrum, Praktikabilität und Kosten.

Sollte die Wahl auf ein niedermolekulares Heparin fallen, muss berücksichtigt werden, dass nicht alle Präparate für jede Indikation zugelassen sind. Dies liegt vor allem daran, dass entsprechende Studien und Dosierungsempfehlungen fehlen. Trotzdem müssen innerhalb einer Klinik oder Praxis nicht zwangsläufig mehrere Präparate vorgehalten werden, sofern die klinische Erfahrung zeigt, dass auch ein nicht zugelassenes niedermolekulares Heparin erfolgreich eingesetzt werden kann. Dies

Tabelle 9.3 Empfehlungen zur medikamentösen Thromboseprophylaxe

Risikostufe	Thrombose-strümpfe	medikamentöse Prophylaxe Option LMWH	Option UFH	Andere
Niedrig	fakultativ	fakultativ	–	–
Mittel	obligat	1 × s.c. in der zur Thromboseprophylaxe niedrigsten Dosierungsstufe	2–3 × 5000 IE s.c.	–
Hoch	obligat	1 × s.c. in der zur Thromboseprophylaxe höchsten Dosierungsstufe	3 × 5000 IE s.c. oder 2–3 × 7500 IE s.c.	orale Antikoagulation mit INR 1,5–2
Höchst	obligat	anti-FXa-adjustiert (0,3–0,5)*	APTT-adjustiert (1,5–2fach)	Hirudin 2 × 15 mg s.c. (Desirudin)

* nicht durch Studien belegt	LMWH	niedermolekulares Heparin
	UFH	unfraktioniertes Heparin

gilt insbesondere für seltene Indikationen wie z.B. die Thromboseprophylaxe in der Schwangerschaft.

Kontraindikationen zur allgemeinen Thromboseprophylaxe

Absolute Kontraindikation. Eine absolute Kontraindikation zur Durchführung einer medikamentösen Thromboseprophylaxe besteht bei Patienten mit einem hohen Blutungsrisiko. Dazu gehören Patienten mit einer Thrombozytopenie unter 10.000/µl und Patienten mit seltenen und therapeutisch schwer zu beeinflussenden Gerinnungsstörungen wie z.B. einer Hemmkörperhämophilie.

Relative Kontraindikationen. Andere Gerinnungsstörungen oder eine leichtere Blutungsneigung stellen nicht zwangsläufig eine Kontraindikation dar. In diesen Fällen wird in Abhängigkeit von dem bestehenden Blutungsrisiko die Dosis reduziert.

Heparininduzierte Thrombozytopenie. Die heparininduzierte Thrombozytopenie ist eine Nebenwirkung der Heparintherapie und stellt eine Kontraindikation zur Thromboseprophylaxe mit allen Heparinpräparaten dar. In diesen Fällen muss auf Alternativpräparate wie Danaparoid oder Hirudin ausgewichen werden.

Allergische Hautreaktion. Trat nach Gabe eines Heparinpräparates eine allergische Hautreaktion auf, sollten verschiedene Präparate auf Verträglichkeit getestet werden. Möglicherweise richtet sich die allergische Reaktion gegen ein Adjuvans, sodass Präparate anderer Hersteller komplikationslos vertragen werden. Adjuvanzien sind in allen Multi-Dose-Applikationen und Pens enthalten, nicht jedoch in Einmalspritzen oder Ampullen. Bezüglich anderer Heparinnebenwirkungen verweisen wir auf das Kapitel „Medikamente".

Sekundärprophylaxe

Nach jedem venösen thrombotischen Ereignis besteht ein hohes Rezidivrisiko. Deswegen wird die Durchführung einer Rezidivprophylaxe empfohlen. Dauer und Stärke dieser Rezidivprophylaxe ist abhängig von endogenen und exogenen thrombophilen Risikofaktoren sowie der Thromboselokalisation und -größe (s. Kapitel „Rezidivprophylaxe bei Thrombophilie", S. 118).

Rezidivprophylaxe nach erstmaliger venöser Thrombose

Das Vorgehen zur Prophylaxe nach erstmaliger venöser Thrombose ist in Abb. 9.**2** schematisch zusammengefasst.

► Ist die Thrombose auf die Unterschenkelvenen begrenzt und trat sie in zeitlichem Zusammen-

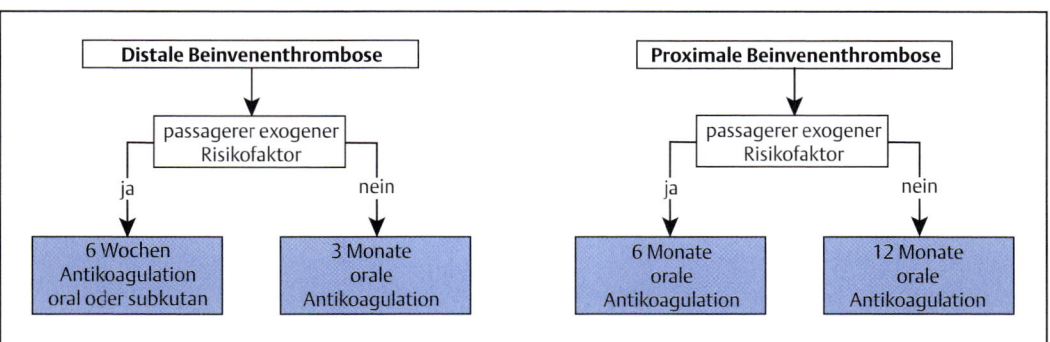

Abb. 9.**2** Rezidivprophylaxe nach venöser Erstthrombose ohne Lungenembolie.

hang mit einem exogenen Risikofaktor auf, wird eine Rezidivprophylaxe für 6 Wochen empfohlen. Alternativ zur oralen Antikoagulation ist die Gabe eines niedermolekularen Heparinpräparats in halber therapeutischer Dosierung möglich.

► Trat die Unterschenkelvenenthrombose ohne erkennbaren exogenen Risikofaktor spontan auf, verlängert sich die Phase der Antikoagulation auf 3 Monate.

► Eine 6-monatige orale Antikoagulation wird für proximale Beinvenenthrombosen empfohlen, die in Zusammenhang mit einem exogenen Risikofaktor auftraten.

► Nach einer proximalen Beinvenenthrombose ohne einen erkennbaren Risikofaktor verlängert sich die Antikoagulationsphase auf 12 Monate.

Prophylaxe nach rezidivierender venöser Thrombose

Prinzipiell sind rezidivierende Thrombosen ein Zeichen eines hohen Thromboserisikos und daher eine Indikation zur Durchführung eines Thrombophilie-Screenings. Lokalisation und Anzahl der Rezidive beeinflussen das weitere therapeutische Vorgehen (Abb. 9.**3**).

► Eine Antikoagulation für einen Zeitraum von 6–12 Monaten wird beim ersten Rezidiv einer Unterschenkelvenenthrombose empfohlen.

► Bezieht die Rezidivthrombose andere Venensysteme ein, wird die Antikoagulation auf 1–2 Jahre – je nach Schweregrad der aktuellen Thrombose – verlängert.

► Handelt es sich um ein mehrfaches Rezidiv, wird eine Antikoagulationsdauer von 2–5 Jahren empfohlen.

Hierbei handelt es sich um Richtgrößen, die entsprechend den Ergebnissen des Thrombophilie-Screenings modifiziert werden müssen (s. Kapitel „Rezidivprophylaxe der Thrombophilie", S. 118).

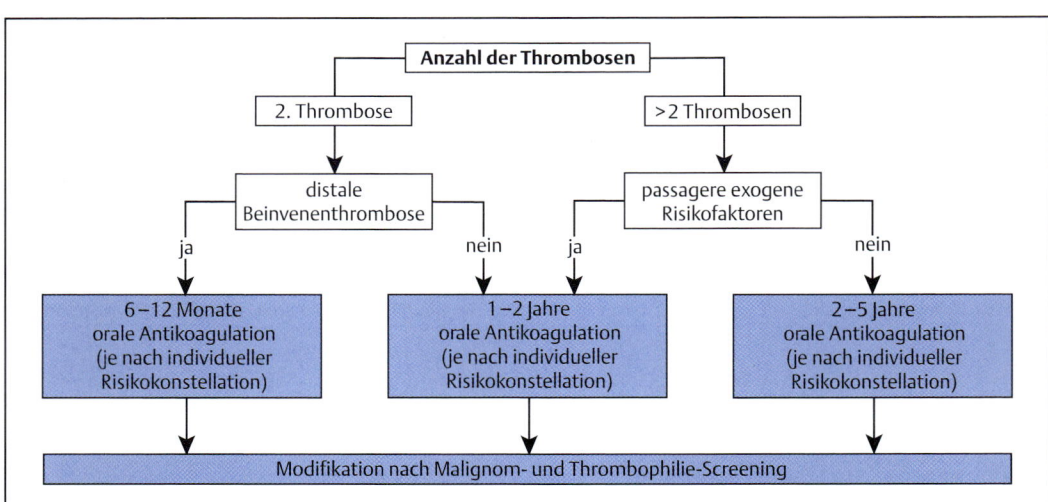

Abb. 9.**3** Prophylaxe nach Rezidivthrombose.

10 Veno-occlusive Disease (VOD, Lebervenenverschlusskrankheit)

Definition und Pathophysiologie

Die Lebervenenverschlusserkrankung (veno-occlusive Disease, VOD) ist eine schwerwiegende Nebenwirkung einer myeloablativen Chemotherapie und durch eine Mikrothrombosierung der postkapillären Venolen gekennzeichnet. Das klinische Bild der VOD ist durch die Symptomentrias Hepatomegalie, Hyperbilirubinämie und Aszitesbildung gekennzeichnet.

Nach derzeitiger Vorstellung kommt es im Rahmen einer Hochdosischemotherapie zu einer toxischen Schädigung der sinusoidalen Endothelzellen. Diese lokale Endothelzellschädigung induziert eine Hyperkoagulabilität, die zu thrombotischen Verschlüssen der sinusoidalen Lebervenen führt. Weitere typische histologische Veränderungen sind Nekrosen perisinusoidaler Hepatozyten sowie fibrotische Umbauvorgänge der Lebersinusoide mit einer exzentrischen Verengung des Gefäßlumens und einer Phlebosklerose.

Klinik

Die Mehrzahl der betroffenen Patienten entwickelt die VOD-Symptomatik am Tag der Transplantation, aber auch spätere Manifestationen sind beschrieben. Aszitesbildung und eine schmerzhafte Hepatomegalie sind die ersten Symptome. Das Vollbild geht einher mit Hepatomegalie, Ikterus und Aszites. Der Schweregrad des Ikterus und der Gewichtszunahme korrelieren mit dem Schweregrad der VOD. Die Leberfunktionsstörung kann so schwerwiegend sein, dass etwa die Hälfte der VOD-Patienten im Multiorganversagen verstirbt.

Diagnostik

Die Verdachtsdiagnose einer VOD wird klinisch gestellt und mit bildgebenden Verfahren sowie laboranalytisch unterstützt. Spezifische hämostaseologische Parameter gibt es nicht. Entsprechend dem Schweregrad der Leberschädigung ist die Synthese einzelner Gerinnungsfaktoren eingeschränkt. Besonders empfindlich reagieren die Faktoren VII und V sowie Protein C. Meist kommt es als Folge der intrahepatischen Thromben und der sekundären Hyperfibrinolyse zu einem D-Dimeranstieg.

Therapie

Auf der Basis der bisher publizierten Daten kann kein allgemein gültiges Therapieregime zur Prophylaxe und Behandlung der VOD empfohlen werden. Mögliche hämostaseologische Ansatzpunkte bestehen in einer prophylaktischen antithrombotischen und einer therapeutischen thrombolytischen Therapie.

Niedermolekulares Heparin. Durch die prophylaktische Gabe eines niedermolekularen Heparins kann die Häufigkeit einer Hepatomegalie gesenkt und die Dauer der ikterischen Phase verkürzt werden. Als Folge der antikoagulatorischen Therapie kommt es trotz gleichzeitiger Thrombozytopenie zu keiner verstärkten Blutungsneigung. In ersten Studien war der Thrombozytenbedarf sogar niedriger. Die Dosierung des niedermolekularen Heparins sollte einen Wirkspiegel von 0,2–0,4 anti-FXa-Einheiten erreichen. In der Regel entspricht dies der zur Thromboseprophylaxe bei hohem Risiko zugelassenen Dosierung. Die Heparinmedikation sollte auch in der Phase niedrigster Thrombozytenzahlen nicht unterbrochen werden.

Defibrotide. In der Therapie der VOD liegen Studienergebnisse zum Einsatz von Defibrotide vor. Defibrotide ist ein Medikament, dem eine antithrombotische, thrombolytische und durchblu-tungsfördernde, aber keine antikoagulatorische Wirkung zugesprochen wird. In einer ersten Studie konnte durch den Einsatz von Defibrotide eine positive Beeinflussung des Krankheitsverlaufs erzielt werden (s. Kapitel „Neue Medikamente“, S. 182).

t-PA. Durch den Einsatz von t-PA können zwar Therapieerfolge erzielt werden, gleichzeitig besteht jedoch ein erhöhtes Risiko zur Entwicklung schwerwiegender Blutungskomplikationen. Deswegen kann die t-PA-Fibrinolyse nicht generell empfohlen werden. Im Einzelfall muss der mögliche Nutzen gegenüber den Risiken abgewogen werden. Ein mögliches Dosierungsschema sieht die Gabe von 50 mg t-PA über 1 Stunde vor, gefolgt von einer Erhaltungsdosis von 25 mg/h. Im Fall von Blutungskomplikationen kann durch die Gabe von 500.000 KIE Aprotinin die Fibrinolyse gestoppt werden.

Aktiviertes Protein C. Möglicherweise kann mit aktiviertem Protein C (APC) ein neuer Ansatz in der Prophylaxe und Therapie der VOD entwickelt werden.

11 Lungenembolie

Definition

Die Lungenembolie (LE) ist eine Komplikation venöser Thrombosen. Ausgelöst wird sie durch einen Thrombus oder Thrombusanteile, die mit dem Blutstrom vom Entstehungsort der Thrombose in die Lungenstrombahn verschleppt werden und das Lumen der Lungenarterien blockieren. Die klinische Ausprägung variiert in Abhängigkeit von der Embolusgröße zwischen klinisch inapparent und lebensbedrohlich.

Inzidenz

Exakte Zahlen zum Auftreten der Lungenembolie existieren nicht. Es wird geschätzt, dass die Lungenembolie in den Ländern mit westlichem Lebensstandard in einer jährlichen Häufigkeit zwischen 2–3 auf 10.000 Einwohner auftritt. Patienten mit einer tiefen Beinvenenthrombose entwickeln Lungenembolien mit einer Häufigkeit von mehr als 50%. Diese sind meist klinisch inapparent. Andere Autoren gehen sogar davon aus, dass die Lungenembolie bei bis zu 70% aller Patienten mit tiefer Beinvenenthrombose auftritt. Diese Diskrepanzen erklären sich durch den unterschiedlichen klinischen Schweregrad und durch Unterschiede in der Sensitivität der eingesetzten diagnostischen Verfahren. Bei klinischer Verdachtsdiagnose „Lungenembolie" kann diese in etwa 20–40% mit bildgebenden Verfahren gesichert werden.

Pathophysiologie

Eine Lungenembolie wird durch die Verlegung der arteriellen Lungengefäße durch thromboembolisches Material ausgelöst, das fast immer aus den tiefen Beinvenen stammt. Die Größe des Embolus entscheidet über die Größe des Perfusionsausfalls und damit über die klinische Symptomatik. Hämodynamisch führt die Lungenembolie zu einer akuten Rechtsherzbelastung und möglicherweise zu einem Füllungsdefizit im linken Ventrikel. Dies kann im Extremfall zu einer verminderten Durchblutung der Koronararterien führen, die ihrerseits die Rechtsherzinsuffizienz verstärken kann. Ist der Perfusionsausfall so klein, dass er durch die physiologischen Regulationsmechanismen kompensiert wird, bleibt die Lungenembolie klinisch stumm.

Sind die Emboli so klein, dass nur die pulmonale Endstrombahn betroffen ist, liegt eine Mikroembolie vor. Die Symptomatik ist von der Summe der Mikroembolien abhängig. Die Quelle der Emboli ist in diesen Fällen häufig nicht nachweisbar. Möglicherweise handelt es sich bei dem Bild der multiplen Mikroembolien um primäre Lungenthrombosen.

Klinik und Diagnostik

Symptomatik. Die Lungenembolie ist ein akutes Ereignis. Führende Symptome einer hämodynamisch relevanten Lungenembolie sind der akute Thoraxschmerz, Dyspnoe, blutiges Sputum und eingeschränkte Leistungsfähigkeit bis zur Bewusstlosigkeit. Hierbei handelt es sich um unspezifische Symptome, die durch eine Vielzahl von kardiopulmonalen Erkrankungen ausgelöst werden können. Das differenzialdiagnostische Vorgehen ist abhängig von der Akutsituation und der Eingangsuntersuchung.

Labordiagnostik. Beim klinischen Verdacht auf eine Lungenembolie gehört die Bestimmung der D-Dimerkonzentration neben der Troponin-T-Bestimmung und der Bestimmung der Herzenzyme zu den laboranalytischen Screeningtesten. Eine deutlich erhöhte D-Dimerkonzentration spricht für eine akute thromboembolische Komplikation und macht in Zusammenhang mit der klinischen Symptomatik eine Lungenembolie wahrscheinlich. Umgekehrt macht ein negativer D-Dimerwert eine Lungenembolie unwahrscheinlich. Ein auf der D-Dimerbestimmung beruhender diagnostischer Algorithmus ist in Abb. 11.1 aufgeführt.

Bildgebende Verfahren. Die Sicherung der Verdachtsdiagnose „Lungenembolie" erfolgt in der Regel mit der Ventilations- und/oder Perfusionsszintigraphie (Abb. 11.2). Darüber hinaus ist die digitale Subtraktionsangiographie und die Pulmo-

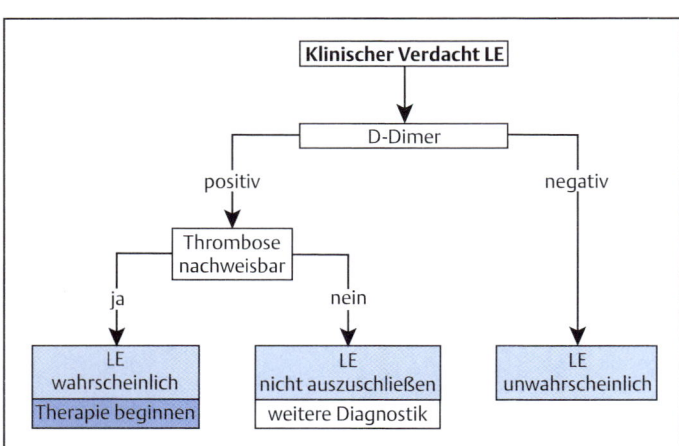

Abb. 11.**1** Vorgehen bei Verdacht auf eine Lungenembolie (LE).

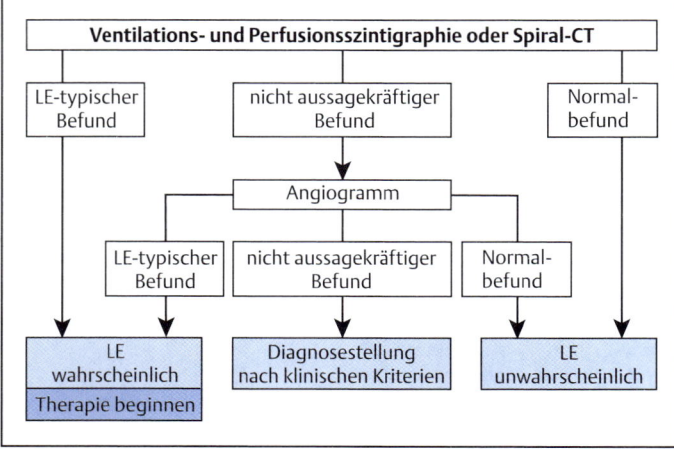

Abb. 11.**2** Klinischer Verdacht auf eine Lungenembolie (LE), keine Thrombose nachweisbar.

nalisangiographie zur Lokalisation der betroffenen Gefäßregion geeignet. Größere Lungenembolien können auch in der MRT und der Spiral-CT nachgewiesen werden und zeigen in der Echokardiographie Rechtsherzbelastungszeichen. Zur genauen Bewertung der einzelnen Verfahren verweisen wir auf radiologische und internistische Fachliteratur.

Therapie

Antikoagulation. Nach Diagnosestellung Lungenembolie ist die Therapie der Wahl die systemische Antikoagulation. Oft wird dazu ein unfraktioniertes Heparin in APTT-adjustierter Dosierung eingesetzt. Besonders bei frischen und ausgedehnten Lungenembolien sind häufig hohe Heparindosierungen zum Erreichen therapeutischer Plasmaspiegel notwendig. In der Initialphase sind daher bis zum Erreichen einer 1,5–2,5fachen APTT-Verlängerung engmaschige Kontrollen mit Dosisanpassungen notwendig (s. Kapitel „Heparintherapie"). Der erhöhte Heparinverbrauch ist meist nicht Folge eines Antithrombinmangels, sondern wird durch eine Neutralisation des Heparins durch Plättchenfaktor 4 im Thrombus ausgelöst. Daher ist die Substitution mit Antithrombin in der Regel nicht begründet.

Niedermolekulare Heparine können mindestens mit gleicher Wirksamkeit wie unfraktioniertes Heparin eingesetzt werden (Tab. 34.**8**). Im klinischen Alltag werden niedermolekulare Heparine bislang meist nur bei Patienten mit weniger schweren Verlaufsformen der Lungenembolie eingesetzt.

Thrombolyse. Eine weitere Therapieoption stellt die Thrombolyse dar. Sie wird bei Patienten mit lebensbedrohlichen Formen der Lungenembolie eingesetzt. International akzeptierte Behandlungsschemata existieren für die Fibrinolytika t-PA, Urokinase und Streptokinase (Tab. 11.**1**). Die akkzelerierte Gabe von Thrombolytika (100 mg t-PA in 2 h) führt im Vergleich zur Gabe von Streptokinase bzw. Urokinase über 12–24 h zu einer rascheren Verbesserung der Hämodynamik. In der Indikationsstellung zur Thrombolysetherapie muss berücksichtigt werden, dass es in einem Prozentsatz von 2–4% zu vital bedrohlichen Blutungskomplikationen kommt.

Thrombektomie. Eine weitere Therapieoption der akut lebensbedrohlichen Lungenembolie stellt die Thrombektomie dar. Eine bereits eingeleitete Thrombolysetherapie stellt keine Kontraindikation dar, da mit OP-Beginn die thrombolytische Wirkung durch die Bolusgabe von 500.000 KIE Aprotinin, gefolgt von 200.000 KIE/h über einen Zeitraum von 4 h neutralisiert werden kann. In der postoperativen Dosierung des Heparins muss beachtet werden, dass Aprotinin in dieser Dosierung die APTT um das 1,5–2fache verlängert.

Cava-Schirm. Durch die Implantation eines Cava-Schirms können Rezidivembolien verhindert werden. Eine Indikation zur Cava-Schirm-Implantation besteht bei Patienten mit einem sehr hohen Rezidivrisiko oder bei Patienten mit einer geringen Überlebenswahrscheinlichkeit im Fall einer erneuten Embolie. Ein hohes Rezidivrisiko liegt vor bei noch nachweisbarem thrombotischen Material in kritischer Lokalisation wie z.B. den Beckenvenen oder bei Patienten mit Kontraindikationen zur Durchführung einer therapeutischen Antikoagulation. Ein Cava-Schirm kann auch selbst zu einer Emboliequelle werden. Deshalb muss die Indikation zur Implantation restriktiv gestellt werden. Außerdem sollten keine permanenten, sondern passagere Cava-Schirme implantiert werden.

Tabelle 11.**1** International akzeptierte Fibrinolyseschemata zur Therapie einer Lungenembolie

Fibrinolytikum	initialer Bolus	Erhaltungsdosis
Streptokinase	250.000 IE über 30 min	100.000 IE/24 h
Urokinase	4400 E/kg über 10 min	14400 E/kg/h über 24 h
t-PA	100 mg/2 h	–

Rezidivprophylaxe

Die Lungenembolie stellt eine Indikation zur Durchführung einer längerfristigen und kontinuierlichen Rezidivprophylaxe dar. Diese wird in der Regel mit einem oralen Antikoagulans mit einem INR-Zielwertbereich zwischen 2 und 3 durchgeführt und überlappend zur Heparintherapie eingeleitet (s. Kapitel „Medikamente", S. 164). Die Dauer der oralen Antikoagulation ist abhängig vom Schweregrad der Lungenembolie, der Lokalisation und Häufigkeit vorhergehender thrombotischer Ereignisse und von individuellen thrombophilen Risikofaktoren. Exakte Studien zur optimalen Dauer der oralen Antikoagulation gibt es nicht. Aufgrund der retrospektiv erhobenen Daten und der eigenen Erfahrung empfehlen wir als Richtwerte die im Folgenden erläuterten und in Abb. 11.**3** dargestellten Antikoagulationszeiten.

■ Antikoagulation für 1 Jahr

► LE nicht bedrohlich, leere Thromboseanamnese und keine thrombophilen Risikofaktoren.

■ Antikoagulation für 2–5 Jahre

► LE nicht bedrohlich, positive Thromboseanamnese und keine thrombophilen Risikofaktoren,
► LE nicht bedrohlich, leere Thromboseanamnese und thrombophile Risikofaktoren,
► LE bedrohlich, leere Thromboseanamnese und keine thrombophilen Risikofaktoren.

Für einen längeren Zeitraum der oralen Antikoagulation spricht ein schwereres Krankheitsbild, das Vorliegen eines Risikofaktors mit einem hohen Risikopotenzial oder mehr als 2 Thrombosen in der Anamnese.

■ Langfristige Antikoagulation mit Überprüfung der Indikation nach 5 Jahren

► LE bedrohlich und mehr als 2 thrombotische Ereignisse,
► LE bedrohlich, thrombophiler Risikofaktor mit hoher Odd's-Ratio,
► Lungenembolierezidiv,
► chronisch pulmonale Hypertonie mit rezidivierenden LE.

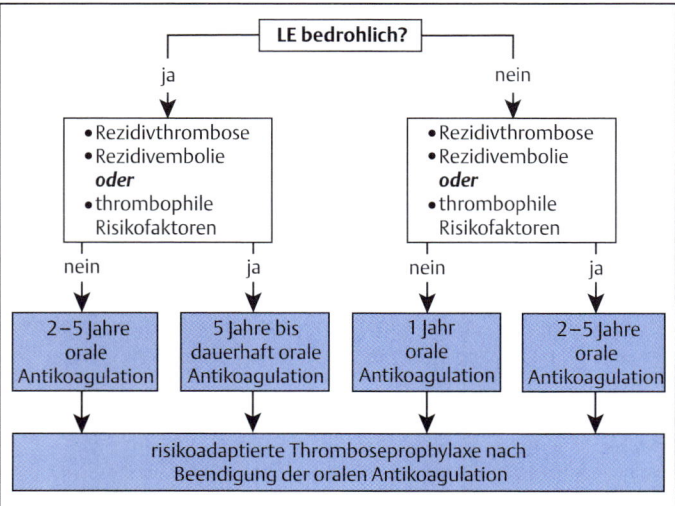

Abb. 11.**3** Rezidivprophylaxe nach einer Lungenembolie.

12 Chronisch pulmonale Hypertension

Definition und Pathophysiologie

Eine anhaltende Erhöhung des Pulmonalarteriendrucks über 25 mm Hg in Ruhe und über 30 mm Hg unter Belastung definiert die chronisch pulmonale Hypertonie.

Die chronisch pulmonale Hypertonie wird ausgelöst durch eine Behinderung in der Lungenstrombahn. Neben verschiedenen pulmonalen und kardialen Erkrankungen können auch chronisch rezidivierende Lungenembolien oder Lungenthrombosen zu einer chronisch pulmonalen Hypertension führen.

Diagnostik

Hinsichtlich des diagnostischen Vorgehens muss auf die Empfehlungen der entsprechenden Fachgesellschaften verwiesen werden. Aus hämostaseologischer Sicht sollte ein Thrombophilie-Screening Bestandteil des diagnostischen Spektrums sein, sofern keine andere Organerkrankung die chronisch pulmonale Hypertension erklären kann.

Hämostaseologische Therapie

Kann das Auftreten der chronisch pulmonalen Hypertension durch rezidivierende Lungenembolien erklärt werden, besteht die Indikation zur Durchführung einer dauerhaften oralen Antikoagulation mit einem INR-Zielwertbereich zwischen 2 und 3. Auch für die pulmonale Hypertension anderer Genese sollte die orale Antikoagulation diskutiert werden.

13 Thrombophile Risikofaktoren

In diesem Kapitel werden endogene und exogene Risikofaktoren der venösen Thrombose beschrieben.

Das therapeutische Vorgehen ist im Kapitel „Thrombophilie" beschrieben.

Definition

Faktoren, die das Entstehen einer venösen Thrombose begünstigen, werden als thrombophile Risikofaktoren bezeichnet. Es wird zwischen endogenen und exogenen Risikofaktoren unterschieden.

Exogene Risikofaktoren. Zu den exogenen Risikofaktoren werden alle äußeren Einflüsse und Lebensumstände gerechnet, die das Thromboserisiko erhöhen. Daher ist das Auftreten von exogenen Risikofaktoren meist zeitlich begrenzt. Beispiele sind operative Eingriffe und Immobilisationen.

Endogene Risikofaktoren. Demgegenüber sind endogene Risikofaktoren meist genetisch bedingt. Deswegen kann bei den endogenen Risikofaktoren die Ursache molekular lokalisiert und erklärt werden. Eine Ausnahme bilden Antiphospholipid-Antikörper, die erworben sind und deren Auftreten zeitlich begrenzt sein kann. Sie werden trotzdem der Gruppe der endogenen Risikofaktoren zugerechnet, da sie unabhängig von äußeren Einflüssen auftreten und primär das Gerinnungssystem betreffen.

Andere Risikofaktoren. Erkrankungen, die sekundär zu einer Störung des Hämostasesystems führen – wie z.B. maligne Erkrankungen – können weder eindeutig den endogenen noch den exogenen Risikofaktoren zugeordnet werden.

Odd's-Ratio. Ein Maß für das Thromboserisiko bei Vorliegen eines thrombophilen Risikofaktors ist die Odd's-Ratio. Sie gibt das relative Thromboserisiko einer Patientengruppe im Vergleich mit einer gesunden Kontrollgruppe an. Beispielsweise steigt mit einer Odd's-Ratio von 2 bei einer angenommenen Thromboserate von 1 : 10.000 die Thrombosehäufigkeit auf 2 : 10.000 an. In der Bewertung der Odd's-Ratio muss das altersabhängige Thromboserisiko berücksichtigt werden. Während bei Kindern das Thromboserisiko mit 1:100.000 angenommen wird, steigt es im höheren Lebensalter auf Werte bis zu 1 : 100. Dies erklärt, warum im Kindesalter selbst bei Vorliegen eines thrombophilen Risikofaktors keine Thromboseprophylaxe erforderlich ist, mit steigendem Lebensalter einem solchen Risikofaktor aber eine therapieentscheidende Wirkung zukommt.

Exogene thrombophile Risikofaktoren

Exogene thrombophile Risikofaktoren sind äußere Einflüsse, deren Auftreten mit einem erhöhten Thromboserisiko verbunden ist. Die häufigsten exogenen thrombophilen Risikofaktoren mit den zugeordneten Odd's-Ratios sind in Tab. 13.**1** zusammengefasst und werden im Folgenden charakterisiert.

Operative Eingriffe und Verletzungen

Durch Operationen und Verletzungen kommt es zu einer Aktivierung des Hämostasesystems. Hierdurch besteht ein erhöhtes Thromboserisiko, das in seinem Ausmaß von der Art des Eingriffs oder der Verletzung abhängt. Das höchste Thromboserisiko findet sich bei Patienten nach Knie- oder Hüftgelenksersatz. Ohne eine medikamentöse Thromboseprophylaxe liegt die Rate der venösen Thrombosen bei diesen Patienten zwischen 60 und 70%. Ähnlich hoch wird das Thromboserisiko von polytraumatisierten Patienten eingeschätzt.

In der Allgemeinchirurgie wird das Thromboserisiko anhand der Dauer des operativen Eingriffs abgeschätzt. Bei einer Operationsdauer unter 30 min gilt das Risiko als niedrig, länger dauernde Operationen sind grundsätzlich mit einem erhöhten Thromboserisiko verbunden. Ein sich daraus ableitendes Vorgehen zur perioperativen Thromboseprophylaxe wird in Kapitel „Thromboseprophylaxe" (S. 83) beschrieben.

Immobilisation und Paresen

Durch einen Ausfall der Muskelpumpe kommt es bei Immobilisation und Paresen zu einer Einschränkung des venösen Rückflusses. Damit kann bei derartigen Patienten das erhöhte Thromboserisiko erklärt werden. In der Literatur werden für die Häufigkeit thrombotischer Ereignisse Zahlen zwischen 8 und 60% angegeben. Valide Häufigkeitsangaben existieren nicht.

Maligne Erkrankungen

Venöse Thrombosen und Thrombophlebitiden können bei verschiedenen Malignomen als paraneoplastisches Syndrom auftreten (Trousseau-Syndrom). Erklärt wird die erhöhte Thromboseneigung durch eine von Tumorzellen vermittelte Gerinnungsaktivierung. Besonders bei Tumoren im kleinen Becken kommt eine mechanische Abflussbehinderung hinzu. Umgekehrt kann jede Thrombose das Erstsymptom einer malignen Erkrankung sein und eine Tumorsuche rechtfertigen. Die Häufigkeit von venösen Thrombosen bei malignen Erkrankungen schwankt zwischen 10 und 35% in Abhängigkeit von der Tumorart und der eingeleiteten Therapie.

Tabelle 13.**1** Exogene thrombophile Risikofaktoren (modifiziert nach Heit et al., Thromb. Haemostas 2002:86,252–63)

Risikofaktor	Odd's-Ratio
Gesunde Kontrollperson	1
Stationärer Aufenthalt ohne chirurgischem Eingriff	8
Stationärer Aufenthalt mit chirurgischem Eingriff	21,7
Trauma	12,7
Maligne Erkrankung ohne Chemotherapie	4
Maligne Erkrankung mit Chemotherapie	6,5
Zentralvenöser Katheter	5,5
Thrombophlebitis	4,3
Neurologische Erkrankung mit Paresen	3
Schwere Lebererkrankungen	0,1

Kardiale Erkrankungen

Kardiale Erkrankungen sind mit einem erhöhten Thromboserisiko verbunden. Wichtige auslösende Faktoren sind die Immobilisation der Patienten und veränderte Strömungsbedingungen.

Akuter Myokardinfarkt. Bei einem akuten Myokardinfarkts wird das Thromboserisiko durch die eingeleitete therapeutische Antikoagulation verringert. Dennoch besteht ein relatives Thromboserisiko von 1,6. Daher wird bis zur vollständigen Mobilisation eine medikamentöse Thromboseprophylaxe mit einem niedermolekularen Heparin durchgeführt. Die gleichzeitig eingeleitete Sekundärprophylaxe eines arteriellen Rezidivereignisses mit einem Thrombozytenfunktionshemmer (z.B. ASS) ist zur venösen Thromboseprophylaxe nicht ausreichend.

Herzinsuffizienz. Für eine klinisch manifeste Herzinsuffizienz wurde ein relatives Risiko von 2,3 errechnet. Dementsprechend kann eine Herzinsuffizienz eine Indikation zur medikamentösen Thromboseprophylaxe darstellen. Exakt definierte Kriterien existieren nicht. Für eine Thromboseprophylaxe sprechen ein erweiterter Ventrikel, das gleichzeitige Auftreten von Herzrhythmusstörungen und zusätzliche thrombophile Risikofaktoren.

Herzrhythmusstörungen. Patienten mit Herzrhythmusstörungen wie z.B. Vorhofflimmern haben ein erhöhtes Risiko zur Entwicklung von intrakardialen Thromben mit daraus resultierenden thromboembolischen Komplikationen. Das Risiko von ischämisch-embolischen Insulten liegt pro Jahr bei 16%. Zur Primärprophylaxe von derartigen Ereignissen wird deswegen eine antikoagulatorische Therapie durchgeführt. Therapie der Wahl ist eine orale Antikoagulation, die unabhängig vom Lebensalter mit einem INR-Zielwertbereich zwischen 2 und 3 durchgeführt wird. Trotz der eindeutigen Risikoreduktion wird diese Therapie nicht konsequent in der Patientenversorgung umgesetzt. Eine mögliche Ursache ist die Angst vor iatrogen verursachten Blutungen. Hierbei wird nicht berücksichtigt, dass ein embolischer Hirninfarkt ohne Antikoagulation wesentlich wahrscheinlicher ist als eine durch Marcumar bedingte Blutung. Zudem sind Blutungskomplikationen meist beherrschbar. Ein weiteres Problem stellt die notwendige Kontrolle des Quick-Werts bei älteren Patienten dar, die nicht mehr in der Lage sind, den Hausarzt regelmäßig aufzusuchen. Eine Dauertherapie mit einem niedermolekularen Heparin stellt aus ökonomischen Gründen keine Alternative dar.

Kardiomyopathien. Einen weiteren Risikofaktor bilden Kardiomyopathien. Insbesondere in Fällen mit dilatativer Kardiomyopathie besteht ein erhöhtes Risiko zur Ausbildung von intrakardialen Thromben, sodass diese Patienten dauerhaft oral antikoagulatiert werden. Gleiches gilt für ausgedehnte Herzwandaneurysmen und eine hochgradig eingeschränkte Pumpfunktion bei koronarer Herzkrankheit.

Zentralvenöse Katheter und periphere venöse Zugänge

Durch die Versorgung eines Patienten mit einem *zentralvenösen Katheter* tritt das strömende Blut in Kontakt mit einer Fremdoberfläche. In Kombination mit einer möglichen Schädigung der Gefäßwand durch den Katheter und/oder einer Infektion kann dies das Entstehen einer Thrombose erklären. Das Risiko liegt bei zirka 5%.

Periphere venöse Zugänge sind assoziiert mit einem erhöhten Risiko für Thrombophlebitiden.

Schwangerschaft, die „Pille" und Hormonsubstitution nach der Menopause

Schwangerschaft. Eine Schwangerschaft ist mit einer Aktivierung des Hämostasesystems verbunden. Dies führt etwa ab dem 2. Trimenon zu einer Hyperkoagulabilität, die bis zur Geburt kontinuierlich zunimmt und danach etwa 4–6 Wochen anhält. Eine medikamentöse Thromboseprophylaxe ist trotzdem nicht erforderlich. Das therapeutische Vorgehen bei Thrombophilie-Patientinnen in der Schwangerschaft wird im Abschnitt „Thrombophilie" besprochen.

Hormonelle Antikonzeption. In Analogie zur Schwangerschaft führt die Gabe von Östrogenen und/oder Gestagenen zu einem erhöhten Thromboserisiko. Dies trifft für alle verfügbaren Präparate zu. Neuere Untersuchungen haben gezeigt, dass entgegen der ursprünglichen Annahme auch die „Pillen" der 3. Generation (z.B. Minulet, Femovan, Marvelon, Lovelle, Lamuna, Desmin) mit einem erhöhten Thromboserisiko verbunden sind. Das Thromboserisiko einer gesunden Frau wird durch Einnahme der „Pille" um den Faktor 2–3 gesteigert. Die meisten Thrombosen treten im ersten Jahr nach Pilleneinnahme auf. Es wird empfohlen, vor Erstverschreibung der „Pille" eine Thromboseanamnese zu erheben. Ergibt sich der Hinweis auf eine Thrombophilie, verweisen wir auf Abschnitt „Thrombophilie und hormonelle Antikonzeption" (S. 122).

Postmenopausale Hormonsubstitution. Ähnlich wie bei der „Pille" wird auch bei einer postmenopausalen Hormonsubstitution das Thromboserisiko erhöht. Dies muss insbesondere bei Thrombophilie-Patientinnen berücksichtigt werden (S. 122).

Adipositas permagna

Ein Body-Mass-Index über 35 ist möglicherweise mit einem leicht erhöhten Thromboserisiko verbunden. Ursache könnte eine eingeschränkte körperliche Aktivität sein.

Endogene thrombophile Risikofaktoren

Zu dieser Gruppe werden alle Faktoren gerechnet, die unabhängig von äußeren Einflüssen das Thromboserisiko erhöhen. Grundlage für den Nachweis eines endogenen thrombophilen Risikofaktors sind vergleichende Untersuchungen zwischen einem Kollektiv von Thrombophilie-Patienten und einem gesunden Kontrollkollektiv. Dieses Vorgehen erklärt, warum populationsgenetisch ein Polymorphismus als Risikofaktor identifiziert werden kann, ohne dass der eigentliche pathophysiologische Mechanismus bekannt ist. Ein typisches Beispiel ist die Identifizierung des Prothrombin-G20210A-Polymorphismus. Theoretisch können alle Komponenten des Hämostasesystems oder anderer Systeme, die das Hämostasesystem beeinflussen, zu thrombophilen Risikofaktoren werden.

Lebensalter

Das Lebensalter ist der wichtigste thrombophile Risikofaktor. So steigt das Thromboserisiko von 1:100.000 im Kindesalter auf einen Wert von 1:100 im Greisenalter.

Hereditärer Antithrombin-Mangel

Prävalenz

Die Häufigkeit eines angeborenen Antithrombin-Mangels liegt bei Patienten mit einer Thrombophilie unter 5%, in der Allgemeinbevölkerung bei 0,02–0,05%.

Genetik und Pathophysiologie

Wesentliche Funktion von Antithrombin ist die Inaktivierung von Faktor Xa und Thrombin und dadurch die Regulation der Gerinnungsaktivierung. (Abb. 13.**1**).

Der Antithrombin-Mangel wird autosomal dominant vererbt. In der Literatur sind verschiedene Mutationsformen von Punktmutationen bis zu ausgeprägten Deletionen beschrieben. Homozygote Merkmalsträger sind nicht lebensfähig. Bei heterozygoten Merkmalsträgern führt die verminderte Konzentration eines funktionell aktiven Antithrombin-Moleküls dazu, dass aktivierter Faktor Xa und gebildetes Thrombin nicht ausreichend schnell inaktiviert werden können.

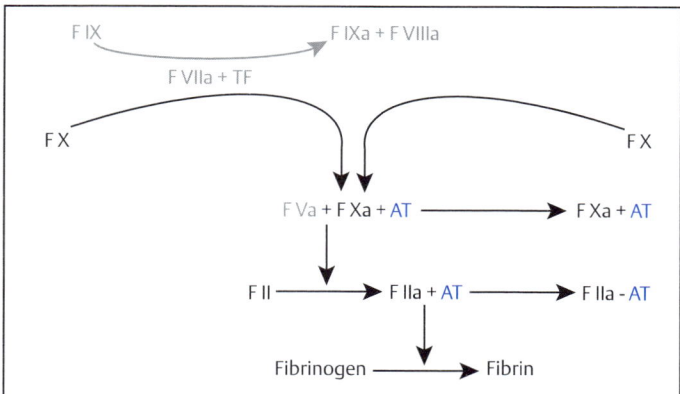

Abb. 13.**1** Das Antithrombin-System.

Diagnostik

Hinweisend für einen hereditären Antithrombin-Mangel ist eine wiederholte Verminderung der Antithrombin-Aktivität unter 60%. Eine erniedrigte Antithrombinaktivität muss zu 2 voneinander unabhängigen Zeitpunkten nachgewiesen werden. Außerdem sollte zum Zeitpunkt der Untersuchung das letzte thrombotische Ereignis mindestens 6 Monate zurückliegen. Eine Leberfunktionsstörung muss ausgeschlossen werden.

Leberfunktionsstörungen sind neben septischen Erkrankungen und akuten Thrombosen Hauptursachen für einen erworbenen und passageren Antithrombinmangel.

In der Regel liegen die Antithrombin-Aktivitätswerte bei heterozygot betroffenen Patienten zwischen 40 und 60%, in einzelnen Fällen auch darunter. Eine Unterteilung des Antithrombinmangels in Typen ist möglich, aber ausschließlich von akademischen Interesse und hat für die klinische Beurteilung eines Antithrombin-Mangels keine Relevanz:

► beim Typ I liegt eine gleichmäßige Verminderung der Aktivitäts- und Antigenwerte vor,

► beim Typ II liegen die Aktivitätswerte dagegen deutlich unterhalb der Antigenwerte,

► der Typ III ist durch eine Mutation in der Heparinbindungsstelle mit einer verminderten Heparinsensitivität charakterisiert.

Klinik

Bei Patienten mit einem angeborenen Antithrombin-Mangel besteht ein erhöhtes Thromboserisiko (s. Kapitel „Thrombophilie").

Therapie

Orale Antikoagulation. Basierend auf den Ergebnissen einzelner Kasuistiken und Familienuntersuchungen wurde auf ein hohes Thromboserisiko geschlossen. Darauf begründet sich die Empfehlung, bereits nach dem ersten thrombotischen Ereignis eine dauerhafte orale Antikoagulation durchzuführen. Bei ausgeprägter Familienanamnese wird teilweise sogar bei klinisch bisher nicht symptomatischen Familienmitgliedern, bei denen ein Antithrombin-Mangel nachgewiesen werden konnte, eine Primärprophylaxe mit oralen Antikoagulanzien durchgeführt. Wahrscheinlich wird die thrombophile Potenz des Risikofaktors „Antithrombin-Mangel" aufgrund dieser wenigen Fallberichte überschätzt. Neuere Untersuchungen ordnen dem Antithrombin-Mangel ein Thromboserisiko von 1–4% pro Lebensjahr zu.

Prüfung der Heparinsensitivität. Grundsätzlich sollte bei jedem Patienten mit einem Antithrombin-Mangel überprüft werden, ob eine Heparinsensitivität besteht. Dies kann in vitro durch Messung der APTT nach Zugabe von 1 Unit Heparin zu 1 ml Plasma überprüft werden oder in vivo durch die i.v. Gabe von 5000 IE eines unfraktionierten Heparins. Kommt es nach der Heparingabe nicht zu einer Verlängerung der APTT, besteht keine ausreichende Heparinsensitivität. In diesen Fällen muss bei operativen Eingriffen, die den Einsatz von Heparin erfordern (z.B. Einsatz der Herz-Lungen-Maschine), eine vorherige Substitution mit einem Antithrombin-Konzentrat erfolgen. In allen anderen Fällen wird der Einsatz von rekombinantem Hirudin empfohlen (s. Kapitel „Medikamente").

Thromboseprophylaxe in der Schwangerschaft. Bei Patientinnen mit einem Antithrombin-Mangel kann in der Schwangerschaft bei nachgewiesener Heparinsensitivität eine Thromboseprophylaxe mit Heparin erfolgen. Hier muss berücksichtigt werden, dass eventuell höhere Dosierungen notwendig sind. Besteht keine ausreichende Heparinsensitivität, muss begleitend zur Heparinprophylaxe eine Antithrombin-Substitution erfolgen. Aufgrund der langen Halbwertszeit von Antithrombin (120 h) ist dabei die wöchentliche Substitution von 100 E/kg KG ausreichend.

Erworbener Antithrombin-Mangel. Bei einem erworbenen Antithrombin-Mangel ist das therapeutische Vorgehen von der Grunderkrankung abhängig.

APC-Resistenz

Prävalenz

Bei Kaukasiern ist die APC-Resistenz der häufigste bisher bekannte thrombophile Risikofaktor. In der Gruppe der Thrombophilie-Patienten findet sich eine APC-Resistenz mit einer Häufigkeit von 30–40%. In der Normalbevölkerung mit kaukasischer Abstammung kann eine APC-Resistenz mit einer Häufigkeit von bis zu 5% nachgewiesen werden.

Genetik und Pathophysiologie

Bei der APC-Resistenz kommt es nach Zugabe von aktiviertem Protein C (APC) zu Patientenplasma nicht zu einer adäquaten antikoagulatorischen Antwort. Ursache ist eine Veränderung der APC-Spaltstelle im FVa-Molekül. Diese wird durch eine Punktmutation innerhalb des FV-Gens ausgelöst, die zu einem Austausch der Aminosäure Argi-

nin[506] durch Glycin führt (Abb. 13.**2**). Diese Mutation wurde erstmalig von einer Arbeitsgruppe in der niederländischen Stadt Leiden beschrieben und wird daher auch als FV-Leiden bezeichnet. Mutierter FV wird mit deutlich niedrigerer Effizienz durch APC inaktiviert. In der Konsequenz kommt es nach einer Gerinnungsaktivierung zu einer langsameren Inaktivierung von FVa und damit zu einer verstärkten Thrombinbildung (Abb. 13.**3**). Mit diesem Mechanismus wird die erhöhte Thromboseneigung von Patienten mit einer APC-Resistenz erklärt.

Populationsgenetische Untersuchungen haben gezeigt, dass die FV-Leiden-Mutation ihren Ursprung in einem gemeinsamen Vorfahren hat. Dieser „Founder"-Effekt erklärt, warum die FV-Leiden-Mutation bei Individuen mit asiatischer, afrikanischer oder indianischer Abstammung nicht auftritt. Träger der APC-Resistenz haben entwicklungsgeschichtlich einen bisher noch nicht identifizierten Vorteil. Möglicherweise vermindert die FV-Leiden-Mutation den Blutverlust nach Geburten und Verletzungen.

Der HR_2-Haplotyp stellt eine weitere genetische Variante des FV-Gens dar, die zu einem Phänotyp mit APC-Resistenz führt. Einen thrombophilen Risikofaktor stellt der HR_2-Haplotyp nur in Kombination mit einer heterozygoten FV-Leiden-Mutation dar.

Klinik

Das relative Thromboserisiko wird bei Trägern einer heterozygoten FV-Leiden-Mutation mit einer Odd's-Ratio von 4–8, bei homozygot betroffenen Individuen mit 50–80 angegeben. In Kombination mit dem HR_2-Haplotyp wird das relative Thromboserisiko von heterozygot betroffenen Trägern der FV-Leiden-Mutation auf etwa 9–10 erhöht.

Diagnostik

Die APC-Resistenz kann funktionell und molekulargenetisch bestimmt werden. Das am meisten eingesetzte funktionelle Messsystem basiert auf der Bestimmung der APTT in An- und Abwesenheit von APC. Inzwischen stehen Testverfahren zur Verfügung, die eine Bestimmung auch unter oralen Antikoagulanzien ermöglichen. Anhand der

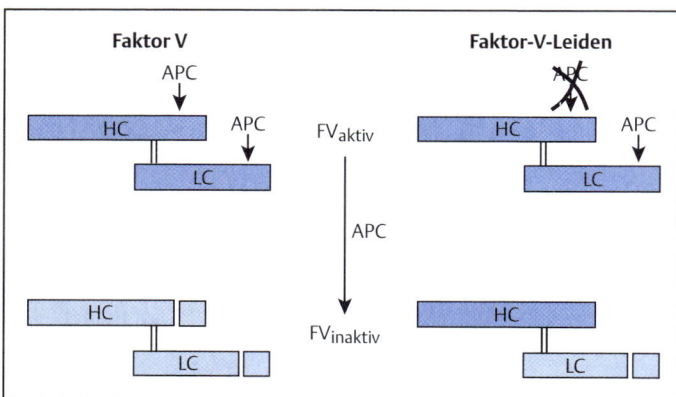

Abb. 13.**2** APC-abhängige FVa-Inaktivierung.
LC „light Chain"
HC „heavy Chain"

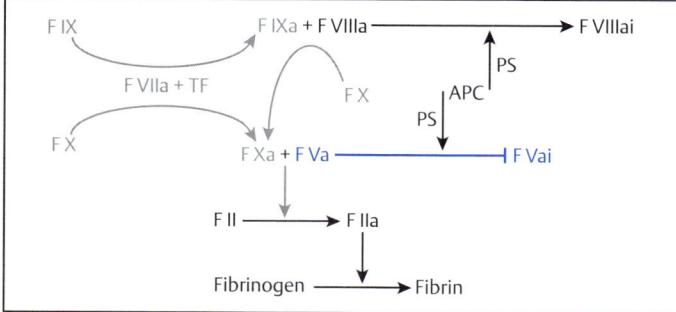

Abb. 13.**3** APC-Resistenz.
a aktiver Gerinnungsfaktor
ai inaktivierter Gerinnungs-faktor
APC aktiviertes Protein C
PS Protein S

laborspezifischen Normalwerte ist eine Unterteilung zwischen heterozygoten und homozygoten Merkmalsträgern möglich. Bei pathologischem Befund sollte eine molekulargenetische Absicherung der Diagnose erfolgen. Aus Kostengründen sollte die molekulargenetische Analytik jedoch nicht als Screeningverfahren eingesetzt und nicht mehrfach wiederholt werden.

Therapie

Entscheidend für das therapeutische Vorgehen ist der bisherige klinische Verlauf. Asymptomatische heterozygote Merkmalsträger weisen mit einer Odd's-Ratio von 4–8 nur ein gering erhöhtes Thromboserisiko auf. Dies rechtfertigt keine kontinuierliche, sondern allenfalls eine risikoadaptierte Thromboseprophylaxe. Homozygote Merkmalsträger weisen ein höheres Thromboserisiko auf. Trotzdem ist auch hier bei asymptomatischen Merkmalsträgern nur eine risikoadaptierte Thromboseprophylaxe erforderlich, da zuneh-

mend Berichte von homozygot betroffenen Individuen publiziert werden, die bis ins hohe Alter trotz durchlebter Risikosituationen keine thrombotischen Komplikationen erlebten. Das therapeutische Vorgehen bei symptomatischen Merkmalsträgern wird im Kapitel „Thrombophilie" (S. 117) beschrieben.

Hereditärer Protein-C-Mangel

Prävalenz

Ein Protein-C-(PC)-Mangel ist eine seltene Erkrankung, die in Kollektiven von Thrombophilie-Patienten mit einer Häufigkeit von etwa 4% nachweisbar ist. In der Normalbevölkerung liegt die Prävalenz bei 0,2–0,4%. Nach eigenen Untersuchungen ist ein PC-Mangel bei Thrombophilie-Patienten deutlich seltener.

Genetik und Pathophysiologie

Der PC-Mangel wird autosomal dominant vererbt. Die auftretenden Mutationsformen sind sehr heterogen und reichen von Punktmutationen bis zu ausgeprägten Deletionen.

Beim PC-Mangel ist die Regulation der Thrombinbildung gestört. Wie in Abb. 13.**4** schematisch dargestellt, wird PC durch den Thrombin-Thrombomodulin-Komplex in die aktive Form des aktivierten PC (APC) überführt. Ein Mangel an PC führt zu einer erniedrigten APC-Konzentration. Dadurch werden die Kofaktoren Va und VIIIa nicht mehr ausreichend inaktiviert.

Klinik

Bei heterozygoten Merkmalsträgern besteht eine erhöhte Thromboseneigung. In den sehr seltenen Fällen eines homozygoten PC-Mangels tritt bereits in der Neugeborenenperiode eine klinische Symptomatik in Form der Purpura fulminans auf. Diese ist gekennzeichnet durch ausgedehnte Hautnekrosen, ausgelöst durch Thrombosen der Mikrozirkulation. Die klinische Symptomatik von doppelt heterozygot betroffenen Patienten ist variabel und reicht von einer erhöhten Thromboseneigung bis zur Purpura fulminans.

Diagnostik

Nach derzeitiger Definition liegt ein hereditärer PC-Mangel vor, wenn in 2 unabhängigen Untersuchungen die PC-Aktivität jeweils unter einem Grenzwert von 60% lag und die Kriterien für eine valide Thrombophilie-Diagnostik (s. Abschnitt „Diagnostik") erfüllt sind.

Die Synthese von PC erfolgt Vitamin-K-abhängig in der Leber. Dementsprechend werden bei einem Vitamin-K-Mangel und bei Lebererkrankungen erniedrigte Werte gemessen. Eine Bestimmung der PC-Parameter während einer Therapie mit oralen Antikoagulanzien ist nicht sinnvoll, da aus den Befunden keine diagnostischen Schlüsse gezogen werden können. Zusätzlich zur PC-Aktivität kann die PC-Antigenkonzentration ermittelt werden.

Entsprechen die Aktivitätswerte den Antigenkonzentrationen liegt entweder ein partieller Syntheseausfall vor oder die Halbwertszeit des synthetisierten PC ist erniedrigt (Typ I). Liegen die Aktivitätswerte deutlich unter den Antigenwerten, spricht dies für die Synthese eines funktionell gestörten Proteins (Typ II).

Therapie

Heterozygote Merkmalsträger. Das therapeutische Vorgehen richtet sich nach der Klinik. Bei asymptomatischen, heterozygoten Mutationsträgern sollte in Risikosituationen eine medikamentöse Thromboseprophylaxe – vorzugsweise mit einem niedermolekularen Heparin – durchgeführt werden.

Bei symptomatischen, heterozygot betroffenen Merkmalsträgern wird eine Rezidivprophylaxe mit oralen Antikoagulanzien empfohlen. Die Dauer der oralen Antikoagulation ist abhängig von der Anzahl der thrombotischen Ereignisse und deren Lokalisation (s. Kapitel „Thrombophilie", S. 117).

Langsame Marcumarisierung. Bei Patienten mit PC-Mangel besteht trotz überlappender Heparintherapie ein höheres Risiko, eine marcumarinduzierte Hautnekrose zu erleiden. Deswegen sollte

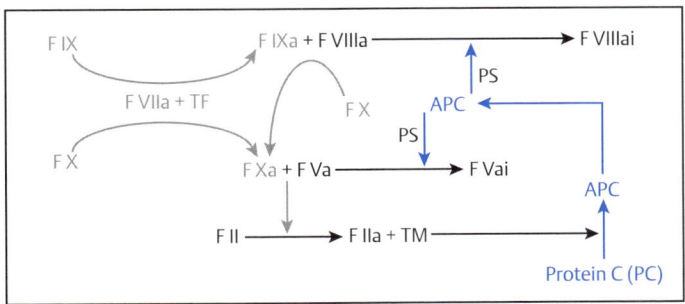

Abb. 13.**4** Protein-C-Mangel.

a	aktiver Gerinnungsfaktor
ai	inaktivierter Gerinnungsfaktor
APC	aktiviertes Protein C
PS	Protein S

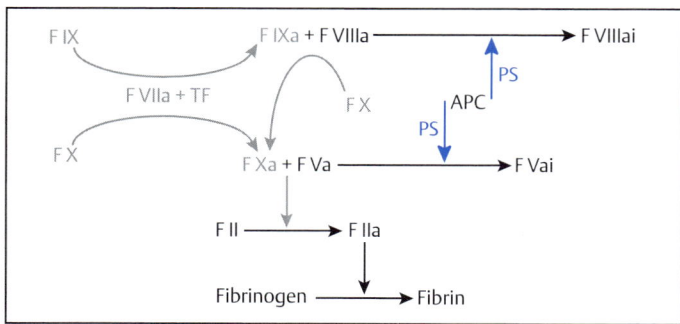

Abb. 13.**5** Protein-S-Mangel.
a   aktiver Gerinnungsfaktor
ai   inaktivierter Gerinnungs-
         faktor
APC   aktiviertes Protein C
PS   Protein S

bei diesen Patienten die Marcumardosierung in der Aufsättigungsphase eine tägliche Dosis von 2 Tabletten nicht übersteigen. Dadurch verlängert sich allerdings die Dauer der Aufsättigungsphase (s. Kapitel „Therapie mit oralen Antikoagulanzien", S. 164).

Purpura fulminans. Bei Patienten mit einer Purpura fulminans sollte parallel zur eingeleiteten systemischen Heparintherapie eine Substitution mit PC-Konzentrat (s. Kapitel „Neue Medikamente", S. 183) erfolgen. Nach Überwinden der Akutsymptomatik wird eine dauerhafte orale Antikoagulation empfohlen. Aufgrund der Seltenheit einer Purpura fulminans begründet sich diese Empfehlung auf Einzelfallberichte. Grundsätzlich sollten Patienten mit einer Purpura fulminans langfristig von spezialisierten Gerinnungszentren betreut werden.

Hereditärer-Protein-S-Mangel

Prävalenz

Die Häufigkeit eines Protein-S-(PS)-Mangels wird bei Thrombophilie-Patienten mit ca. 4% angegeben, in der Normalbevölkerung mit einer Häufigkeit von ca. 2%. Im eigenen Patientenkollektiv können derartig hohe Prävalenzzahlen nicht bestätigt werden. Möglicherweise sind die diskrepanten epidemiologischen Daten auf nicht ausreichend valide Testverfahren zurückzuführen.

Genetik und Pathophysiologie

Der PS-Mangel wird autosomal dominant vererbt. Die auftretenden Mutationsformen sind heterogen.

Protein S fungiert als Kofaktor für aktiviertes PC und kann in geringem Maße aktivierten FV durch Bildung eines 1 : 1-Komplexes neutralisieren. Im Plasma kommt PS in einer freien und einer mit C4b-Binding-Protein komplexierten Form vor. Als Kofaktor ist nur die freie Form aktiv. Bei einem Mangel an freiem PS ist die Enzymaktivität von APC durch Herabsetzung der Reaktionsgeschwindigkeit vermindert (Abb. 13.**5**). Damit wird die Thromboseneigung von Patienten mit einem PS-Mangel erklärt.

Klinik

Ein PS-Mangel liegt ab einer Verminderung des freien PS unter 60% vor. Im Vergleich mit einem heterozygoten PC-Mangel ist das relative Thromboserisiko bei Patienten mit einem heterozygoten PS-Mangel vermutlich niedriger einzustufen.

Diagnostik

Entscheidend für die Diagnosestellung eines PS-Mangels ist die Konzentration an freiem PS. Diese kann mit immunologischen Testverfahren bestimmt werden. Eine Bestimmung der PS-Aktivität ist ebenfalls möglich. Diese Verfahren sind störanfällig und können bei einer APC-Resistenz falsch pathologische Werte ergeben.

Bei Einnahme der „Pille" und in der Schwangerschaft liegen physiologischerweise erniedrigte PS-Werte vor. Da PS in der Vollblutprobe instabil ist und bereits nach 6 h Aktivitätsverluste auftreten, muss die Analytik in einem spezialisierten Zentrum durchgeführt werden. Alternativ ist ein Verschicken von tiefgefrorenem Citratplasma möglich. Wie PC wird PS Vitamin-K-abhängig synthetisiert. Eine Bestimmung unter oraler Antikoagulation ist daher nicht sinnvoll.

Therapie

Das therapeutische Vorgehen ist abhängig von der klinischen Symptomatik und wird im Kapitel „Thrombophilie" (S. 117) beschrieben.

Prothrombin-G20210A-Polymorphismus

Prävalenz

Bei Thrombophilie-Patienten liegt die Häufigkeit des Prothrombin-G20210A-Polymorphismus bei etwa 7%, in der Normalbevölkerung wird er mit 1% angegeben.

Genetik und Pathophysiologie

Der Prothrombin-G20210A-Polymorphismus ist im nicht kodierenden Anteil des Prothrombingens lokalisiert. Diese Mutation führt zur Bildung einer mRNA, die am 5'-Ende ein zusätzliches Adeninnukleotid trägt (Abb. 13.**6**). Es wird spekuliert, dass durch dieses zusätzliche Adenin die Halbwertszeit der mRNA verlängert ist und dadurch vermehrt Prothrombin synthetisiert wird. Aber nicht bei allen Patienten mit einer Prothrombin-G20210A-Mutation findet sich ein erhöhter Prothrombinspiegel.

Klinik

Bei heterozygoten Merkmalsträgern ist das Thromboserisiko auf das 2–6fache erhöht. Bei Trägern des Prothrombin-G20210A-Polymorphismus treten überproportional häufig Thrombosen im

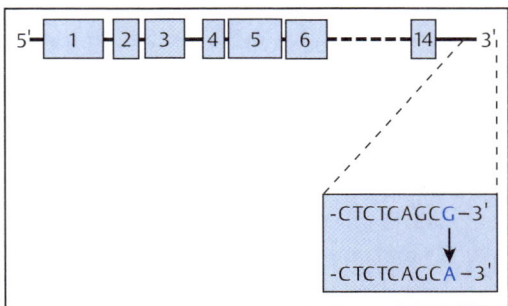

Abb. 13.**6** Position der Prothrombin-G20210A-Mutation. Exonsequenzen sind mit arabischen Ziffern markiert. Der Basenaustausch in Position 20210 ist blau markiert.

zerebrovaskulären Gefäßsystem auf. Genaue Zahlen über das Thromboserisiko bei homozygoten Merkmalsträgern liegen nicht vor.

Diagnostik

Der Prothrombin-G20210A-Polymorphismus kann ausschließlich molekulargenetisch diagnostiziert werden.

Therapie

Das therapeutische Vorgehen ist abhängig von der klinischen Symptomatik und wird im Kapitel „Thrombophilie" (S. 117) beschrieben.

Erhöhte FVIII-Aktivität

Prävalenz

Eine kontinuierliche Erhöhung der FVIII-Aktivität auf Werte über 150% ohne gleichzeitige Erhöhung des CRPs als Hinweis auf eine Akute-Phase-Reaktion tritt bei etwa 20% der Thrombophilie-Patienten auf.

Genetik und Pathophysiologie

Eine hereditäre Ursache für erhöhte FVIII-Plasmaspiegel konnte bisher nicht identifiziert werden. Es ist jedoch bekannt, dass Träger des Blutgruppenmerkmals 0 im Vergleich zu Trägern der AB-Merkmale erniedrigte FVIII-Plasmaspiegel aufweisen. Damit wird die etwas niedrigere Thromboserate bei Individuen der Blutgruppe 0 erklärt.

Der genaue pathophysiologische Mechanismus, durch den erhöhte FVIII-Aktivitätswerte thrombophil wirken, ist nicht bekannt. Möglicherweise führen erhöhte FVIII-Aktivitätswerte zu einer verstärkten Thrombinbildung.

Klinik

Bei FVIII-Konzentrationen über 200% wird für die Entwicklung einer ersten Thrombose eine Odd's Ratio von 11 angegeben. Das Risiko für eine Rezidivthrombose soll bei erhöhten FVIII-Aktivitätswerten auf eine Odd's Ratio von 45 steigen.

Diagnostik

Die Bestimmung der FVIII-Aktivität kann mit einem Mangelplasma oder im chromogenen Ansatz erfolgen (s. Kapitel „Testverfahren", S. 196).

Therapie

Das therapeutische Vorgehen ist abhängig von der klinischen Symptomatik und wird im Kapitel „Thrombophilie" (S. 117) beschrieben. Neuere Untersuchungen haben gezeigt, dass durch die Gabe eines β-Blockers (Propanolol) die FVIII-Aktivität gesenkt werden kann.

Erhöhte Aktivitäten anderer Gerinnungsfaktoren

Es kann davon ausgegangen werden, dass auch eine Erhöhung anderer Gerinnungsfaktoren zu einem thrombophilen Risiko führen kann. Dies scheint für FXI-Plasmakonzentrationen, die einen Wert von 120% überschreiten, gesichert zu sein. Die daraus abzuleitende therapeutische Konsequenz ist bisher unklar.

Hyperhomozysteinämie

Prävalenz

Eine milde Hyperhomozysteinämie mit Plasmaspiegeln zwischen 15 und 45 µmol/l wird bei Patienten mit einer Thrombophilie in einer Häufigkeit zwischen 13 und 27% gefunden.

Pathogenese und Pathophysiologie

Eine Hyperhomozysteinämie kann Folge eines Enzymdefekts sein oder durch einen Folsäure-, Vitamin-B_{12}- oder Vitamin-B_6-Mangel ausgelöst werden. Die molekularen Mechanismen, durch die eine Hyperhomozysteinämie thrombogen wirkt, sind bisher nicht identifiziert. Diskutiert wird unter anderem eine Endothelzellschädigung.

Klinik

Das individuelle Thromboserisiko wird bei einer milden Hyperhomozysteinämie auf das 3–10fache erhöht. Die Hyperhomozysteinämie ist ein Risikofaktor für arterielle thrombotische Ereignisse.

Diagnostik

Die Bestimmung der Homozysteinkonzentration erfolgt aus EDTA-Plasma. Im Idealfall sollte das Blut bis zur Plasmagewinnung bei 4 °C gelagert oder unmittelbar nach Abnahme zentrifugiert werden.

Therapie

Eine Hyperhomozysteinämie kann in vielen Fällen auf einen Mangel an Folsäure und/oder der Vitamine B_{12} und B_6 zurückgeführt werden. Daher besteht ein therapeutischer Ansatz in der Substitution dieser Vitamine. Es wird eine tägliche Zufuhr von 1 mg Folsäure, 10 mg Vitamin B_6 und 400 µg Vitamin B_{12} empfohlen. Die Homozysteinplasmaspiegel sollten etwa 4 Wochen nach Vitaminsubstitution kontrolliert werden. Haben sich die Werte normalisiert, sollte die Vitaminsubstitution dauerhaft fortgeführt werden. Haben sich die

Werte nicht normalisiert, ist eine weitere Vitaminsubstitution überflüssig.

Generell ersetzt nach einer Thrombose die Vitaminsubstitution eine orale Antikoagulation nicht.

Antiphospholipid-Antikörper

Definition

Antiphospholipid-Antikörper repräsentieren eine heterogene Gruppe von Autoantikörpern gegen Phospholipid-Protein-Komplexe. Als Lupus-Antikoagulanzien wird eine Untergruppe von Antiphospholipid-Antikörpern bezeichnet, deren Auftreten mit einer Verlängerung von phospholipidabhängigen Gerinnungstests verbunden ist.

Prävalenz

Bei Thrombophilie-Patienten finden sich Antiphospholipid-Antikörper in einer Häufigkeit bis zu 30%, in der Normalbevölkerung liegt die Zahl zwischen 5 und 15%. Von den Thrombophilie-Patienten mit Antiphospholipid-Antikörpern haben etwa 50–70% eine Lupus-Antikoagulans-Aktivität, in der Normalbevölkerung ist bei positivem Antiphospholid-Antikörperbefund dieser Anteil sehr gering. Die verfügbaren Zahlen weisen eine starke Schwankung auf, da es sich um eine erworbene Gerinnungsstörung handelt und eine erhebliche Abhängigkeit vom untersuchten Patientenkollektiv besteht. Außerdem sind die eingesetzten Testsysteme sehr heterogen.

Pathogenese und Pathophysiologie

Die zur Bildung von Antiphospholipid-Antikörpern führenden pathogenetischen Mechanismen sind bisher nicht geklärt. Auch die Frage, warum Antiphospholipid-Antikörper einen thrombophilen Risikofaktor darstellen, kann nicht eindeutig beantwortet werden. Eine mögliche Erklärung ist eine erworbene APC-Resistenz oder eine Beeinträchtigung der antikoagulatorischen Funktionen von Endothelzellen.

Klinik

Das Auftreten von Antiphospholipid-Antikörpern ist mit einem erhöhten Risiko von venösen und arteriellen Thrombosen und einer erhöhten Inzidenz von Aborten verbunden. Ferner besteht eine Korrelation zwischen Lupus-Antikoagulanzien und primär nicht ischämisch erklärbaren neurologischen Erkrankungen wie beispielsweise der Migräne. Die Bedeutung dieser Korrelation und die daraus zu ziehenden therapeutischen Konsequenzen sind derzeit noch unklar. Darüber hinaus können in seltenen Fällen kutane Manifestationen wie eine Livedo racemosa auftreten.

Kommt es zu einem der beschriebenen Symptome (Tab. 13.**2**) beim gleichzeitigen Nachweis von Antiphospholipid-Antikörpern liegt ein Antiphospholipid-Syndrom (APS) vor. Eine Korrelation zwischen der klinischen Symptomatik und dem Antikörpertiter besteht nicht.

Sekundäres APS. Treten Antiphospholipid-Antikörper in Zusammenhang mit anderen Autoimmunerkrankungen auf, spricht man von einer sekundären Form. Besonders häufig finden sich Antiphospholipid-Antikörper mit einer Lupus-Antikoagulans-Charakteristik bei Patienten mit einem Lupus erythematodes (ca. 30%). Auch bei dem sehr selten auftretenden Sneddon-Syndrom sind Lupus-Antikoagulanzien nachweisbar. Da Antiphospholipid-Antikörper auch Erstsymptom von Autoimmunerkrankungen sein können, wird bei Erstdiagnose dieser Antikörper eine Autoimmundiagnostik empfohlen.

Tabelle 13.**2** Symptome des Antiphospholipidantikörper-Syndroms (APS)

► Venöse Thrombosen
► Arterielle Thrombosen
  – Extremitätenarterienverschlüsse
  – juveniler Myokardinfarkt
  – ischämischer Hirninfarkt
► Abortneigung
► Thrombozytopenie
► Vaskulitiden
► Livedo racemosa

Antiphospholipid-Antikörper im Kindesalter. Im Kindesalter ist das Auftreten von Antiphospholipid-Antikörpern in der Mehrzahl der Fälle nicht mit dem Auftreten einer klinischen Symptomatik verbunden.

Verlauf. Der Verlauf der Antiphospholipid-Antikörperspiegel kann schwankend sein und ist nicht anhand von Laborparametern vorhersagbar. Über Jahrzehnte sich nicht verändernde Antikörperspiegel sind genauso möglich wie Spontanremissionen oder ein drastischer Anstieg der Antiphospholipidantikörpertiter innerhalb eines kurzen Zeitraums.

„Catasthrophic antiphospholipid Syndrom". Eine besonders schwere Verlaufsform des APS stellt das „catasthrophic antiphospholipid Syndrom" dar. Bei dieser Erkrankung kann die Thromboseneigung trotz antikoagulatorischer und zytostatischer Therapie innerhalb kurzer Zeit zum Tode führen.

Diagnostik

Indikationen. Die Antiphospholipid-Antikörper-Diagnostik sollte bei Patienten mit folgenden Erkrankungen durchgeführt werden:
► Verdacht einer Thrombophilie,
► unklare Aborte,
► arterielle Thrombosen ohne Nachweis arteriosklerotischer Veränderungen,
► Autoimmunerkrankungen mit Gefäßbeteiligung.

Das Auftreten von Lupus-Antikoagulanzien kann zu einer Verlängerung von phospholipidabhängigen Gerinnungstests führen. Daher wird eine Diagnostik von Antiphospholipid-Antikörpern auch bei unklaren APTT-Verlängerungen, einer anderweitig nicht erklärbaren Erniedrigung des Quick-Werts (insbesondere bei Einsatz vom rekombinant hergestellten Thromboplastinreagenzien) und bei gleichzeitiger Erniedrigung von mehreren Einzelfaktoren empfohlen.

Testverfahren. Der Nachweis von Antiphospholipid-Antikörpern erfolgt immunologisch mit einem ELISA. In kommerziell erhältlichen ELISA-Kits sind verschiedene Phospholipide und phospholipidbindende Proteine die Antigenkomponente. Hierzu zählen das Cardiolipin, Phosphatidylserin, eine Mischung von verschiedenen Phospholipiden oder das phospholipidbindende Protein β_2-Glykoprotein. Da diese Phospholipide zum Teil über gemeinsame oder sehr ähnliche Antigenstrukturen verfügen, besteht eine hohe Kreuzreaktivität. Eine eindeutige Korrelation zwischen unterschiedlichen Antikörpersubtypen und klinischen Manifestationsformen besteht nicht. Zum sicheren Nachweis von Antiphospholipid-Antikörpern sollten 2 ELISA-Verfahren mit unterschiedlicher Antigenstruktur kombiniert werden.

Ein Nachweis von Lupus-Antikoagulanzien ist nur mit funktionellen Testverfahren möglich. Das Prinzip dieser Testverfahren beruht auf einer Limitierung des Anteils von gerinnungsaktiven Phospholipiden. In Anwesenheit von Lupus-Antikoagulanzien kommt es zu einer Verlängerung der Gerinnungszeiten, die durch Zugabe von Phospholipiden wieder verkürzt werden können.

Diagnosestellung. Zur sicheren Diagnose eines Antiphospholipid-Syndroms müssen die Antikörper in 2 Blutproben in einem zeitlichen Abstand von mindestens 14 Tagen nachgewiesen werden. Bei diskrepanten Befunden und wiederholt im Graubereich liegenden Befunden sind Kontrollen im Abstand von 14 Tagen erforderlich. Da die Höhe des Antikörpertiters nicht mit dem Thromboserisiko korreliert, sind auch im Grenzwertbereich liegende positive Befunde therapierelevant. Dies gilt nicht für grenzwertige IgM-Werte, da hier die Testsysteme im Grenzbereich nicht valide sind.

Therapie

Das therapeutische Vorgehen ist abhängig von der klinischen Symptomatik und nicht von den Laborparametern.

Venöse Thrombose. Nach einem venösen thrombotischen Ereignis wird eine orale Antikoagulation mit einem Ziel-INR zwischen 2 und 3 empfohlen (Abb. 13.**7**). Dieser INR-Bereich gilt unter der Voraussetzung, dass die vorhandenen Antiphospholipid-Antikörper nicht mit der INR-Bestimmung interferieren. Dies kann durch die Bestimmung der Aktivität eines Einzelfaktors wie

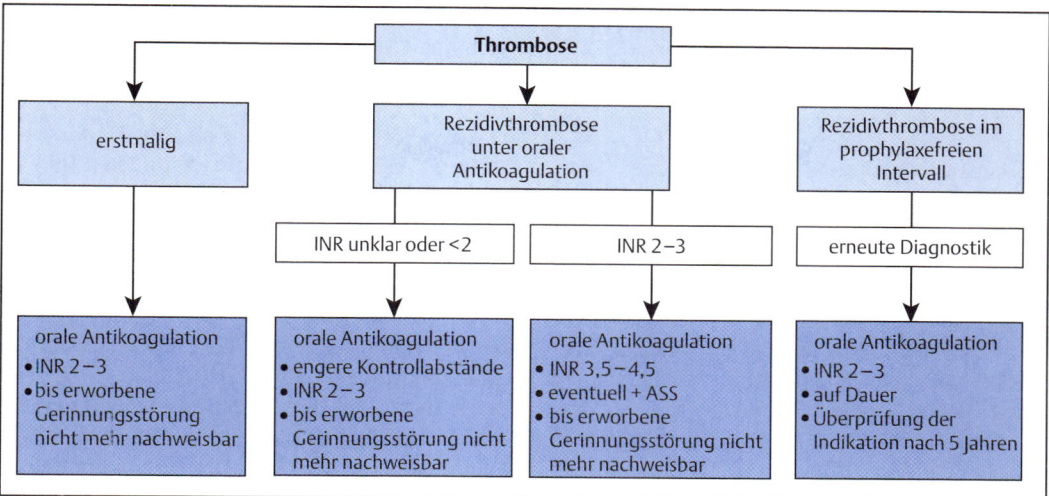

Abb. 13.**7** Rezidivprophylaxe beim Antiphospholipid-Antikörper-Syndrom.

z.B. FX oder Thrombin im chromogenen Testverfahren überprüft werden. Bei einem therapeutischen INR-Bereich zwischen 2 und 3 liegt die FX- oder FII-Aktivität unter 20%.

Die orale Antikoagulation sollte solange fortgeführt werden, bis die Antiphospholipid-Antikörper bei 2 Untersuchungsterminen im Abstand von je 3 Monaten nicht mehr nachweisbar sind. Wenn eine Rezidivthrombose während der Phase der oralen Antikoagulation auftritt, sollte die orale Antikoagulation auf einen INR-Zielwertbereich zwischen 3,5 und 4,5 gesteigert werden.

Arterielle Thrombose. Die Therapieempfehlung nach arterieller Thrombose leitet sich von Einzelfallberichten ab. Es sollte eine orale Antikoagulation mit einem INR-Zielwertbereich zwischen 2 und 3 eingeleitet werden. Bei einem Rezidiv unter oraler Antikoagulation wird zusätzlich ein Thrombozytenfunktioshemmer verabreicht. Ähnlich wie bei der venösen Thrombose sollte die Antikoagulation bis zum Erreichen einer stabilen Remission fortgeführt werden. Im Anschluss sollte eine Sekundärprophylaxe mit einem Thrombozytenfunktionshemmer eingeleitet werden.

Schwangerschaft. Die Abortneigung kann durch die Kombination einer antikoagulatorischen mit einer antiaggregatorischen Therapie signifikant gesenkt werden. Unmittelbar nach Feststellen der Schwangerschaft sollte ein niedermolekulares He-

parin in der zur Thromboseprophylaxe bei mittlerem Risiko üblichen Dosierung verabreicht werden. Zusätzlich erfolgt eine antiaggregatorische Therapie mit 100 mg ASS täglich. Zur Dauer der Therapie s. Kapitel „Schwangerschaft und Thrombophilie" (S. 122).

Nicht in jedem Einzelfall kann eine klare Kausalität zwischen einem einmalig erhöht gemessenen Antiphospholipid-Antikörperspiegel wie z.B. Anti-Cardiolipin und Aborten abgeleitet werden. In diesen Fällen sollte zunächst eine Monotherapie mit einem niedermolekularen Heparinpräparat versucht werden. Als Zielwert gilt ein anti-FXa-Spiegel zwischen 0,3 und 0,5.

Symptomlose persistierende Antiphospholipid-Antikörper. Bei Nachweis von persistierenden Antiphospholipid-Antikörpern ohne klinische Symptomatik muss die Entscheidung zur Therapie in jedem Einzelfall überprüft werden. Für eine Antikoagulation spricht das Vorliegen eines Lupus-Antikoagulans und einer zusätzlichen thrombophilen Risikokonstellation. Gegen eine Antikoagulation spricht das Vorliegen eines funktionell nicht aktiven Antikörpers und fehlende thrombophile Risikokonstellationen.

Heparininduzierte Thrombozytopenie (HIT)

Definition

Die heparininduzierte Thrombozytopenie (Synonym: HIT-Typ II) ist eine schwerwiegende Nebenwirkung einer Heparintherapie. Betroffene Patienten bilden Antikörper, die heparinabhängig Thrombozyten aktivieren. Diese intravasale Thrombozytenaktivierung erhöht das Risiko für die Ausbildung von arteriellen und venösen Thrombosen und führt durch den Verbrauch von Thrombozyten zu einer Thrombozytopenie.

Pathophysiologie

Heparin ist ein stark negativ geladenes Molekül. Nach Applikation bildet es mit einer Reihe von positiv geladenen Plasmaproteinen wie z.B. Plättchenfaktor 4 (PF4) Komplexe. PF4 findet sich in den α-Granula der Thrombozyten und wird von diesen während der Aktivierung freigesetzt. Das Molekül besteht aus 4 identischen Untereinheiten, die jeweils Heparinmoleküle binden, sodass vielfach vernetzte Heparin-PF4-Komplexe entstehen. Bei der heparininduzierten Thrombozytopenie bilden die meisten Patienten Antikörper gegen Heparin-PF4-Komplexe. HIT-typische Antikörper binden an die Heparin-PF4-Komplexe und können über ihre F_C-Teile zusätzlich an den thrombozytären F_C-Rezeptor binden. Aufgrund der Größe des entstandenen Komplexes können mehrere F_C-Rezeptoren der Thrombozytenmembran gleichzeitig besetzt werden. Dies führt wahrscheinlich zusammen mit den Ladungsphänomenen der Komplexe zu einer Aktivierung der Thrombozyten (Abb. 13.**8**).

Die geringere Häufigkeit einer HIT beim Einsatz von niedermolekularen Heparinen wird mit dessen kürzeren Molekülketten und der schwächeren negativen Ladung erklärt. Dadurch entstehen kleinere Heparin-PF4-Komplexe, die wahrscheinlich weniger immunogen sind.

Mit der Bindung des Heparins an die Thrombozytenmembran wird die heparininduzierte Thrombozytopenie vom Typ I erklärt. Diese klinisch nicht relevante Heparinnebenwirkung ist durch einen geringgradigen Thrombozytenabfall von etwa 10% des Ausgangswerts unmittelbar nach Heparinapplikation charakterisiert. Ausgelöst wird der Thrombozytenabfall durch die direkte Interaktion von Heparin mit der Thrombozytenmembran, die besonders die Halbwertszeit von älteren Thrombozyten verkürzt.

Klinik

Die HIT tritt typischerweise 5–23 Tage mit einem Häufigkeitsgipfel zwischen dem 7. und 15. Tag nach Beginn einer Heparinbehandlung, in seltenen Fällen auch später. Die Latenzzeit erklärt sich durch den zugrunde liegenden immunologischen Pathomechanismus. Zur klinischen Symptomatik der HIT gehört eine relative oder absolute Thrombozytopenie und ein erhöhtes Thromboserisiko (Tab. 13.**3**).

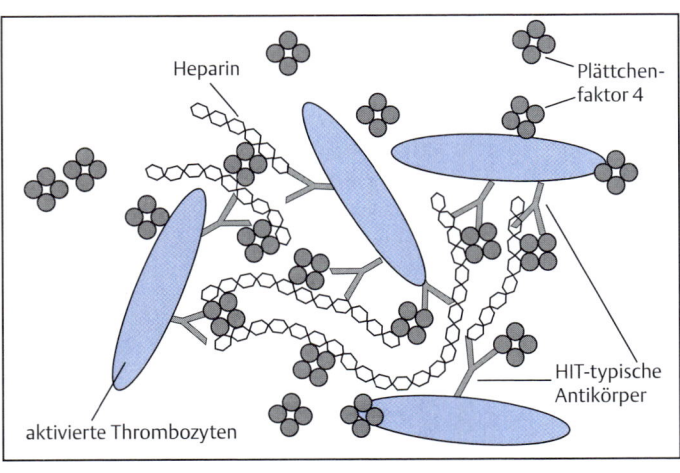

Heparin

Plättchenfaktor 4

HIT-typische Antikörper

aktivierte Thrombozyten

Abb. 13.**8** Pathophysiologie der heparininduzierten Thrombozytopenie.

Tabelle 13.**3** Symptome einer heparininduzierten Thrombozytopenie

Labor
- ▶ Thrombozytopenie
  - – absolut: < 100.000/µl
  - – relativ: < 50% des Ausgangswerts, diskreter kontinuierlicher Abfall über 3 Tage

- ▶ Gerinnungsaktivierung
  - – erhöhte D-Dimer-Werte
  - – erhöhtes Prothrombinfragment 1.2

Klinik
- ▶ Thromboembolische Komplikationen
  - – venös (tiefe Beinvenenthrombose und Lungenembolie häufig)
  - – arteriell

- ▶ Fehlende Blutungszeichen trotz großer Wundflächen

Thrombozytopenie. Bei der absoluten Thrombozytopenie unterschreiten die Thrombozytenzahlen einen Wert von 100.000/µl, typischerweise liegen sie zwischen 30.000 und 50.000/µl. Werte unter 10.000/µl sind eher untypisch. Eine relative Thrombozytopenie liegt vor, sofern die Thrombozytenzahlen einen Wert von 50% des Ausgangswertes unterschreiten. Unabhängig von diesen Definitionen kann auch ein über 3 Tage andauernder diskreter Thrombozytenabfall im Verlauf einer Heparintherapie für eine HIT sprechen.

Thromboserisiko. Trotz der Thrombozytopenie zeigen HIT-Patienten auch nach größeren operativen Eingriffen oder Verletzungen keine Blutungszeichen. Im Gegenteil besteht ein hohes Risiko zur Entwicklung von thromboembolischen Komplikationen. Am häufigsten kommt es zur Ausbildung von tiefen Beinvenenthrombosen und konsekutiven Lungenembolien. Auch arterielle Verschlüsse werden beobachtet. Als Zeichen der Gerinnungsaktivierung kommt es zu einem Anstieg der Aktivierungsparameter wie z.B. dem D-Dimerwert.

Heparinabhängigkeit der Symptomatik. Die Thrombozytopenie und das Auftreten von thromboembolischen Komplikationen ist eng an die Heparingabe gekoppelt. Nach Absetzen von Heparin kommt es innerhalb weniger Tage zur Normalisierung der Thrombozytenzahlen.

Warnzeichen. Warnsymptome einer beginnenden HIT können Hautrötungen an der Einstichstelle der Heparininjektion und ein unverhältnismäßig hoher Heparinbedarf zum Erreichen einer therapeutischen Wirkung sein.

Diagnostik

Besteht der klinische Verdacht einer HIT, wird die Diagnose durch den Nachweis eines heparinabhängigen und thrombozytenaktivierenden Antikörpers aus dem Patientenserum bestätigt. Dazu stehen immunologische und funktionelle Testverfahren zur Verfügung, die in Form einer Stufendiagnostik eingesetzt werden.

Screeningtest. Nach Stellung der Verdachtsdiagnose wird zunächst ein Screeningtest durchgeführt, in der Regel ein immunologischer Test zum Nachweis von Antikörpern gegen den Heparin-PF4-Komplex. Da von diesem Test auch Antikörper erfasst werden, die zwar Komponenten des Heparin-PF4-Komplexes erkennen, tatsächlich aber zu keiner Thrombozytenaktivierung führen, sollte im Fall eines positiven Testergebnisses ein funktioneller Bestätigungstest durchgeführt werden.

Funktioneller Test. Funktionelle Testverfahren arbeiten mit gewaschenen Thrombozyten und messen die heparinabhängige Thrombozytenaktivierung in Anwesenheit von Patientenserum. Im funktionellen Test können durch Einsatz von verschiedenen Heparinen und Heparinoiden Kreuzreaktivitäten erkannt oder ausgeschlossen werden. In seltenen Fällen wird ein HIT-typischer Antikörper von den Screeningtests nicht erkannt. Bei dringendem klinischen Verdacht kann es daher sinnvoll sein, auch bei negativem Screeningtest einen funktionellen Test durchzuführen.

Tabelle 13.**4** Bewertung der HIT-Diagnostik

Diagnose HIT	immunologischer Nachweis	funktioneller Nachweis	Thrombozytenanstieg nach Umstellung
Sicher	positiv	positiv	positiv
Wahrscheinlich	positiv	positiv	negativ
	positiv	negativ	positiv
	negativ	positiv	positiv
Unwahrscheinlich	positiv	negativ	negativ
	negativ	positiv	negativ
Ausgeschlossen	negativ	negativ	negativ

Bewertung. Da keines der zur Zeit zur Verfügung stehenden Testverfahren eine HIT mit Sicherheit beweisen oder ausschließen kann, muss der klinische Verlauf in die diagnostische Bewertung einbezogen werden (Tab. 13.**4**).

Bei positivem Screeningtest gilt die Diagnose der HIT als gesichert, wenn der funktionelle Test ebenfalls HIT-Antikörper nachweist und nach Umstellung auf ein alternatives Antikoagulans ein Thrombozytenanstieg erfolgt. Erfolgt bei gleicher Konstellation kein Thrombozytenanstieg, liegt mit hoher Wahrscheinlichkeit eine weitere Thrombozytopenieursache vor. Die Diagnose HIT gilt als sehr wahrscheinlich, kann aber nicht mit letzter Sicherheit bestätigt werden.

Ergibt der Screeningtest ein positives Ergebnis und der funktionelle Test einen negativen Befund, kann eine HIT in der Regel ausgeschlossen werden. Diagnostisch hilfreich ist die Beurteilung des Thrombozytenverlaufs nach Umstellung der Antikoagulation. Kam es zu einem Thrombozytenanstieg, gilt trotz negativem funktionellen Test eine HIT als wahrscheinlich. Kam es zu keinem Anstieg, kann eine HIT ausgeschlossen werden. Diese Konstellation ist im klinischen Alltag häufig.

Besteht der dringende Verdacht auf das Vorliegen einer HIT, wird trotz negativem Screeningtest eine funktionelle Austestung durchgeführt und eine alternative Antikoagulation eingeleitet.

Differenzialdiagnosen

Wie bei jeder Thrombozytopenie muss auch im Fall einer HIT vor weiteren diagnostischen Maßnahmen eine EDTA-induzierte Pseudothrombozytopenie ausgeschlossen werden. Differenzialdiagnosen der HIT sind:

- infektassoziierte Thrombozytopenien,
- Bildungs- und Umsatzstörungen im Rahmen von schweren Allgemeinerkrankungen wie z.B. einer Sepsis,
- medikamentenassoziierte Thrombozytopenien,
- andere immunologisch bedingte Thrombozytopenien.

Da alle oben aufgeführten Thrombozytopenieformen mit einem erhöhten Blutungsrisiko assoziiert sind, spricht das Auftreten von Blutungssymptomen primär gegen eine HIT.

Häufigkeit

Es besteht ein deutlicher Unterschied in der Häufigkeit des Auftretens der klinisch manifesten HIT und von HIT-typischen Antikörpern. Außerdem ist die Häufigkeit abhängig von der Art des eingesetzten Heparins und dem Patientenkollektiv. Bei unfraktioniertem Heparin kommt es mit einer Häufigkeit von mehr als 10% zu HIT-typischen Antikörpern, aber nur in ca. 1% zu einer klinisch manifesten HIT. Bei multimorbiden Patienten und bei häufiger Heparinreexposition können diese Zahlen noch überschritten werden. Signifikant niedrigere Häufigkeiten (< 0,1%) werden beim Einsatz von niedermolekularem Heparin beobachtet. Daher sollte unfraktioniertes Heparin heute nur noch bei Indikationen gegeben werden, in denen ein Einsatz von niedermolukularen Heparinen nicht möglich oder eine kurze Halbwertszeit erforderlich ist.

Therapie

Unbehandelt ist das Auftreten einer HIT mit einer hohen Morbidität und besonders bei schwer kranken Patienten mit einer hohen Mortalität verbunden. Ziel des therapeutischen Vorgehens ist es, thromboembolische Komplikationen zu vermeiden. Hierzu muss der immunologische Prozess durch Absetzen des Heparins unterbrochen und die Gerinnungsaktivierung durch Einsatz eines alternativen Antikoagulans blockiert werden.

Als alternative Antikoagulanzien stehen das Heparinoid Danaparoid und der Thrombininhibitor Hirudin zur Verfügung. Beide Substanzen unterscheiden sich hinsichtlich ihres Wirkungs- und Nebenwirkungsspektrums.

Danaparoid. Danaparoid ist eine heparinähnliche Substanz mit hohem antikoagulatorischen Potenzial. Nachteile liegen in der langen Halbwertszeit, einem fehlenden Antidot und der möglichen Kreuzreaktivität mit HIT-Antikörpern. Die Rate klinisch relevanter Kreuzreaktionen liegt unter 10%. Eine Überwachung der Danaparoid-Plasmaspiegel ist nur durch Bestimmung der anti-FXa-Einheiten möglich. Zur Vermeidung von Blutungskomplikationen als Folge von Fehldosierungen sollte die systemische Antikoagulation mit Danaparoid anti-FXa-adjustiert erfolgen (Dosierungen s. Kapitel „Medikamente", S. 159). Wird Danaparoid als alternatives Antikoagulans eingesetzt, ist eine engmaschige Kontrolle der Thrombozytenzahlen zur frühzeitigen Erkennung einer Kreuzreaktion erforderlich.

Hirudin. Hirudin ist ein thrombinspezifischer Inhibitor, der aufgrund seiner Proteinstruktur keine Kreuzreaktivitäten mit HIT-Antikörpern aufweist. Nachteile von Hirudin sind seine ausschließlich renale Elimination und seine geringe therapeutische Breite. Dadurch kann es bei Patienten mit eingeschränkter Nierenfunktion zu Überdosierungen mit gefährlichen Blutungskomplikationen kommen (Dosierung s. Kapitel „Medikamente", S. 161).

Niedermolekulare Heparine. Niedermolekulare Heparine sind aufgrund ihrer hohen Kreuzreaktivität ungeeignet.

Orale Antikoagulation. Eine orale Antikoagulation sollte nicht in der Akutphase der HIT eingeleitet werden, da es in der Initialphase der oralen Antikoagulation zu einer zusätzlichen Gerinnungsaktivierung kommen kann (s. Kapitel „Medikamente", S. 164).

Zur alternativen Antikoagulation

Eine Indikation zur sofortigen Umstellung auf ein alternatives Antikoagulans besteht in folgenden Situationen:
► klinischer HIT-Verdacht und positiver HIT-Test,
► thrombotische Komplikationen trotz Heparintherapie im therapeutischen Bereich,
► massiver und anderweitig nicht erklärbarer Thrombozytenabfall ohne Blutungszeichen, aber mit Zeichen einer Gerinnungsaktivierung (D-Dimer),
► anamnestisch bekannte HIT.

Bei isoliertem Thrombozytenabfall ohne gleichzeitige Zeichen einer Gerinnungsaktivierung (pathologischer D-Dimer) kann in der Regel das Ergebnis des Screeningtests abgewartet werden, sofern dieses innerhalb von 24 h vorliegt. Andernfalls ist eine Umstellung erforderlich.

Therapeutische Antikoagulation. Hirudin und Danaparoid können in der HIT-Therapie sowohl in therapeutischer als auch prophylaktischer Dosierung eingesetzt werden. Eine Indikation zur therapeutischen Antikoagulation besteht bei:
► akuten Thrombosen,
► einer Grunderkrankung, die eine Antikoagulation unabhängig von der HIT erfordert.

Prophylaktische Antikoagulation. Eine Indikation zur prophylaktischen Antikoagulation besteht beim Nachweis einer akuten HIT ohne thromboembolische Komplikationen und ohne anderweitiger Indikation zur therapeutischen Antikoagulation.

Dialyse und operative Eingriffe bei HIT

Grundsätzlich sind alle Verfahren, die eine spezielle Antikoagulation erfordern (Hämodialyse, Hämofiltration, interventionelle kardiologische Eingriffe, etc.) mit Hirudin oder Danaparoid durchführbar (Dosierung s. Kapitel „Medikamente", S. 159 und 161).

Einen Sonderfall sind HIT-Patienten, die sich einem kardiochirurgischen Eingriff unterziehen müssen. Hier konnte gezeigt werden, dass bei ausschließlich anamnestisch bekannter HIT für die Phase des operativen Eingriffs Heparin gefahrlos eingesetzt werden kann, wenn in der postoperativen Phase die weitere Antikoagulation mit Hirudin oder Danaparoid erfolgt. Durch Vermeidung einer Hirudinantikoagulation während der Phase des Einsatzes der Herz-Lungen-Maschine können postoperative Blutungskomplikationen vermieden werden. Neuere Daten zeigen, dass wahrscheinlich auch in der Akutphase der HIT ein kurzfristiger Einsatz von Heparin in der Herz-Lungen-Maschine möglich ist. In diesen Fällen sollte präoperativ Kontakt mit einem spezialisierten Zentrum aufgenommen werden.

Nicht gesicherte, endogene thrombophile Risikofaktoren

Zur Gruppe der möglichen, aber nicht gesicherten Risikofaktoren werden alle Mutationen gezählt, die in Einzelfällen mit der Entwicklung von thromboembolischen Ereignissen in Verbindung gebracht wurden. Der Stellenwert dieser Risikofaktoren ist in epidemiologischen Studien bisher weder gesichert noch bestätigt worden. Außerdem werden zur Gruppe der möglichen endogenen Risikofaktoren auch Faktoren gerechnet, deren Fehlfunktion theoretisch zu einer Thrombophilie führen könnte, ohne dass bisher eine entsprechende Mutation identifiziert worden wäre.

Hereditärer Plasminogenmangel

Prävalenz

Der Plasminogenmangel ist eine seltene Erkrankung. Genaue Angaben zur Häufigkeit eines heterozygoten oder homozygoten Plasminogenmangels existieren nicht.

Genetik und Pathophysiologie

Der Plasminogenmangel wird autosomal dominant vererbt. Möglicherweise führt ein Plasminogenmangel zu einer verminderten Plasminbildung. Die dadurch gestörte Fibrinolyse könnte einen thrombosefördernden Mechanismus darstellen. Gegen diese Annahme spricht die Beobachtung, dass in Familien mit einem Plasminogenmangel jeweils nur die Indexpatienten Thrombosen entwickelt haben, während andere Familienmitglieder mit gleichem Mutationstyp keine thrombotischen Ereignisse aufwiesen. Dies lässt eine andere Ursache als den Plasminogenmangel als Auslöser vermuten oder ordnet dem Plasminogenmangel eine Kofaktorfunktion zu.

Klinik

Von einem homozygoten Plasminogenmangel betroffene Patienten zeigen bereits in der Neonatalperiode Symptome wie eine pseudomembranöse Konjunktivitis, einen Hydrozephalus, eine erhöhte Viskosität des Bronchialsekrets und Wundheilungsstörungen. Patienten mit einem heterozygoten Plasminogenmangel haben möglicherweise ein erhöhtes Risiko, venöse Thrombosen zu entwickeln.

Diagnostik

Nach Aktivierung von Plasminogen zu Plasmin, kann die Plasminaktivität im Plasma in einem chromogenen Testansatz gemessen werden. Bei einem heterozygoten Plasminogenmangel liegt die Plasminogenaktivität unter 60%. Bei Patienten mit homozygotem Plasminogenmangel ist keine Plasminogenaktivität nachweisbar.

Die Therapie des homozygoten Plasminogenmangels erfolgt durch Plasmasubstitution, da ein Plasminogenkonzentrat nicht zur Verfügung steht. Beim heterozygoten Plasminogenmangel ist alleine die klinische Symptomatik ausschlaggebend.

Dysfibrinogenämie

Ist die Plasminspaltstelle des Fibrinogenmoleküls von einer Mutation betroffen, wird ein Fibrin mit eingeschränkter Plasminsensitivität gebildet. Eine solche Form der Dysfibrinogenämie wurde bisher in einigen Fällen als möglicher thrombophiler Risikofaktor identifiziert. Der Erbgang ist autosomal dominant. Die Diagnosestellung ist nur durch den Nachweis einer verminderten plasmininduzierten Fibrinolyse des gebildeten Fibringerinnsels oder durch den Nachweis einer eingeschränkten t-PA-Kofaktorfunktion des Fibrins möglich. Eine Erniedrigung der Fibrinogenkonzentration oder eine Verlängerung der Thrombinzeit ist nicht obligat.

Plasminogenaktivator-Inhibitor-1 (PAI-1) und tissue-type Plasminogen Aktivator (t-PA)

Der PAI-1 reguliert die Aktivität von t-PA. Theoretisch können erhöhte PAI-1-Plasmaspiegel zu einer verminderten t-PA-Aktivität und dadurch zu einer eingeschränkten Fibrinolyse führen. Eine Assoziation zwischen erhöhten PAI-1-Plasmaspiegeln und dem Auftreten von Thrombosen könnte bisher nicht nachgewiesen werden.

Gleiches gilt für eine verminderte t-PA-Konzentration. Auch konnte bisher keine Mutation im t-PA-Molekül nachgewiesen werden, die mit einer Thromboseneigung einhergeht.

Tissue Factor Pathway Inhibitor (TFPI)

TFPI inaktiviert FXa und nach Komplexbildung mit FXa auch die enzymatische Aktivität des FVIIa-TF-Komplexes. Eine verminderte TFPI-Aktivität würde die Regulation der TF-abhängigen Gerinnungsaktivierung stören und könnte dadurch thrombo-

gen wirken. Untersuchungen der TFPI-Aktivität in Kollektiven von Thrombophilie-Patienten haben jedoch keine signifikanten Unterschiede zu den Aktivitätswerten in Normalkollektiven gezeigt. In Position 151 des TFPI-Moleküls wurde ein Prolin-zu-Leucin-Polymorphismus identifiziert, der mit dem Auftreten von Thrombosen korrelierte. Dies konnte in nachfolgenden Untersuchungen jedoch nicht bestätigt werden.

Heparin-Kofaktor II

Vergleichbar mit Antithrombin bildet Heparin-Kofaktor II einen kovalenten Komplex mit FXa und inaktiviert dadurch dessen enzymatische Aktivität. Im Unterschied zum Antithrombin kann Heparin-Kofaktor II Thrombin aber nicht inaktivieren. Verminderte Heparin-Kofaktor-II-Aktivitäten wurden bei Thrombophilie-Patienten beschrieben und entsprechende Mutationen identifiziert. Bisher konnten jedoch keine Unterschiede in der Häufigkeit heterozygoter Individuen in Normalkollektiven und Kollektiven von Patienten mit Thrombophilie nachgewiesen werden. Möglicherweise stellt eine verminderte Heparin-Kofaktor-II-Aktivität einen verstärkenden Faktor bei Vorliegen eines thrombophilen Risikofaktors dar.

Thrombomodulin

Durch die Bindung von Thrombin an Thrombomodulin verliert Thrombin seine prokoagulatorischen Eigenschaften und wird zum Protein-C-Aktivator. Es ist deswegen vorstellbar, dass eine verminderte Thrombomodulin-Aktivität durch eine Störung des Protein-C-Systems eine Thrombophilie auslösen kann. Mutationen im Thrombomodulin-Gen konnten in einer Familie und bei wenigen Individuen mit einer Thromboseneigung nachgewiesen werden. In systematischen populationsgenetischen Untersuchungen konnte bisher jedoch keine Mutation als thrombophiler Risikofaktor identifiziert werden. Untersuchungen mit Knockout-Mäusen zeigen, dass heterozygot defiziente Tiere eine erhebliche Thromboseneigung aufweisen und homozygote Tiere nicht lebensfähig sind. Möglicherweise führt bereits ein heterozygoter Thrombomodulin-Mangel beim Menschen zu einer letalen Thromboseneigung.

Thrombophilie unklarer Genese

Kann bei einem Patienten mit typischer Thrombophilie-Anamnese kein entsprechender Risikofaktor nachgewiesen werden, muss ein bisher noch nicht identifizierter Risikofaktor vorliegen. Dieser Gruppe müssen 30–40% aller Thrombophilie-Patienten zugerechnet werden.

Das therapeutische Vorgehen wird bei einer Thrombophilie unklarer Genese ausschließlich vom klinischen Bild bestimmt.

14 Thrombophilie

Definition und Pathophysiologie

Patienten mit einer Thrombophilie weisen ein signifikant erhöhtes Thromboserisiko auf. Ausgelöst wird dieses durch endogene thrombophile Risikofaktoren. In Abhängigkeit vom Auftreten einer klinischen Symptomatik wird zwischen einer asymptomatischen und einer symptomatischen (klinisch manifesten) Form der Thrombophilie unterschieden.

Inzwischen sind eine Vielzahl von Risikofaktoren identifiziert worden, deren thrombophile Potenz auf einer überschießenden Thrombinbildung beruht (s. Kapitel „Thrombophile/Risikofaktoren").

Nach heutigem Kenntnisstand können bei etwa 60% aller Patienten mit klinisch diagnostizierter Thrombophilie entsprechende Risikofaktoren nachgewiesen werden.

Klinik

Zu den Symptomen der Thrombophilie gehören
► Spontanthrombosen,
► Thrombosen an ungewöhnlicher Lokalisation,
► frühe Erstmanifestation der Thrombose,
► Rezidivthrombosen,
► familiäre Disposition,
► Abortneigung.

Spontanthrombosen und Thrombosen an ungewöhnlicher Lokalisation. Als Spontanthrombosen werden Thrombosen bewertet, die ohne erkennbare Risikosituation auftreten. Typische Risikosituationen sind operative Eingriffe oder Ruhigstellung einzelner Extremitäten (s. Kapitel „Thrombophile/Risikofaktoren", S. 96).

Zu den Thrombosen mit ungewöhnlicher Lokalisation werden alle Thrombosen gezählt, die außerhalb des Bein-Beckenvenensystems auftreten. Typische Beispiele sind Armvenenthrombosen und Mesenterialvenenthrombosen.

Frühe Erstmanifestation. Als Kriterium für die frühe Erstmanifestation der Thrombose wird in der internationalen Literatur ein Lebensalter von < 45 Jahren angesetzt. Hierbei handelt es sich um eine Orientierungsgröße, die entsprechend dem biologischen Lebensalter sowohl nach oben als auch nach unten verschoben werden kann.

Thromboserezidive. Unabhängig von der Lokalisation wird jede zweite oder weitere Thrombose als Thromboserezidiv bewertet. Für die klinische Bewertung ist der zeitliche Abstand zur Erstthrombose bedeutsam. Weiter muss berücksichtigt werden, ob das Rezidiv in der Phase einer medikamentösen Rezidivprophylaxe aufgetreten ist. Treten Rezidive in kurzem zeitlichen Abstand zur Erstthrombose oder in der Phase der oralen Antikoagulation auf, spricht dies für ein sehr hohes Thromboserisiko. Neben der Thrombophilie-Diagnostik sollte in diesen Fällen immer eine intensive Tumorsuche erfolgen.

Familiäre Disposition. Die meisten endogenen thrombophilen Risikofaktoren werden vererbt. Deswegen sind häufig mehrere Familienmitglieder von einer Thromboseneigung betroffen.

Abortneigung. In verschiedenen Untersuchungen konnte gezeigt werden, dass bei Frauen mit rezidivierenden Aborten statistisch signifikant häufiger thrombophile Risikofaktoren auftraten. Ein einmaliger Abort rechtfertigt aber keine Thrombophilie-Diagnostik.

Diagnostik

Die Diagnose Thrombophilie wird anhand der oben aufgeführten Kriterien gestellt. Die Laboranalytik kann in etwa 60% der Fälle die Diagnose bestätigen. Umgekehrt kann eine negative Laboranalytik die Diagnose Thrombophilie nicht ausschließen. Bei isoliertem Nachweis eines thrombophilen Risikofaktors ohne entsprechende Klinik liegt eine asymptomatische Thrombophilie vor.

Therapie

Liegt bei einem Patienten eine klinisch manifeste Thrombophilie vor, besteht das therapeutische Ziel in der Vermeidung eines Rezidivereignisses. Therapie der Wahl ist die Durchführung einer oralen Antikoagulation. Diese wird überlappend mit der vorhergehenden therapeutischen Antikoagulation eingeleitet und mit einem Ziel-INR-Bereich zwischen 2 und 3 fortgeführt. Die Dauer der oralen Antikoagulation ist abhängig vom Thromboserisiko. Wird bei einem Thrombophilie-Patienten die orale Antikoagulation beendet, besteht grundsätzlich eine Indikation zur risikoadaptierten Thromboseprophylaxe mit einem niedermolekularen Heparinpräparat (s. Kapitel „Medikamente", S. 157).

Zur Zeit gibt es kein Testverfahren, mit dem die individuelle Thrombosegefährdung eines Patienten bestimmt werden kann. Daher berücksichtigen die im Folgenden aufgeführten Empfehlungen das ermittelte statistische Thromboserisiko und individuelle Faktoren wie die Lokalisation der Thrombose, die Häufigkeit bisheriger thrombotischer Ereignisse und das Vorliegen zusätzlicher exogener Risikofaktoren zum Zeitpunkt der Thromboseentstehung.

Rezidivprophylaxe nach erster Thrombose

Das therapeutische Vorgehen bei einem Thrombophilie-Patienten nach erstmaliger Thrombose ist in Abb. 14.**1** zusammengefasst.

Unterschenkelvenenthrombose. Ist die Thrombose auf den Unterschenkel begrenzt und in einer typischen Risikosituation aufgetreten (z.B. Immobilisation, operativer Eingriff, Hormonbehandlung), wird die Phase der oralen Antikoagulation auf 3 Monate begrenzt. Im Fall einer Spontanthrombose verlängert sich das Behandlungsintervall aufgrund des vermutlich höheren Thromboserisikos auf insgesamt 6 Monate.

Proximale Beinvenen- und andere Thrombosen. Bei proximalen Beinvenenthrombosen und Thrombosen anderer Lokalisation richtet sich die Antikoagulation nach dem Alter des Patienten, da mit steigendem Lebensalter das Risiko einer marcumarinduzierten bedrohlichen Blutung zunimmt. Bei Patienten über 65 Jahren wird eine

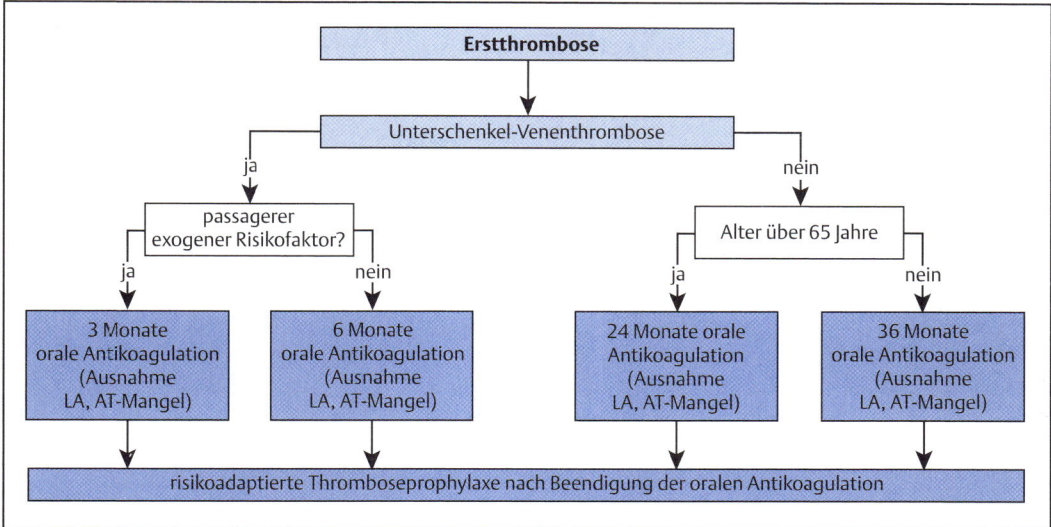

Abb. 14.**1** Rezidivprophylaxe bei klinisch manifester Thrombophilie.
LA   Lupus-Antikoagulans
AT   Antithrombinmangel

Antikoagulation für 2 Jahre empfohlen. Jüngere Patienten profitieren von einer 3-jährigen oralen Antikoagulation.

Sonderfälle. Eine Ausnahme sind Patienten mit erworbenen endogenen thrombophilen Risikofaktoren, wie einem Antiphospholipid-Syndrom oder einer malignen Grunderkrankung. In diesen Fällen wird die Dauer der oralen Antikoagulation an das Vorhandensein des Risikofaktors geknüpft (Abb. 13.**7**).

Eine weitere Ausnahme bilden Patienten mit einer Mesenterialvenenthrombose oder einem anderen thrombotischen Ereignis, bei dem ein Rezidiv mit einer hohen Letalitätsrate verbunden ist. In diesen Fällen sollte bereits nach einem Erstereignis die Indikation zur dauerhaften Antikoagulation gestellt werden. Eine derartige Empfehlung wird auch für Patienten mit einem Antithrombinmangel ausgesprochen. Inwieweit dies tatsächlich erforderlich ist, kann aufgrund der wenigen bekannten Patienten nicht sicher beantwortet werden.

Rezidivprophylaxe nach mehrfacher Thrombose

Handelt es sich um ein erstmaliges Rezidiv (Zweitthrombose), wird die Dauer der oralen Antikoagulation von der Thromboselokalisation bestimmt (Abb. 14.**2**).

Unterschenkelvenenthrombosen. Sind ausschließlich Unterschenkelvenen betroffen und steht die Thrombose in Zusammenhang mit gleichzeitig aufgetretenen exogenen Risikofaktoren, erfolgt eine orale Antikoagulation für 6 Monate. Bei einer Spontanthrombose im Unterschenkel wird eine orale Antikoagulation für 12 Monate empfohlen.

Andere Lokalisationen. Für alle anderen Lokalisationen gilt eine Therapiedauer von mindestens 24 Monaten, die sich bei einem Lebensalter unter 65 Jahren auf 36 Monate erhöht und in Einzelfällen auf 5 Jahre ausgedehnt werden kann. Gründe für eine Verlängerung auf 5 Jahre sind das Vorliegen einer homozygoten FV-Leiden-Mutation oder eine Kombination mehrerer endogener Risikofaktoren.

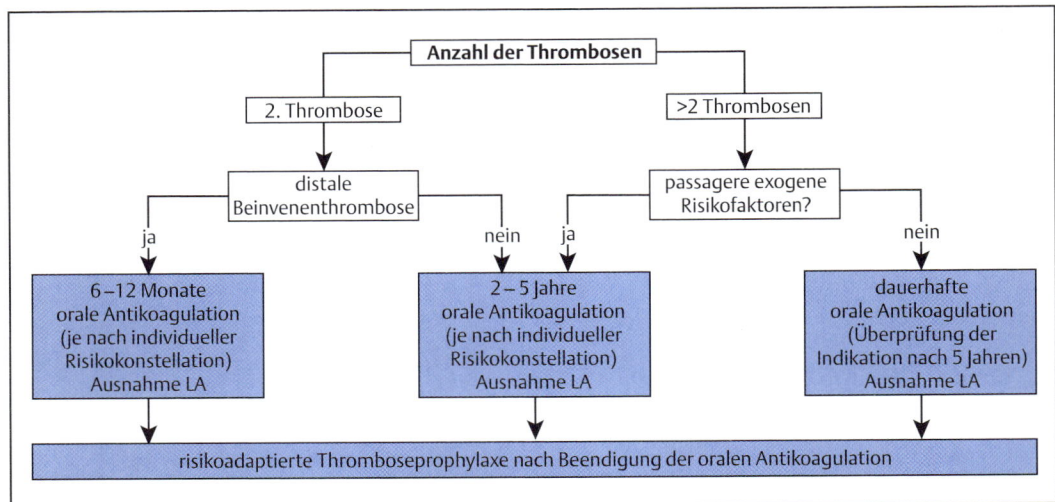

Abb. 14.**2** Rezidivprophylaxe bei klinisch manifester Thrombophilie rezidivierenden Thrombosen.
LA   Lupus-Antikoagulans
AT   Antithrombinmangel

Mehrfachrezidiv. Handelt es sich um ein Mehrfachrezidiv, besteht eine Indikation zur dauerhaften Antikoagulation mit Überprüfung der Therapieindikation nach 5 Jahren. Eine kürzere Antikoagulationsdauer ist lediglich bei Patienten zu rechtfertigen, bei denen eine Zuordnung eines vorhergehenden thrombotischen Ereignisses zu einer typischen Risikosituation möglich ist.

Rezidivthrombose trotz Antikoagulation. Kommt es bei Patienten mit einer erworbenen Thrombophilie trotz einer oralen Antikoagulation zu einer Rezidivthrombose, muss zunächst überprüft werden, ob die Antikoaguation im therapeutischen Bereich lag. Dies ist insbesondere bei Patienten mit einem Antiphospholipid-Syndrom wichtig (s. S. 107). Wurde eine subtherapeutische Antikoagulation ausgeschlossen, muss der INR-Zielwertbereich erhöht werden. Ein geeignetes Hilfsmittel zur Festlegung des neuen INR-Zielwertbereichs ist die D-Dimerbestimmung. Solange die D-Dimerwerte im pathologischen Bereich liegen, ist der Antikoagulationsschutz nicht adäquat. Im Einzelfall kann es notwendig werden, Patienten auf INR-Werte über 5 einzustellen. Zusätzlich zur oralen Antikoagulation ist in diesen Fällen die Gabe eines Thrombozytenfunktionshemmers sinnvoll.

Prophylaxe nach Beendigung der oralen Antikoagulation

Nach Beendigung der oralen Antikoagulation bei einem Patienten mit klinisch symptomatischer Thrombophilie wird eine risikoadaptierte Thromboseprophylaxe empfohlen. Die Risikoeinschätzung leitet sich von den Kriterien zur allgemeinen Thromboseprophylaxe ab (Tab. 14.**1**). Daraus ergeben sich die folgenden Empfehlungen.

Mittleres Thromboserisiko. Geeignete Medikamente sind unfraktioniertes Heparin (UFH) oder niedermolekulares Heparin (LMWH). Beide Präparate werden subkutan verabreicht, unfraktioniertes Heparin in einer Dosierung von 3 × 5000 IE, niedermolekulares Heparin in der zur Thromboseprophylaxe mit hohem Risiko geeigneten Dosierung (s. Tab. 34.**5**, S. 229). „Thrombosestrümpfe" werden grundsätzlich empfohlen.

Hohes Thromboserisiko. Geeignet ist unfraktioniertes Heparin in einer Dosierung von 3 × 5000 IE oder 3 × 7500 IE oder niedermolekulares Heparin in der zur Thromboseprophylaxe mit hohem Risiko geeigneten Dosierung (s. Tab. 34.**6**, S. 230). „Thrombosestrümpfe" werden grundsätzlich empfohlen.

Tabelle 14.**1** Risikoeinschätzung eines aktuell nicht antikoagulierten Thrombophiliepatienten

Mittleres Risiko
- ► immobilisierter Patient unter 40 Jahren
- ► allgemeinchirurgische Eingriffe unter 30 min bei Patienten unter 60 Jahren

Hohes Risiko
- ► mobiler Patient über 40 Jahren mit interventionellem Eingriff
- ► immobilisierter Patient über 40 Jahren
- ► allgemeinchirurgische Eingriffe über 30 min bei Patienten über 40 Jahren
- ► allgemeinchirurgische Eingriffe unter 30 min bei Patienten über 60 Jahren
- ► immobilisierende Verbände (Gips)
- ► internistische Patienten

Höchstes Risiko
- ► allgemeinchirurgische Eingriffe über 30 min bei Patienten über 60 Jahren
- ► orthopädische und unfallchirurgische Eingriffe an Knie und Hüfte
- ► frühere Thrombose trotz medikamentöser Prophylaxe

Erste Studienergebnisse zeigen, dass in dieser Risikogruppe ein Pentasaccharid mit Heparinwirkung (Fondaparinux) oder Hirudin (Desirudin) den oben genannten Therapieempfehlungen überlegen ist.

Höchstes Thromboserisiko. In dieser Gruppe wird eine zusätzliche Sicherheit durch die Kontrolle der antikoagulatorischen Wirkung der verabreichten Präparate erreicht. In der frühen postoperativen Phase entspricht die Dosierung dem Vorgehen bei hohem Thromboserisiko. Mit abnehmender Blutungsgefährdung ist später eine Steigerung der Dosierung möglich. Wir empfehlen folgende Zielbereiche:

- ► UFH: 1,5–2fache APTT-Verlängerung,
- ► LMWH: 0,5–0,7 anti-FXa-Einheiten.

Alternativ ist die subkutane Gabe von Hirudin in einer beim Nierengesunden nicht APTT-wirksamen Dosierung von 2 × 15 mg möglich.

Sonderfälle. Bezüglich Schwangerschaft, Hormonsubstitution und hormoneller Antikonzeption verweisen wir auf die folgenden Kapitel. Kontrovers wird zur Zeit diskutiert, inwieweit eine Langstreckenreise (> 4 h) einen eigenständigen thrombophilen Risikofaktor darstellt. Aufgrund des geringen Nebenwirkungsrisikos empfehlen wir bei Patienten mit bekannter Thrombophilie bzw. mehreren Risikofaktoren die Gabe eines niedermolekularen Heparins an den jeweiligen Reisetagen in der für einen Patienten mit hohem Thromboserisiko empfohlenen Dosierung.

Prophylaxe bei klinisch asymptomatischer Thrombophilie

Im Vergleich mit gerinnungsgesunden Personen weisen Patienten mit einer asymptomatischen Thrombophilie ein erhöhtes Thromboserisiko auf. Dies wird in der Planung der medikamentösen Thromboseprophylaxe in typischen Risikosituationen berücksichtigt. Die Risikozuordnung entspricht der der klinisch manifesten Thrombophilie.

Thrombophilie und Antikonzeption

Nicht antikoagulierte Thrombophilie-Patientin

Durch die Einnahme der „Pille" wird das Thromboserisiko einer Thrombophilie-Patientin potenziert. Beispielsweise steigt das relative Thromboserisiko bei Trägerinnen einer heterozygoten FV-Leiden-Mutation durch die Einnahme hormoneller Antikonzeptiva von 7 auf 35. Ähnliche Potenzierungen müssen bei anderen Risikofaktoren angenommen werden, auch wenn exakte Zahlen nicht zur Verfügung stehen. Alle anderen Verhütungsmittel – einschließlich gestagenhaltige Intrauterinpessare – sind aus hämostaseologischer Sicht unbedenklich.

In der Beratung betroffener Patientinnen muss der Wunsch nach einer sicheren Verhütung berücksichtigt werden. Insbesondere bei sehr jungen Frauen kann dies bedeuten, dass trotz eines thrombophilen Risikofaktors die Verordnung der „Pille" sinnvoll sein kann.

Patientin unter oraler Antikoagulation

Wird eine Thrombophilie-Patientin mit einem oralen Antikoagulans behandelt, kann während der oralen Antikoagulation eine „Pille" zur Geburtenkontrolle eingesetzt werden. Das mit der Pilleneinnahme verbundene erhöhte Thromboserisiko wird durch den protektiven Effekt der oralen Antikoagulation ausreichend kompensiert. Die Verordnung der „Pille" ist auch aus medizinischen Gründen sinnvoll, da eine Hypermenorrhö als Folge der Antikoagulation positiv beeinflusst wird. Außerdem sollte wegen der teratogenen Wirkung der oralen Antikoagulanzien eine Schwangerschaft sicher verhindert werden. Da es durch die Einnahme hormoneller Antikonzeptiva zu einer Enzyminduktion kommt, ist in der Anfangsphase der Pilleneinnahme eine engmaschigere Kontrolle des INR-Werts erforderlich. Umgekehrt sollte der Wunsch der Patientin, die „Pille" anzuwenden, keine Indikation zur oralen Antikoagulation darstellen.

Thrombophilie und Schwangerschaft

Das Thromboserisiko in der Schwangerschaft ist erhöht. Im besonderen Maße gilt dies für Thrombophilie-Patientinnen. Trotzdem schließt eine Thrombophilie eine Schwangerschaft nicht aus und stellt auch keine Indikation für einen medizinisch begründeten Abbruch dar. Gleichwohl ist die Rate von Spontanaborten bei Thrombophilie-Patientinnen höher als bei Gerinnungsgesunden.

Die Kombination von Schwangerschaft und Thrombophilie erfordert unter Umständen ein entsprechendes antikoagulatorisches Management. Die Indikationsstellung orientiert sich an der bisherigen klinischen Manifestation der Thrombophilie. Bei einer zeitlich begrenzten oralen Antikoagulation wird empfohlen, die Schwangerschaft auf einen Zeitpunkt nach Beendigung der oralen Antikoagulation zu verschieben.

Der Geburtsmodus bleibt durch eine Thrombophilie und deren Therapie unbeeinflusst. Sowohl spontane Entbindungen als auch Schnittentbin-

dungen sind möglich. Ist unter einer Thromboseprophylaxe mit einem niedermolekularen Heparin eine Periduralanästhesie geplant, sollte der Abstand zur letzten Heparingabe mindestens 4 h betragen.

Orale Antikoagulation in der Schwangerschaft

Aufgrund des teratogenen Risikos aller Cumarinderivate muss die orale Antikoagulation in der Frühphase der Schwangerschaft ausgesetzt werden. Nach Feststellung einer Schwangerschaft sollte die orale Antikoagulation beendet und auf ein niedermolekulares Heparin umgestellt werden. Niedermolekulare Heparine werden bei dieser Indikation unfraktionierten Heparinen vorgezogen. Begründet wird dies durch das vernachlässigbare Osteoporoserisiko und das deutlich niedrigere Risiko einer heparininduzierten Thrombozytopenie. Hinzu kommt, dass die nur einmal täglich notwendige Injektion in der Spätschwangerschaft zu einer besseren Compliance führt. Für fast alle niedermolekularen Heparine ist die klinische Wirksamkeit in der Schwangerschaft durch kleinere klinische Studien belegt.

Dosierung und Therapiekontrolle. Die niedermolekularen Heparine werden in der für den Hochrisikobereich angegebenen Dosierung eingesetzt und ihre Wirkung durch Bestimmung der anti-FXa-Aktivität kontrolliert. Der Zielwertbereich liegt zwischen 0,2 und 0,4 anti-FXa-Einheiten. Kontrollen sollten in 3- bis 4-wöchigen Intervallen durchgeführt werden.

Postpartalphase. Das niedemolekulare Heparin wird bis einschließlich 6 Wochen post partum verabreicht. Danach erfolgt überlappend die Wiedereinstellung auf ein orales Antikoagulans. Eine antikoagulatorische Therapie mit einem niedermolekularen Heparin stellt keine Kontraindikation zum Stillen dar. Als orales Antikoagulans in der Stillphase kann Warfarin (Coumadin) eingesetzt werden, da dieses Präparat nicht in die Muttermilch übertritt.

Schwangerschaft nach Beendigung der oralen Antikoagulation

Wird eine Patientin nach Beendigung der oralen Antikoagulation schwanger, ist nicht zwangsläufig eine begleitende Thromboseprophylaxe notwendig. Eine kürzlich publizierte Studie zeigt sogar, dass Patientinnen mit einem thrombotischen Ereignis in der Vorgeschichte und einer heterozygoten FV-Leiden-Mutation von einer Heparinprophylaxe in der Schwangerschaft nicht profitieren. Dennoch wird üblicherweise eine Heparinprophylaxe zu Beginn des 3. Trimenons und in den ersten 6 Wochen post partum empfohlen. Die eingesetzte Dosis entspricht der für Hochrisikopatienten empfohlenen Dosierung. Eine Überwachung der anti-FXa-Einheiten ist nicht notwendig.

Gründe für eine Ausweitung der Thromboseprophylaxe auf die gesamte Schwangerschaft sind:
► zusätzliche Risikofaktoren,
► bedrohliche Lungenembolie in der Anamnese,
► exzessiver D-Dimeranstieg im Verlauf der Schwangerschaft,
► vorheriger Abort (s. Kapitel „Antiphospholipid-Syndrom", S. 107).

Schwangerschaft bei asymptomatischer Thrombophilie

Auch für dieses Patientenkollektiv ist der Nutzen einer medikamentösen Thromboseprophylaxe nicht belegt. Eine Risikoprophylaxe wird im 3. Trimenon und 6 Wochen post partum bei folgenden Risikokonstellationen empfohlen:
► homozygote FV-Leiden-Mutation,
► Kombination mehrerer Risikofaktoren (endogene und/oder exogene),
► mehr als 2 Aborte.

Eine Prophylaxe mit einem niedermolekularen Heparin ist vermutlich ausreichend.

15 Thrombophlebitis

Definition und Pathogenese

Die Thrombophlebitis ist eine lokal begrenzte Entzündung oberflächlicher Venen. Sie kann durch eine entzündliche Reizung der Venenwand mit und ohne thrombotische Komponente ausgelöst werden.

Oberflächliche Thrombophlebitiden treten spontan, im Rahmen von malignen Grunderkrankungen (Trousseau-Syndrom) oder artefiziell nach Reizung der Venenwand durch Kanülen oder Infusionen auf. Besonders häufig kommt es nach Infusion von hochkalorischen Nährlösungen, Zytostatika und Propofol zu Phlebitiden.

Klinik

Eine Thrombophlebitis ist gekennzeichnet durch eine strangförmig verdickte subkutane Vene mit Rötung und lokaler Überwärmung. Die seltener auftretenden, durch einen lokalen Infekt ausgelösten Thrombophlebitiden sind schwere Krankheitsbilder. Hier besteht die Gefahr einer Sepsis, sodass grundsätzlich eine antibiotische Therapie erforderlich ist. Sonderformen der Thrombophlebitiden sind die Thrombophlebitis saltans und die Thrombophlebitis migrans. Im Fall der Saltansform kommt es an nicht benachbarten Venenbezirken zu zeitlich aufeinander abfolgenden, meist lokal scharf begrenzten Vaskulitiden. Bei der Migransform schreitet die Venenentzündung kontinuierlich fort.

Diagnostik

Die betroffene Vene ist verdickt, verhärtet und druckschmerzhaft. Ist die V. saphena magna oder parva betroffen und liegt ein pathologisch erhöhter D-Dimerwert vor, sollte zum Ausschluss einer Begleitthrombose eine Phlebographie oder Sonographie durchgeführt werden. Bei rezidivierenden Thrombophlebitiden sollte eine maligne Grunderkrankung ausgeschlossen werden.

Therapie

Lokale Maßnahmen, wie kühlende Umschläge und die Anlage eines Kompressionsverbands stehen im Vordergrund. Der Patient sollte nicht immobilisiert werden, da dadurch die Gefahr einer Begleitthrombose wächst. Gegen Schmerzen können nichtsteroidale Antiphlogistika verabreicht werden. Die häufig eingesetzten Heparinsalben sind nicht sinnvoller als andere lokale kühlende Maßnahmen, da Heparin die Haut nicht durchdringen kann.

Bei ausgedehnten Thrombophlebitiden und der Gefahr des Einwachsens über die Krossen in das tiefe Venensystem sollte niedermolekulares Heparin in halbtherapeutischer Dosierung gegeben werden. Bei einem Patienten mit Thromboseanamnese sollte immer eine begleitende Thromboseprophylaxe durchgeführt werden.

16 Vaskulitis

Definition

Vaskulitiden sind entzündliche Erkrankungen der Gefäßwand, die sowohl das arterielle als auch das venöse Gefäßsystem betreffen können. Klassifiziert werden die Vaskulitiden nach der bevorzugten Gefäßlokalisation und dem histologischen Bild (Abb. 16.1). Zum Spektrum der klinischen Symp-

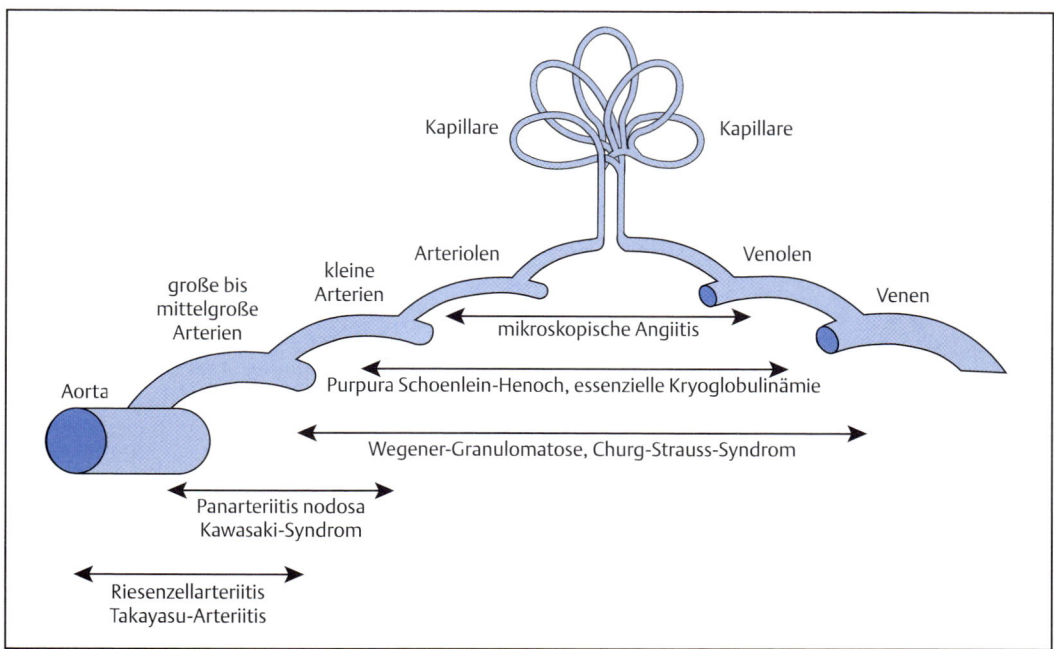

Abb. 16.**1** Klassifikation der systemischen Vaskulitiden (modifiziert nach Burmester u. Pezutto 1998).

tome können Blutungen und Thrombosen gehören. Sie sind deswegen in der differenzialdiagnostischen Bewertung von hämostaseologischen Krankheitsbildern zu berücksichtigen.

Im Folgenden werden einzelne Vaskulitisformen entsprechend der Chapel-Hill-Klassifikation aufgeführt und die hämostaseologischen Aspekte schwerpunktmäßig dargestellt. Zur genauen Diagnostik und Therapie von Vaskulitiden einschließlich der Grunderkrankungen verweisen wir auf entsprechende Fachliteratur.

Vaskulitiden der großen Gefäße

Riesenzellarteriitis

Klinik. Die Riesenzellarteriitis ist eine granulomatöse Entzündung von Arterien vorwiegend im Kopfbereich. Betroffen ist vor allem die A. temporalis. Diese ist zu Beginn der Erkrankung stark druckschmerzhaft, später verhärtet sie und wird pulslos. Besonders gefürchtet ist eine plötzliche Erblindung durch Verschluss der A. retinalis. Andere Hirnarterien sind seltener betroffen.

Zwar ist der Kopfschmerz das Leitsymptom der Erkrankung, doch kommt es auch häufig zu Allgemeinsymptomen wie subfebrilen Temperaturen, Nachtschweiß, Muskelschmerzen und Gewichtsverlust. Der charakteristischste Laborwert ist eine extreme BSG-Erhöhung (> 50 mm in der 1. h). Veränderungen der Gerinnungsparameter findet man nicht. Diagnosekriterien der Riesenzellarteriitis sind in Tab. 16.**1** zusammengefasst.

Tabelle 16.**1** Diagnosekriterien der Riesenzellarteriitis (nach dem American College of Rheumatology)

> ► Alter bei Erkrankung über 50 Jahre
> ► Neuauftreten von lokalisierten Kopfschmerzen
> ► Lokaler Druckschmerz oder abgeschwächte Pulsation einer Temporalarterie (ohne offensichtliche arteriosklerotische Ursachen)
> ► BSG > 50 mm/h
> ► Histologie: Vaskulitis durch mononukleäre Infiltrationen oder granulomatöse Entzündungen, meist Nachweis von Riesenzellen

Bei Nachweis von mindestens 3 Kriterien ist eine Riesenzellarteriitis sehr wahrscheinlich und die Erkrankung von anderen Vaskulitiden abgrenzbar (Sensitivität 93,5%, Spezifität 91,2%).

Therapie. Die Therapie erfolgt mit Glukokortikoiden (1 mg/kg KG p.o.). Eine Kombination mit einem Thrombozytenfunktionshemmer (ASS 100 mg/d) ist sinnvoll. In der langfristigen Therapie versucht man, die Glukokortikoiddosis durch die Kombination mit Immunsuppressiva (Methotrexat 10–20 mg/Woche, Azathoprin 2 mg/kg KG/d oder Ciclosporin 3 mg/kg KG/d) zu reduzieren. Dadurch soll das Osteoporoserisiko reduziert werden. Bei Auftreten von visuellen Symptomen besteht wegen der Gefahr der plötzlichen Erblindung die Indikation zur hoch dosierten Glukokortikoidgabe (250–1000 mg/d i.v.).

Takayasu-Arteriitis (Aortenbogensyndrom)

Klinik. Die Takayasu-Arteriitis ist eine granulomatöse Entzündung der thorakalen Aorta und ihrer abgehenden Äste, die zu einer massiven Verdickung der Gefäßwand bis zur Lumenokklusion führt. Klinisch dominiert neben Schmerzen die typische Symptomatik einer arteriellen Verschlusskrankheit, besonders der oberen Körperhälfte. Zu den Symptomen gehören Gefäßgeräusche, Hypertonus, Claudicatio und Pulslosigkeit (Tab. 16.**2**).

Therapie. Die Erkrankung wird meist erst im Spätstadium klinisch manifest. Dies erklärt eine schlechte Prognose, obwohl die Erkrankung gut auf Steroide (Glukokortikoide 1 mg/kg KG) anspricht. Sind Steroide nicht ausreichend wirksam, erfolgt die zusätzliche Gabe von Cyclophosphamid (50–150 mg/d). Zur Prophylaxe arterieller Begleitthrombosen wird eine Therapie mit Thrombozytenfunktionshemmern (ASS 100 mg/d) empfohlen. In seltenen Fällen kommt es zur Ausbildung von Aneurysmata. Thrombosen, die in der aneurysmatischen Aussackung entstehen, können zu einer chronischen Gerinnungsaktivierung mit den Zeichen einer chronischen DIC führen. In diesen Fällen kann durch die Gabe eines Antifibrino-lytikums eine Besserung der Symptomatik erreicht werden. Langfristig ist eine gefäßchirurgische Sanierung sinnvoll.

Tabelle 16.**2** Diagnosekriterien der Takayasu-Arteriitis (nach dem American College of Rheumatology)

> ► Alter bei Erkrankung unter 40 Jahren
> ► Durchblutungsstörung der Extremitäten (bewegungsabhängige Muskelbeschwerden mindestens einer Extremität, besonders der Arme)
> ► Abgeschwächter Puls der A. radialis und/oder A. ulnaris
> ► Systolische Blutdruckdifferenz zwischen beiden Armen (> 10 mm Hg)
> ► Auskultierbare Geräusche über der A. subclavia (ein- oder beidseits) oder über der abdominalen Aorta
> ► Arteriographischer Nachweis typischer Gefäßveränderungen der Aorta, der aortalen Äste oder der großen proximalen Extremitätenarterien (meist fokal-segmental, stenosierende oder okkludierende Veränderungen ohne Hinweis auf Arteriosklerose, fibromuskuläre Dysplasie)

Bei Nachweis von mindestens 3 Kriterien ist eine Riesenzellarteriitis sehr wahrscheinlich und die Erkrankung von anderen Vaskulitiden abgrenzbar (Sensitivität 93,5%, Spezifität 91,2%).

Vaskulitiden der mittelgroßen Gefäße

Klassische Panarteriitis nodosa

Klinik. Die klassische Panarteriitis nodosa ist eine nekrotisierende Entzündung der mittelgroßen und vor allem viszeralen Arterien. Klinisch besteht meist eine unspezifische Allgemeinsymptomatik. Am häufigsten ist die Niere in Form einer Glomerulonephritis mit Proteinurie und Hämaturie betroffen (Tab. 16.**3**). Veränderungen der Gerinnungsparameter treten nicht auf.

Therapie. Therapie der Wahl ist die Gabe von Glukokortikoiden (beginnend mit 50 mg/d), eventuell in Kombination mit anderen Immunsuppresiva oder zytotoxischen Substanzen. Die generelle Gabe von Thrombozytenfunktionshemmern oder eine antikoagulatorische Therapie wird nicht durchgeführt. Kommt es im Rahmen einer ZNS-Beteiligung zu einem apoplektischen Insult, wird eine Sekundärprophylaxe mit Thrombozytenfunktionshemmern empfohlen.

Tabelle 16.**3** Diagnosekriterien der klassischen Panarteriitis nodosa (nach dem American College of Rheumatology)

> ► Gewichtsverlust über 4 kg, Allgemeinsymptome
> ► Livedo reticularis
> ► Hodenschmerz und -schwellung
> ► Myalgien, Schwäche, Druckschmerz der Beinmuskulatur
> ► Mono- oder Polyneuropathie, ZNS-Symptome
> ► Hypertonus (diastolisch > 90 mm Hg)
> ► Serumkreatinin > 1,5 mg/dl
> ► HBV-, HIV-Infektion
> ► Arteriographische Befunde: Aneurysmen, Verschlüsse
> ► Histologie: Gefäßwandinfiltration mit Granulozyten, Granulozyten und mononukleäre Leukozyten in kleinen und mittleren Arterien

Bei Nachweis von mindestens 3 Kriterien gilt eine klassische Panarteriitis nodosa als wahrscheinlich und ist von anderen Vaskulitiden abgrenzbar (Sensitivität 82,2%, Spezifität 86,8%).

Kawasaki-Arteriitis (mukokutanes Lymphknotensyndrom)

Die Kawasaki-Arteriitis ist eine Erkrankung der großen, mittelgroßen und kleinen Arterien (Tab. 16.4). Sie tritt typischerweise im Kindesalter auf und hat unter Therapie mit Immunglobulinen (0,4 g/kg KG über 4 Tage) und hoch dosierter ASS-Gabe (60–100 mg/kg KG/d, aufgeteilt auf 4 Einzelgaben über mind. 14 d) eine gute Prognose. Bei Befall der Koronararterien kann es zur Ausbildung von Myokardinfarkten auch im Kindesalter kommen, die mit einer Fibrinolysetherapie behandelt werden sollten. Nach Überwindung der Akutsymptomatik ist eine Sekundärprophylaxe zur Vermeidung von thromboembolischen Spätkomplikationen erforderlich. Inwieweit eine antiaggregatorische oder antikoagulatorische Therapie durchgeführt wird, ist vom Lokalbefund abhängig und muss individuell entschieden werden.

Tabelle 16.4 Diagnosekriterien der Kawasaki-Arteriitis

> ▶ Antibiotikaresistentes Fieber länger als 5 Tage
> ▶ Polymorphes Exanthem
> ▶ Veränderung an den Extremitäten: Erythem der Hand- und Fußsohlen, Ödem, membranöse Desquamation in der Rekonvaleszenz
> ▶ Bilaterale konjunktivale Injektion
> ▶ Mundbereich: rissige Lippen, Erdbeerzunge, Pharyngitis, Enanthem
> ▶ Akute, nicht eitrige zervikale Lymphadenopathie

Eine Kawasaki-Arteriitis gilt als wahrscheinlich bei Vorliegen von 5 Kriterien. Fieber ist obligat, andere Erkrankungen müssen ausgeschlossen werden. 4 Kriterien sind ausreichend, wenn Aneurysmen in den Koronarien nachweisbar sind.

Vaskulitiden der kleinen Gefäße

Wegener-Granulomatose

Die Wegener-Granulomatose ist eine granulomatöse Entzündung des Respirationstrakts, kombiniert mit einer nekrotisierenden Vaskulitis der kleinen bis mittelgroßen Gefäße. Im Allgemeinen überwiegt die organbezogene Symptomatik der Lunge und des oberen Respirationstrakts. Außerdem kann die Niere von einer Glomerulonephritis betroffen sein. Blutungen oder thromboembolische Komplikationen, die eine hämostaseologische Diagnostik und Therapie erforderlich machen, treten in der Regel nicht auf. Labordiagnostisch gehört die Wegener-Granulomatose zu den ANCA-(Anti-Neutrophilen Cytoplasmatische Antikörper)-assoziierten primären Vaskulitiden (Tab. 16.5). Die Behandlung ist komplex und erfolgt aktivitäts- und lokalisationsspezifisch (s. Therapieleitlinien der entsprechenden Fachgesellschaften).

Churg-Strauss-Syndrom

Das Churg-Strauss-Syndrom ist eine eosinophile und granulomatöse Entzündung des Respirationstrakts. Zusätzlich findet sich eine nekrotisierende Vaskulitis der kleinen bis mittleren Gefäße (Tab. 16.6). Klinisch besteht eine enge Assoziation zu einer allergischen Diathese, wie z.B. Asthma

Tabelle 16.5 Diagnosekriterien der Wegener-Granulomatose
(nach dem American College of Rheumatology)

> ▶ Entzündung in Nase oder Mund (ulzerierend, hämorrhagisch, purulent)
> ▶ Infiltration der Lungen im Röntgen-Thorax (Rundherde, Kavernen, „fixe" Infiltrate)
> ▶ Nephritisches Urinsediment (Erythrozyturie)
> ▶ Histologisch gesicherte granulomatöse Entzündung in der Gefäßwand, peri- und extravaskulär

Bei Nachweis von 2 Kriterien kann die Erkrankung als Wegener-Granulomatose klassifiziert werden, vorausgesetzt eine Vaskulitis ist vorhanden.

Tabelle 16.6 Diagnosekriterien des Churg-Strauss-Syndroms
(nach dem American College of Rheumatology)

> ▶ Asthmaanamnese
> ▶ Eosinophilie > 10% im Differenzialblutbild
> ▶ Polyneuropathie oder Mononeuritis multiplex
> ▶ Flüchtige pulmonale Infiltrate
> ▶ Akute oder chronische Nasennebenhöhlenaffektionen
> ▶ Bioptischer Nachweis von Eosinophilen im extravaskulären Gewebe

Bei Nachweis von 4 Kriterien kann die Erkrankung als Churg-Strauss-Syndrom klassifiziert werden.

bronchiale und Medikamentenallergien. Die Krankheit beginnt meist mit einem eosinophilen Infiltrat in der Lunge. Im Verlauf entwickeln sich weitere Organbeteiligungen. Die häufigste Todesursache ist eine Kardiomyopathie. Die Kardiomyopathie kann eine Indikation zur oralen Antikoagulation darstellen. Bei bedrohlicher Organmanifestation werden 250–500 mg Prednisolon für 3–5 d verabreicht, in den übrigen Fällen 1–2 mg/kg KG.

Mikroskopische Polyangiitis

Die mikroskopische Polyangiitis ist eine nekrotisierende Vaskulitis kleinerer Gefäße (Kapillaren, Arteriolen und Venolen). Im Vollbild kann es zu einem lebensbedrohlichen pulmorenalen Syndrom kommen. Dies beruht auf einer Kapillaritis der Lunge mit Blutungen in die Alveolen. In den Nieren kommt es zu einer nekrotisierenden Glomerulonephritis. Beide Organmanifestationen können auch isoliert auftreten. Zudem sind auch Abortivformen beschrieben. Die Therapie entspricht der Wegener-Granulomatose.

Purpura Schoenlein-Henoch (Vaskulitis allergica)

Die Purpura Schoenlein-Henoch ist eine Vaskulitis der kleinen Gefäße. Betroffen sind Haut, Gastrointestinaltrakt und Glomeruli. Typische Hautsymptome sind Petechien, assoziiert mit Juckreiz und Urtikaria (Tab. 16.7, Seite 126). Zusätzlich können Arthralgien und Arthritiden sowie Bauchschmerzen auftreten. Die Purpura Schoenlein-Henoch

Tabelle 16.7 Diagnosekriterien der Purpura Schoenlein-Hennoch
(nach dem American College of Rheumatology)

> ► Palpable Purpura
> ► Alter bei Erkrankung unter 21 Jahre
> ► Angina abdominalis
> ► Histologie: leukozytoklastische Vaskulitis

Bei Nachweis von mindestens 2 Kriterien gilt eine Purpura Schoenlein-Hennoch als gesichert und die Erkrankung ist von anderen Vaskulitiden abgrenzbar (Sensitivität 87,1 %, Spezifität 87,7 %).
Die Abgrenzung gegenüber der kutanen leukozytoklastischen Angiitis ist schwierig.

tritt bevorzugt postinfektiös im Kindesalter auf. Die Prognose ist gut. Eine spezifische hämostaseologische Therapie ist nicht erforderlich. Bei schwerer systemischer Beteiligung können vor allem im Erwachsenenalter Glukokortikoide (Cortison 0,5 mg/kg KG) indiziert sein.

Kryoglobulinassoziierte Vaskulitis

Kryoglobuline sind Serumproteine, die bei 37 °C löslich sind und bei niedrigen Temperaturen präzipitieren. In der Regel handelt es sich um Immunglobuline oder um Immunkomplexe aus verschiedenen Immunglobulinen. Nach der Zusammensetzung wird zwischen 3 Typen von Kryoglobulinen unterschieden, die mit verschiedenen Grunderkrankungen assoziiert sein können (Tab. 16.8, Seite 130). Die Ablagerung dieser Immunkomplexe in der Gefäßwand induziert die Vaskulitis. Vor allem Kapillaren und kleine Gefäße der Haut sind betroffen.

Klinik. Wegen der niedrigeren Körpertemperatur in der Körperperipherie sind typische Symptome Akrozyanosen, die bis zu Nekrosen führen können, sowie ein Raynaud-Phänomen. Schmerzen, Parästhesien und Paresen können durch eine trophische Störung peripherer Nerven entstehen. Diagnosekriterien sind in Tab. 16.9, Seite 130, zusammengefasst. Die Prognose der kryoglobulinassoziierten Vaskulitis ist von der zugrunde liegenden Erkrankung abhängig.

Therapie. Eine Verbesserung der klinischen Symptomatik ist durch die Gabe eines Antikoagulans oder Thrombozytenfunktionshemmers in der Regel nicht zu erreichen. Die Therapie erfolgt mit Glukokortikoiden und immunsuppressiven oder zytostatischen Medikamenten. Bei der HCV-assoziierten Kryoglobulinämie wird Interferon α (1,5–3 Mio. Einheiten subkutan 3-mal wöchentlich) verabreicht.

Tabelle 16.**8** Einteilung der Kryogobulinämien

Einteilung	Zusammensetzung	assoziierte Grunderkrankungen
Typ 1	monoklonaler Antikörper oder monoklonales Paraprotein	► multiples Myelom ► Morbus Waldenström ► CLL ► Non-Hodgkin-Lymphom
Typ 2	monoklonaler Antikörper mit Reaktivität gegen polyklonale Antikörper	► essenziell (30%) ► HIV und Hepatitis C ► EBV ► seltener Kollagenosen und myeloproliferative Erkrankungen
Typ 3	polyklonaler Antikörper mit Reaktivität gegen polyklonale Antikörper	► essenziell oder infektassoziiert ► seltener bei Kollagenosen

Tabelle 16.**9** Diagnosekriterien der kryoglobulinassoziierten Vaskulitis
(nach dem American College of Rheumatology)

► Akral betonte, leukozytoklastische und/oder nekrotisierende kutane Läsionen
► Auslösung oder Verstärkung durch Kälte oder Wind
► Nachweis eines deutlich kältelabilen Serum- oder Plasmaeiweißes (Kryoglobulin, Kryofibrinogen)
► Histologie: Vaskulopathie kleinerer Gefäße

Alle 4 Kriterien müssen bei einer kryoglobulinassoziierten Vaskulitis erfüllt sein.

Komplexe Gerinnungsstörungen

17 Essenzielle Thrombozythämie

Definition und Pathophysiologie

Die essenzielle Thrombozythämie (ET) ist durch eine isolierte, nicht reaktive Thrombozytose mit Thrombozytenwerten über 700.000/µl gekennzeichnet. Sie gehört zur Gruppe der myeloproliferativen Erkrankungen.

Der ET liegt eine Hyperproliferation der Megakaryozytopoese zugrunde. Untersuchungen mit zytogenetischen Markern machen eine klonale Proliferation wahrscheinlich. Diese Hypothese wird durch den möglichen Übergang der ET in eine Polyzythämia vera, eine Myelofibrose oder eine akute myeloische Leukämie unterstützt.

Mit der erhöhten Thrombozytenzahl wird das erhöhte Thromboserisiko erklärt. Genaue molekulare Mechanismen sind bisher jedoch nicht bekannt. Zusätzlich kann eine erhöhte Blutungsneigung vorliegen, die durch eine Thrombozytenfunktionsstörung erklärt wird. Beschrieben sind Verminderungen der intrathrombozytären ATP/ADP-Konzentrationen und Veränderungen im Sinne einer erworbenen Von-Willebrand-Erkrankung.

Klinik

Die ET verläuft häufig klinisch inapperent und verkürzt die Lebenserwartung nicht. Dementsprechend gibt es keine genauen Zahlen zur Inzidenz und Prävalenz.

Mögliche ET-assoziierte Symptome sind Splenomegalie, vasomotorische Symptome, Thrombosen und Blutungen. Zu den vasomotorischen Symptomen zählen Kopfschmerzen, Synkopen, Thoraxschmerzen, Parästhesien, Sehstörungen, Livedo reticularis, Erythromyalgie (Brennen auf den Hand- und Fußflächen, begleitet von einer Rötung). Je nach Patientenkollektiv wird die Häufigkeit von Thrombosen zwischen 7 und 18% und von Blutungskomplikationen zwischen 4–26% über einen Zeitraum von 3–10 Jahren angegeben. In der Regel wird die spontane Blutungsgefährdung bei ET-Patienten überschätzt. Bei ET-Patientinnen kommt es mit einer Rate von circa 45% zu Fehlgeburten. Das Abortrisiko ist dabei unabhängig von der Thrombozytenzahl.

Diagnostik

Der Verdacht auf eine ET wird bei Thrombozytenzahlen, die in 2 voneinander unabhängigen Untersuchungen einen Wert von 700.000/µl übersteigen, und dem gleichzeitigen Ausschluss einer reaktiven Thrombozytose gestellt. In Tab. 17.1 sind mit einer reaktiven Thrombozytose einhergehende Erkrankungen und Konstellationen aufgelistet. Der Nachweis einer gesteigerten Megakaryozytopoese und der fehlende Nachweis des Philadelphia-(Ph[1])-Chromosoms machen die Diagnose einer ET wahrscheinlich.

Tabelle 17.**1** Ursachen einer reaktiven Thrombozytose

- ► Eisenmangelanämie
- ► Maligne Grunderkrankung
- ► Akute oder chronische Infektionen
- ► Operative Eingriffe oder Blutverluste weniger als 12 Wochen zurückliegend
- ► Therapie mit Glukokortikoiden
- ► Zustand nach Splenektomie, selten Asplenie

Therapie

Das therapeutische Ziel nach Diagnosestellung einer ET ist die Vermeidung von thromboembolischen Komplikationen. Eine Prophylaxe von möglichen Blutungskomplikationen ist zur Zeit nicht möglich. Ebenso besteht kein Therapieansatz durch den eine dauerhafte Heilung der ET erreicht werden kann.

Das Vorgehen ist abhängig von der individuellen Risikokonstellation (Tab. 17.**2**).

Patienten mit hohem Risiko. Ein hohes Risiko wird bei Patienten mit einem Lebensalter über 60 Jahren oder einer ET-assoziierten Thromboseanamnese angenommen. Durch den Beginn einer zytoreduktiven Therapie kann hier das Thromboserisiko gesenkt werden. Zur Verfügung stehen Hydroxyurea und Anagrelide (in Deutschland nicht zugelassen). Zusätzlich erfolgt im Gegensatz zu der sonst üblichen Prophylaxe von venösen thromboembolischen Ereignissen eine Thromboseprophylaxe mit ASS in einer Dosierung von 100 mg täglich. Etwa 8 Tage nach Beginn der ASS-Therapie sollte deren Wirkung durch Bestimmung der In-vitro-Blutungszeit oder der epinephrininduzierten Thrombozytenaggregation überprüft werden. Bei fehlender Wirkung erfolgt zunächst eine Dosissteigerung auf 300 mg ASS und bei weiterhin ausbleibender Wirkung eine Umstellung auf Clopidogrel 75 mg/d. Es besteht jedoch die Möglichkeit, dass Thrombozytenfunktionshemmer Blutungen auslösen. In diesen Fällen wird eine schrittweise Dosisreduktion empfohlen.

Patienten mit niedrigem Risiko. Zur Gruppe mit niedrigem Risiko werden Patienten mit einem Lebensalter unter 60 Jahren, fehlender Thromboseanamnese, Thrombozytenzahlen unter 1,5 Mio./µl und fehlenden kardiovaskulären Risikofaktoren gerechnet. Diese Patienten erhalten keine Therapie. Treten vasomotorische Symptome auf, erfolgt eine Behandlung mit ASS.

Patienten ohne Risikozuordnung. Patienten, die keiner der beiden Risikogruppen zugerechnet werden können, werden mit ASS behandelt.

Perioperative Maßnahmen. In der Vorbereitung von operativen Eingriffen bei ET-Patienten wird die ASS-Gabe unterbrochen und eine Thromboseprophylaxe mit einem niedermolekularen Heparinpräparat in der für den Hochrisikobereich angegebenen Dosierung eingesetzt.

ET-assoziierte Thrombose. Bei Auftreten einer ET-assoziierten Thrombose gelten die gleichen Behandlungsprinzipien wie bei den übrigen Formen der venösen Thrombose. Nach Beendigung der Akuttherapie erfolgt eine orale Antikoagulation mit einem INR-Wert zwischen 2 und 3. Sofern keine zytoreduktive Therapie erfolgt oder die Throm-

Tabelle 17.**2** Risikoeinteilung der essenziellen Thrombozythämie

Niedriges Risiko
- ► Alter unter 60 Jahren

und
- ► Fehlende Thromboseanamnese

und
- ► Thrombozytenzahl unter 1,5 Mio./µl

und
- ► Keine kardiovaskulären Risikofaktoren

Mittleres Risiko
- ► Weder niedriges noch hohes Risiko

Hohes Risiko
- ► Alter über 60 Jahren

oder
- ► Thromboseanamnese

bozytenzahlen nicht unter einen Wert von 1 Mio./µl gesenkt werden können, wird eine langfristige orale Antikoagulation empfohlen. In den übrigen Fällen richtet sich die Dauer der oralen Antikoagulation nach der Thromboselokalisation und der Rezidivhäufigkeit (s. Kapitel „Thrombophilie", S. 118).

ET-assoziierte Blutung. Bei Auftreten einer ET-assoziierten Blutung ist das Vorgehen abhängig von der klinischen Dringlichkeit. Bei bedrohlichen Blutungen besteht die Therapie der Wahl in der Gabe von Thrombozyten. In leichteren Fällen können die Gabe von DDAVP oder lokale Maßnahmen ausreichend sein. Bis zum Sistieren der Blutung sollte eine antiaggregatorische Therapie ausgesetzt werden. Inwieweit diese nach Sistieren der Blutung wieder aufgenommen wird, muss im Einzelfall entschieden werden.

Schwangerschaft. Das hohe Abortrisiko von ET-Patientinnen kann medikamentös nicht beeinflusst werden. Die Gabe von ASS kann in der Schwangerschaft fortgesetzt werden. Zytoreduktive Substanzen sollten vor Eintritt der Schwangerschaft abgesetzt werden.

18 Mikroangiopathische Erkrankungen

Zur Gruppe der mikroangiopathischen Erkrankungen werden alle Krankheitsbilder gerechnet, bei denen kapilläre Endothelzellschädigungen in Kombination mit den klinischen Symptomen hämolytische Anämie, Thrombozytopenie und Fieber auftreten. Entsprechend dem Erkrankungsalter und der zusätzlichen organbezogenen Symptomatik wird zwischen der *thrombotisch thrombozytopenischen Purpura* und dem *hämolytisch urämischen Syndrom* unterschieden. Eine Beurteilung, ob es sich dabei tatsächlich um 2 unterschiedliche Krankheitsentitäten oder nur um unterschiedliche klinische Verlaufsformen derselben Grunderkrankung handelt, ist zur Zeit nicht möglich.

Thrombotisch thrombozytopenische Purpura (TTP, Morbus Moschcowitz)

Definition und Pathophysiologie

Die TTP ist eine mikroangiopathische Erkrankung, die im Vollbild durch die Symptome hämolytische Anämie, Thrombozytopenie und Fieber, kombiniert mit einer neurologischen Symptomatik charakterisiert ist. Pathologisch anatomisches Korrelat ist eine Endothelzellschädigung der Mikrozirkulation verschiedenster Organe mit der Ausbildung von hyalinen Fibrinthromben.

Die genauen pathophysiologischen Zusammenhänge der TTP sind nicht bekannt. Nach derzeitiger Vorstellung spielt eine Von-Willebrand-Faktor-spaltende Protease eine entscheidende Rolle. Diese Protease reguliert die Größe der vWF-Multimere. Es konnte gezeigt werden, dass die Aktivität dieser Protease im Plasma von TTP-Patienten deutlich erniedrigt ist. Dadurch werden sehr große vWF-Multimere gebildet. Diese hochmolekularen vWF-Multimere können spontan Thrombozyten aggregieren. Die auftretenden Endothelzellschädigungen können durch die verminderte Aktivität dieser Protease jedoch nicht erklärt werden. Hier wird von einigen Arbeitsgruppen eine apoptoseinduzierende Substanz diskutiert.

Klinik

Die TTP tritt mit einer Inzidenz von 1 : 1 Mio. vorwiegend im Erwachsenenalter auf. Klinische Leitsymptome sind die hämolytische Anämie, eine Thrombozytopenie, Fieber und eine zerebrale Symptomatik (Bewusstseinstrübung, Koma, epileptische Anfälle, Schlaganfälle). Von der Mikrozirkulationsstörung können aber auch andere Organe und Organsysteme betroffen sein. Dementsprechend können auch bei der TTP eine renale und eine pulmonale Symptomatik auftreten.

Diagnostik

Die Verdachtsdiagnose TTP wird bei intravasaler Hämolyse mit negativem Coombs-Test, kombiniert mit Thrombozytopenie und Fieber gestellt, sofern diese Symptome nicht auf eine andere Erkrankung zurückgeführt werden können. Eine wichtige Differenzialdiagnose der TTP ist die wesentlich häufiger auftretende Sepsis. Eine fehlende Hämolyse oder normale Thrombozytenzahlen schließen eine TTP aus.

Die Verdachtsdiagnose TTP kann nicht anhand eines einzelnen Laborparameters bestätigt werden. Das Auftreten von Fragmentozyten und eine erniedrigte Aktivität der vWF-spaltenden Protease untermauern die Verdachtsdiagnose einer TTP. Ein Testverfahren zur Bestimmung der vWF-spaltenden Protease ist zur Zeit kommerziell nicht erhältlich. Weiterhin muss einschränkend gesagt werden, dass mit einer Sensitivität von 45% und einer Spezifität von 30% eine nur begrenzte diagnostische Aussagekraft besteht.

In der Beurteilung einer chronisch rezidivierenden Verlaufsform ist die vWF-Multimeranalyse hilfreich. Solange im Plasma des Patienten hochmolekulare vWF-Multimere nachweisbar sind, besteht ein hohes Rezidivrisiko.

Im Rahmen der TTP kann es zu einer Aktivierung des plasmatischen Gerinnungssystems kommen, die zu einem Verbrauch von Gerinnungsfaktoren und Fibrinogen führen kann.

Therapie

Plasmapherese. Unbehandelt liegt die Mortalitätsrate der TTP zwischen 85 und 90%. Durch Plasmapherese kann die Mortalitätsrate auf 20% gesenkt werden. Die Plasmapheresebehandlung der TTP ist eine empirisch ermittelte Therapieform, deren Effektivität in kontrollierten klinischen Studien belegt wurde. Sie sollte unmittelbar nach Stellen der Verdachtsdiagnose TTP initiiert werden und bis zu einem Anstieg der Thrombozytenzahlen täglich wiederholt werden. Ist ein Therapieerfolg, gemessen an einem Anstieg der Thrombozytenzahlen und einem Rückgang der Hämolyse, erkennbar, können die Abstände zwischen 2 Plasmapheresezyklen verlängert werden. Die Plasmapherese wird bis zu einer Normalisierung der Thrombozytenzahlen und einer Beendigung der Hämolyse durchgeführt. Häufig werden parallel dazu Glukokortikoide gegeben. Hierdurch kann jedoch der Krankheitsverlauf der TTP nicht beeinflusst werden.

Glukokortikoide und Cyclophosphamid. Kommt es durch die Plasmapherese nicht zu einer Besserung, ist die Prognose sehr schlecht. In diesen Fällen wird zusätzlich eine Kombinationstherapie mit Glukokortikoiden und Cyclophosphamid durchgeführt, obwohl die Wirksamkeit dieser Maßnahmen nicht belegt ist.

Kryodepletiertes Plasma. Eine weitere Option stellt der Einsatz von kryodepletiertem Plasma dar. Kryodepletiertes Plasma wird durch langsames Auftauen von gefrorenem Frischplasma und anschließender Zentrifugation gewonnen. Im Vergleich zum Ausgangsplasma enthält es vWF und Fibrinogen in deutlich reduzierter Konzentration. Dieses kryodepletierte Plasma wird in der Plasmapheresebehandlung unter der Vorstellung eingesetzt, dass durch den geringeren Von-Willebrand-Faktor-Anteil der TTP-Verlauf günstig beeinflusst werden kann.

Antikoagulation. Eine therapeutische Antikoagulation wird nicht empfohlen, da aufgrund der niedrigen Thrombozytenzahlen ein erhöhtes Blutungsrisiko besteht. Ob eine niedrigdosierte Heparingabe (50–100 IE/h unfraktioniertes Heparin) den Krankheitsverlauf positiv beeinflussen kann, ist zwar nicht bewiesen, aber anzunehmen.

Verlauf

Die TTP kann rezidivierend verlaufen. Als Rezidiv wird das Auftreten einer erneuten TTP-Symptomatik gewertet, nachdem für einen Zeitraum von mindestens 1 Monat eine komplette Remission der Laborparameter aufgetreten war. Bei etwa 30% der TTP-Patienten kommt es nach der Erkrankung zu keiner Restitutio ad integrum. Am häufigsten kommt es zu Nierenfunktionsstörungen.

Hämolytisch urämisches Syndrom (HUS)

Definition und Pathophysiologie

Das HUS ist eine mikroangiopathische Erkrankung, die im Vollbild durch die Symptome hämolytische Coombs-negative Anämie, Thrombozytopenie und Fieber in Kombination mit einer renalen Symptomatik (milde Proteinurie, Oligo- bis Anurie, Hämaturie, Azotämie, Hypertonus, fortgeschrittene Niereninsuffizienz) charakterisiert ist. Pathologisch anatomisches Korrelat ist eine Endothelzellschädigung der Mikrozirkulation, vor allem in der Niere, verbunden mit der Ausbildung von hyalinen Fibrinthromben.

Ähnlich wie bei der TTP kommt auch beim HUS der Endothelzellschädigung eine zentrale pathophysiologische Rolle zu. Eine mögliche Ursache ist eine toxische Endothelzellschädigung durch das so genannte Verotoxin, das von E.-coli-Bakterien des Stamms 0157:H7 gebildet wird, oder das Shigatoxin. Diese Form der HUS kann epidemisch auftreten und zeigt einen Häufigkeitsgipfel im Alter von 6 Monaten bis 5 Jahren. Vermutlich kann eine Immunität gegen das Toxin erworben werden, sodass Krankheitsmanifestationen im Erwachsenenalter deutlich seltener auftreten.

Klinik

Im Unterschied zur TTP tritt das HUS vorwiegend im Kindesalter auf. Typische Symptome sind die intravasale Hämolyse, eine Thrombozytopenie und Fieber sowie ein progredientes Nierenversagen. Eine neurologische Symptomatik ist eher selten. Verotoxinassoziierte Formen der HUS treten meist im Anschluss an einen gastrointestinalen Infekt auf.

Diagnostik

Die Verdachtsdiagnose HUS wird bei Vorliegen der oben beschriebenen Symptome gestellt. Sie setzt den Ausschluss einer anderen renalen Erkrankung voraus. Vergleichbar mit der TTP können Fragmentozyten im peripheren Blut nachgewiesen werden. Inwieweit eine Erniedrigung der vWF-spaltenden Protease vorliegt ist unklar. Durch den Nachweis von verotoxinproduzierenden E.-coli-Stämmen kann die endemische Form des HUS diagnostiziert werden.

Therapie

Das therapeutische Vorgehen bei HUS entspricht demjenigen bei der TTP. Im Kindesalter ist die Prognose gut.

HELLP-Syndrom

Definition und Pathophysiologie

Das HELLP-Syndrom ist eine schwangerschaftsassoziierte mikroangiopathische Erkrankung, die durch die Symptomentrias intravasale Hämolyse, Leberfunktionsstörung und Thrombozytopenie gekennzeichnet ist. Die Bezeichnung „HELLP-Syndrom" leitet sich von den englischen Begriffen der 3 Leitsymptome („hemolysis", „elevated liver enzymes", „low platelet count") ab.

Der zugrunde liegende pathophysiologische Mechanismus ist unklar.

Klinik

Das HELLP-Syndrom gehört zu den Spätgestosen und manifestiert sich im letzten Trimenon. Manifestationen in den ersten 3 Tagen post partum sind beschrieben, aber selten. Die klinischen Symptome des HELLP-Syndroms sind eine intravasale Hämolyse, eine Thrombozytopenie und eine Leberfunktionsstörung. Die Leberfunktionsstörung kann dabei von einem klinisch asymptomatischen Transaminasenanstieg bis zu einem schweren Leberausfallkoma reichen.

Diagnostik

Die Diagnose eines HELLP-Syndroms wird bei Vorliegen von 2 der typischen 3 Leitsymptome gestellt. Die Bestimmung der Thrombozytenzahlen sollte im EDTA- und Citratblut erfolgen, um eine EDTA-induzierte Pseudothrombozytopenie auszuschließen. Die Thrombozytenzahlen liegen meist unter 100.000/µl. Ähnlich wie bei den anderen mikroangiopathischen Erkrankungen können auch beim HELLP-Syndrom Fragmentozyten nachgewiesen werden.

Schwere Verlaufsformen des HELLP-Syndroms können in eine disseminierte intravasale Gerinnung übergehen. Engmaschige Gerinnungskontrollen werden empfohlen, bis eine Besserung der klinischen Symptomatik eintritt (s. Kapitel „DIC", S. 139).

Therapie

Sofortige Entbindung. Die Therapie der Wahl ist die sofortige Entbindung. Danach kommt es in den meisten Fällen innerhalb von wenigen Tagen zu einer kompletten Rekonvaleszenz. Bei leichten Verlaufsformen kann aus kindlicher Indikation die Entscheidung zur Entbindung verzögert werden. Dies erfordert jedoch eine kontinuierliche Überwachung der Mutter.

Plasmapherese. Sollte es innerhalb eines Zeitraums von 3 Tagen nach erfolgter Entbindung nicht zu einer Besserung der klinischen Symptomatik kommen, wird ähnlich wie bei der TTP eine Plasmapheresebehandlung empfohlen.

Postpartales HELLP-Syndrom. Wird ein HELLP-Syndrom erst nach der Entbindung klinisch manifest, ist die Plasmapherese die Therapie der Wahl, sofern keine erkennbare Besserung der klinischen Symptomatik eintritt.

Intravasale Gerinnung. Eine generelle Heparingabe zur Prophylaxe von thromboembolischen Komplikationen wird nicht empfohlen, da aufgrund der niedrigen Thrombozytenzahlen ein erhöhtes Blutungsrisiko besteht. Treten DIC-typische Veränderungen auf, wird die Gabe von FFP in Kombination mit der Gabe eines unfraktionierten Heparins in einer Dosierung von 100 IE/h empfohlen.

Prognose

Bei einer erneuten Schwangerschaft werden in 3% der von einem HELLP-Syndrom betroffenen Frauen Rezidive beobachtet.

19 Disseminierte intravasale Gerinnung

Definition und Pathophysiologie

Definition. Die disseminierte intravasale Gerinnung ("disseminated intravascular coagulation", DIC), auch als Verbrauchskoagulopathie bezeichnet, ist eine Hämostasestörung, die als schwerwiegende Komplikation bei einer Reihe von Grunderkrankungen auftreten kann. Die DIC ist durch eine systemische Gerinnungsaktivierung charakterisiert, die durch natürliche antikoagulatorische Mechanismen nicht reguliert und kompensiert werden kann. Die systemische Gerinnungsaktivierung führt zur Bildung von löslichem Fibrin und Mikrogerinnseln, die durch eine Verlegung der Mikrozirkulation zu einem progredienten Organversagen führen. Gleichzeitig kann es durch den Verbrauch von Thrombozyten und Gerinnungsfaktoren zu einer Blutungsneigung kommen.

Pathophysiologie. Die Entwicklung einer DIC ist ein dynamischer Prozess. Initial kommt es zu einer systemischen Gerinnungsaktivierung. Typische Auslöser sind die Endotoxinämie in der Sepsis oder die Einschwemmung von thromboplastinreichem Fruchtwasser bei geburtshilflichen Komplikationen. Die systemische Gerinnungsaktivierung führt zu einer ausgeprägten Thrombinämie, die durch physiologische antikoagulatorische Mechanismen nicht kontrolliert werden kann. Thrombin induziert eine Fibrinbildung und aktiviert Thrombozyten. Gleichzeitig kommt es im Sinne einer positiven Rückkopplung zur Aktivierung von weiteren Gerinnungsfaktoren. Die Folge ist eine Fibrinämie, eine Thrombozytopenie und

ein Faktorenverbrauch (Abb. 19.**1**). In kurzer Zeit wird dabei so viel Fibrinogen aktiviert, dass die entstehenden Fibrinmonomere nicht aus der Zirkulation geklärt werden können, sondern als so genanntes lösliches Fibrin im Blut nachweisbar ist. Das lösliche Fibrin ist wesentlich an der Verlegung der Mikrozirkulation mit dem konsekutiven Multiorganversagen beteiligt. Gleichzeitig wird durch den Verbrauch von Gerinnungsfaktoren und Thrombozyten eine Blutungsneigung induziert. Eine weitere Folge des gebildeten löslichen Fibrins ist eine Fibrinolyseaktivierung. Diese sekundäre Hyperfibrinolyse verstärkt ihrerseits die Blutungsneigung und bildet den letzten Schritt in der pathophysiologischen Kaskade der DIC. Diese Kaskade wird solange unterhalten, bis der auslösende gerinnungsaktivierende Faktor ausgeschaltet wird.

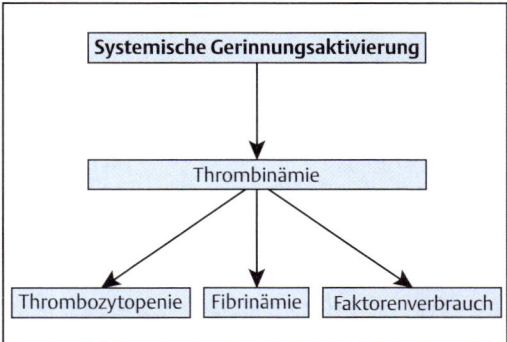

Abb. 19.**1** Pathophysiologie der DIC.

Klinik

Die DIC wird durch eine schwerwiegende und in der Regel lebensbedrohliche Grunderkrankung ausgelöst. Dementsprechend stehen bei DIC-Patienten zunächst die Symptome der Grunderkrankung im Vordergrund. Typische, zur Entwicklung einer DIC prädisponierende Grunderkrankungen sind in Tab. 19.1 zusammengefasst. Am häufigsten entwickelt sich eine DIC auf dem Boden einer bakteriellen Sepsis, seltener sind Polytraumen, maligne Erkrankungen oder geburtshilfliche Komplikationen auslösende Faktoren.

Spontan auftretende Blutungen und eine progrediente Verschlechterung einzelner Organfunktionen, die bis zum Multiorganversagen führen kann, sind Leitsymptome der DIC. Die Blutungsneigung manifestiert sich in Form von petechialen Blutungen, Suggilationen an Druckstellen, Schleimhautblutungen und Blutungen aus Punktionsstellen. Bei traumatisierten Patienten können chirurgisch nicht beherrschbare, diffuse Blutungen auftreten. Die parallel zur Blutungsneigung auftretende Organschädigung manifestiert sich bei der Mehrzahl der Patienten in Form einer rasch progredienten Nieren- und Lungeninsuffizienz.

Als *Kasabach-Merritt-Syndrom* wird eine chronische Form der DIC bezeichnet, die durch einen Gefäßtumor charakterisiert ist. Die im Gefäßbett des Tumors stattfindende kontinuierliche Gerinnungsaktivierung induziert eine DIC mit einer ausgeprägten sekundären Hyperfibrinolyse.

Tabelle 19.1 Zur DIC prädisponierende Erkrankungen

Häufig
- Sepsis
- Traumen
  - Ausgedehnte Weichteilverletzungen
  - Schädel-Hirn-Traumen
  - Fettembolien
- Maligne Erkrankungen
  - Leukämien
  - Solide Tumoren
- Aortenaneurysmata
- Ausgeprägte Hämatome

Selten
- Geburtshilfliche Komplikationen
  - Abruptio placentae
  - Fruchtwasserembolie
- Parasitämien
  - Malaria
- Hämolytische Transfusionsreaktionen
- Rhabdomyolysen
- Vergiftungen
- Kasabach-Merritt-Syndrom

Diagnostik

Beweisend für das Vorliegen einer DIC ist der Nachweis einer systemischen Gerinnungsaktivierung mit einem Verbrauch von Gerinnungsfaktoren und Thrombozyten. Während die Verbrauchsreaktion durch eine kontinuierliche Abnahme der Thrombozytenzahlen und Verminderung der Plasmakonzentration einzelner Gerinnungsfaktoren diagnostiziert werden kann, ist der Nachweis einer systemischen Gerinnungsaktivierung nur indirekt durch Bestimmung einzelner Aktivierungsmarker und durch den Nachweis von löslichem Fibrin möglich. Entsprechende Nachweismethoden sind jedoch zeitaufwendig und werden vielfach nur von spezialisierten Laboratorien angeboten. Daher können mit diesen Testverfahren gewonnene Ergebnisse die Diagnose einer DIC häufig erst nachträglich bestätigen oder ausschließen.

Im klinischen Alltag wird die Diagnose einer DIC aufgrund mehrerer klinischer und laboranalytischer Parameter sowie deren Veränderungen im weiteren Krankheitsverlauf gestellt. Ein entsprechender Algorithmus ist in den Abb. 19.2 und 19.3 zusammengefasst. Zu den laboranalytischen Parametern gehören die Thrombozytenzahl, die APTT, der Quick-Wert sowie die Fibrinogen- und Antithrombinkonzentration.

Bei einer DIC werden die in Tab. 19.2 aufgeführten Grenzwerte unterschritten und es kommt im weiteren Krankheitsverlauf zu einer progredienten Verschlechterung. Letzteres ist Ausdruck der kontinuierlichen Verbrauchsreaktion und hat

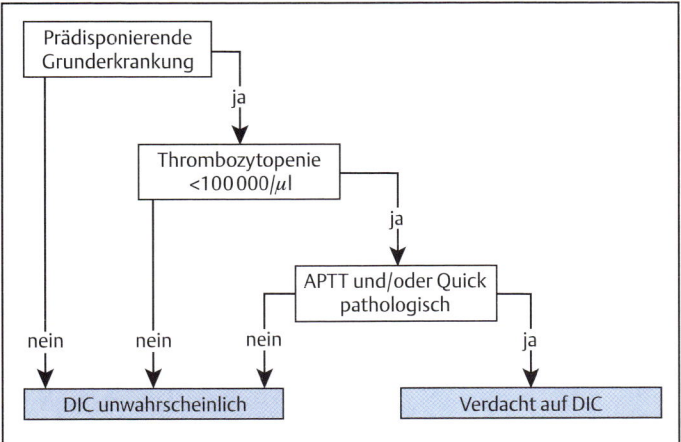

Abb. 19.**2** Bewertung der Initialdiagnostik bei Verdacht auf DIC.

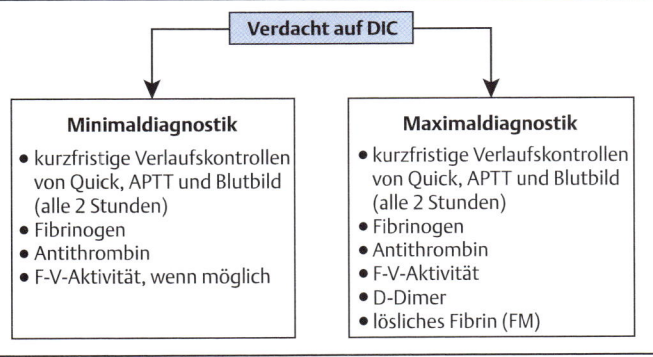

Abb. 19.**3** Laboranalytische Verlaufskontrollen bei DIC-Verdacht.

Tabelle 19.**2** DIC-typischer zeitlicher Verlauf von Laborparametern

Parameter	Wert	Tendenz
Thrombozyten	< 100.000/µl	↓
APTT	verlängert (> 1,5fach)	↑
Quick-Wert	erniedrigt (< 40%)	↓
Fibrinogen	absolut (< 150 mg/dl) oder relativ (fallend)	↓
Antithrombin	< 50%	↓
FV-Aktivität	< 50%	↓
D-Dimer	erhöht	↑
Lösliches Fibrinmonomer	erhöht	↑

als Diagnosekriterium einen wichtigeren Stellenwert als das Unterschreiten bestimmter Grenzwerte.

Durch den Nachweis von steigenden Konzentrationen an löslichem Fibrin wird die Verdachtsdiagnose einer DIC untermauert. Erhöhte D-Dimerkonzentrationen sind Ausdruck einer sekundären Hyperfibrinolyse und gehören zum Vollbild der DIC.

Therapie

In der DIC-Therapie gibt es einen kausalen und einen supportiven Ansatz. Ziel des kausalen Therapieansatzes ist es, durch eine Behandlung der Grunderkrankung die Ursache der systemischen Gerinnungsaktivierung dauerhaft zu beseitigen. Ziel der supportiven Therapie ist es, den Zustand des Patienten so zu stabilisieren, dass eine erfolgreiche Behandlung der Grunderkrankung durchgeführt werden kann. Prognostisch entscheidend ist die Therapie der Grunderkrankung.

Problematik der supportiven Therapie

Im Idealfall wird mit der supportiven Therapie eine Unterbrechung der Gerinnungsaktivierung, eine Unterbrechung der Mikrothrombenbildung und eine Korrektur der aufgetretenen Verbrauchsreaktion erreicht. In diesen zum Teil gegenläufigen Therapiezielen spiegelt sich die Grundproblematik der supportiven DIC-Therapie wider. So kann einerseits die Gabe eines Antikoagulans zur Unterbrechung der Gerinnungsaktivierung und zur Unterbrechung von thrombotischen Prozessen sinnvoll sein, während andererseits die Gabe eines Antikoagulans eine bestehende Blutungsneigung weiter verstärken kann und daher nicht sinnvoll wäre.

Eine weitere Problematik in der Therapie der DIC besteht darin, dass es nur wenige kontrollierte Studien zur Überprüfung der Wirksamkeit eines bestimmten therapeutischen Vorgehens gibt. Eine Ursache dafür liegt in der großen Heterogenität der Grunderkrankungen, die eine Vergleichbarkeit verschiedener Therapiestrategien erschweren. Hinzu kommt die Seltenheit der Erkrankung, die in der Regel ein multizentrisches Studiendesign erforderlich macht. Kontrollierte Studien liegen für den Einsatz von Antithrombin und von aktiviertem Protein C vor. Durch die Substitution von Antithrombin ab einem Interventionswert von 100% bis zu einem Zielwert von 150% konnte eine signifikante Senkung der Letalität erreicht werden. Es muss jedoch kritisch angemerkt werden, dass dieser Vorteil nicht ausreichte, um eine „Intention-to-treat"-Empfehlung auszusprechen. Hinzu kommt, dass durch den hohen Zielwert von 150% hohe Behandlungskosten entstehen. Erste in einer multizentrischen klinischen Studie gewonnene Erfahrungen mit aktiviertem Protein C (APC) zeigen eine signifikante Senkung der Mortalität in der APC-Gruppe. Auf der Basis dieser Daten ist damit zu rechnen, dass Drotrecogin (Xigris) einen festen Bestandteil in der DIC-Therapie einnehmen wird.

Therapeutisches Vorgehen

Das im Folgenden vorgeschlagene therapeutische Vorgehen gliedert sich in eine Basisbehandlung, die bei allen Patienten mit einer akuten DIC durchgeführt werden sollte und in eine symptombezogene Zusatztherapie. Die Basistherapie beinhaltet die Gabe von Antithrombinkonzentrat und FFP.

Die verschiedenen Bausteine der DIC-Therapie sind in Abb. 19.**4** zu einem Gesamtkonzept zusammengefasst. Die Basistherapie besteht in der Gabe von FFP und Antithrombin. Nach Zulassung von APC wird Antithrombin durch APC ersetzt oder ergänzt.

Antithrombin/APC. Zielwert für die Antithrombinbehandlung ist eine Plasmaaktivität zwischen 80 und 100%. Nach Zulassung von Drotrecogin wird Antithrombin vermutlich durch dieses APC-Präparat ersetzt werden. Es wird in einer Dosis von 24 μg/kg KG/h über einen Zeitraum von 96 h i.v. verabreicht (s. Kapitel „Medikamente", S. 183).

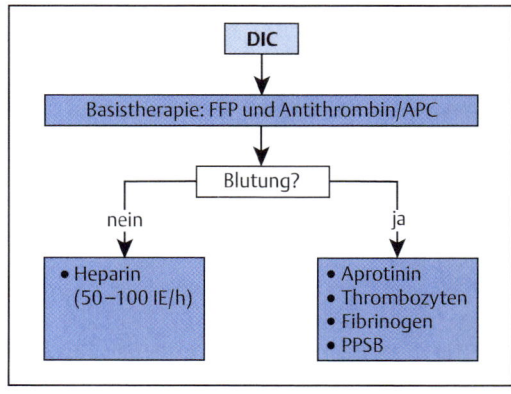

Abb. 19.**4** Therapie der DIC.

FFP. Im Unterschied zur APC- oder Antithrombin-Substitution ist die Wirksamkeit einer FFP-Gabe bisher in klinischen Studien nicht belegt. Es ist jedoch anzunehmen, dass FFP durch den ausgewogenen Anteil an Inhibitoren und prokoagulatorisch wirkenden Gerinnungsfaktoren ein Therapeutikum ist, dass aktivierte Gerinnungsfaktoren neutralisieren und gleichzeitig einen eventuell vorhandenen Mangel an Gerinnungsfaktoren ausgleichen kann. Ein mögliches Argument gegen eine Gabe von FFP besteht darin, dass die Zufuhr von Gerinnungsfaktoren und Fibrinogen eine bereits vorhandene Gerinnungsaktivierung und Verbrauchsreaktion weiter verstärkt. Von einer Reihe von Autoren wird deswegen die Gabe von FFP nur bei DIC-Patienten mit einer gleichzeitigen Blutungssymptomatik empfohlen. Aufgrund der nicht ausreichenden objektivierbaren Datenlage beruht die Empfehlung zur FFP-Substitution zur Zeit alleine auf der klinischen Erfahrung. Sofern es die Volumenbelastung erlaubt, sollten in der initialen Therapiephase 4–6 Einheiten FFP, gefolgt von einer kontinuierlichen Substitution verabreicht werden. Die Menge des kontinuierlich substituierten FFP richtet sich nach der Volumentoleranz des Patienten.

Therapiepflichtige Blutung. Besteht bei einem DIC Patienten zusätzlich eine therapiepflichtige Blutung erfolgt die Gabe von Aprotinin (Bolusgabe von 500.000 KIE, gefolgt von einer kontinuierlichen Infusion von 200.000 KIE/h) und nachfolgend in abgestufter Reihenfolge eine Substitution mit Thrombozyten, Fibrinogen und PPSB. Als therapiepflichtige Blutungen gelten alle Hb-wirksamen Blutungen, jede Organblutung, Blutungen aus dem Gastrointestinaltrakt und Blutungen nach therapeutischen oder operativen Eingriffen, die zu bleibenden Schäden führen würden. Alleinige petechiale Hautblutungen oder Blutungen aus Punktionsstellen stellen eine relative Therapieindikation dar, die im Einzelfall entschieden werden muss. Kommt es in der ersten halben Stunde nach Aprotiningabe nicht zu einer deutlichen Besserung, ist eine Substitution mit Thrombozyten erforderlich. Angestrebtes therapeutisches Ziel ist ein Anheben der Thrombozytenwerte auf einen Zielwertbereich zwischen 40.000 und 50.000/µl. Führt auch diese therapeutische Maßnahme nicht zu einer Besserung der Blutungssymptomatik, sollte eine Substitution mit Fibrinogen erfolgen. Hierbei gilt ein therapeutischer Zielwert von 50–75 mg/dl. Keinesfalls sollte über einen Wert von 100 mg/dl hinaus therapiert werden. Bei einem erwachsenen Patienten von etwa 70 kg wird durch die Gabe von 3 g Fibrinogen ein Anstieg des Plasmawerts von etwa 50 mg erreicht. Wird auch durch diese Maßnahme keine Besserung einer klinischen Blutungssymptomatik erreicht, besteht eine Indikation zur PPSB-Gabe. Aufgrund der Gefahr einer Beschleunigung der Verbrauchsreaktion sollte PPSB zunächst nur in einer Dosierung von 20 E/kg KG eingesetzt werden und parallel die gleiche Menge an Antithrombin substituiert werden.

Keine Blutungsneigung. Besteht bei einem DIC Patienten keine klinisch erkennbare Blutungsneigung, wird in Ergänzung der Basistherapie die Gabe von 50–100 IE/h eines unfraktionierten Heparinpräparats empfohlen.

Sonderfälle. Bei Patienten mit Aortenaneurysmen und mit einer tumorassoziierten chronischen DIC steht die Hyperfibrinolyse im Vordergrund, sodass durch die Gabe von Aprotinin ein Therapieerfolg zu erzielen ist. Gleiches gilt für das Kasabach-Merrit-Syndrom.

Prophylaxe

Bei allen zur DIC prädisponierenden Grunderkrankungen wird als prophylaktische Maßnahme die Gabe eines unfraktionierten Heparins in einer Dosierung von 300–500 E/h empfohlen, sofern dies klinisch vertretbar ist. Außerdem sollten Kontrollen der Gerinnungsparameter APTT, Quick-Wert, Fibrinogen und Antithrombin sowie der Thrombozytenzahlen in engmaschigen Abständen durchgeführt werden.

Medikamente

In diesem Kapitel werden folgende Präparate und Präparategruppen besprochen:

- ► DDAVP
- ► Antifibrinolytika
- ► Blutprodukte und Gerinnungsfaktoren:
  - – FFP,
  - – Einzelfaktorenkonzentrate,
  - – PPSB,
  - – FEIBA und FVIIa,
  - – Thrombozyten.
- ► Unfraktioniertes Heparin
- ► Niedermolekulares Heparin
- ► Danaparoid und Hirudin
- ► Orale Antikoagulanzien
- ► Thrombozytenfunktionshemmer
- ► Fibrinolytika
- ► Neue Medikamente
- ► Notfalldepot

20

Indirekt wirkende Hämostyptika

Desamino-8-D-Argininovasopressin

Substanzklasse und Handelsnamen. Desmopressinacetat (DDAVP) ist das synthetische Analogon des Hypophysenhinterlappenhormons Vasopressin. Es wird als parenterale Lösung (Minirin) oder als Nasenspray (Minirin-Nasenspray, Nocutil, Octostin) vertrieben.

Wirkmechanismus. DDAVP erhöht unmittelbar nach Applikation die Plasmakonzentration des Von-Willebrand-Faktors durch Stimulierung der endothelialen Sezernierung. Gleichzeitig kommt es zu einem Anstieg der Plasmakonzentration an Faktor VIII, da Von-Willebrand-Faktor als Transportprotein für Faktor VIII wirkt. Als weiterer Mechanismus wird eine Induktion der Tissue-Faktor-Expression und somit eine extrinsische Gerinnungsaktivierung diskutiert.

Indikationen und Dosierung. DDAVP wird in der Prophylaxe und Behandlung von Blutungskomplikationen bei Patienten mit einer Hämophilie A, einer Von-Willebrand-Erkrankung und verschiedenen Thrombozytopathien eingesetzt. Außerdem ist es bei einer Reihe von erworbenen hämorrhagischen Diathesen wirksam, wie der urämisch bedingten Blutung.

Die Dosierung von DDAVP erfolgt körpergewichtsbezogen. Zur intravenösen Anwendung werden 0,3 µg/kg KG, gelöst in 100 ml 0,9% NaCl als Kurzinfusion verabreicht. Zur intranasalen Anwendung wird eine Dosierung von 2 µg/kg KG empfohlen. Bei Nasenbluten kann das Nasenspray auch in den Rachenraum gesprüht werden.

Durch die DDAVP-Gabe kann eine Erschöpfung der endothelialen vWF-Speicherorganellen eintreten. Es besteht daher bei kontinuierlicher Anwendung die Gefahr der Tachyphylaxie. Es wird empfohlen, DDAVP mit einem Mindestabstand von 8 h nicht mehr als 3-mal hintereinander zu verabreichen. Danach ist eine 1-tägige Therapiepause notwendig.

Ein DDAVP-Stimulationstest wird bei Patienten durchgeführt, bei denen nach Diagnosestellung einer hämorrhagischen Diathese eine DDAVP-Wirksamkeit zu erwarten ist, aber nicht sicher vorhersehbar ist. DDAVP wird hierbei in der üblichen Dosierung eingesetzt.

Nebenwirkungen und Kontraindikationen. Aufgrund des physiologischen Wirkprinzips von Vasopressin kommt es nach DDAVP-Gabe durch den antidiuretischen Effekt zu einer Wasserretention, einer Hyponatriämie und einem Blutdruckanstieg. Die Überwachung der Elektrolyte ist daher bei Dauermedikation unerlässlich. Die Wasserretention ist in der Regel selbst bei Patienten mit eingeschränkter Nierenfunktion irrelevant. Bei intensivmedizinisch behandelten Patienten kann DDAVP- die Katecholaminwirkung beeinflussen. Eine häufig auftretende Flush-Symptomatik ist nur kurzfristig und klinisch nicht relevant. In seltenen Fällen kann eine allergische Reaktion mit hypotoner Krise auftreten.

Wegen den häufig auftretenden Tachykardien stellt eine bekannte kardiale Erkrankung eine relative Kontraindikation dar und erfordert bei DDAVP-Gabe eine intensive Überwachung des Patienten. DDAVP kann die Wirkung des zur Wehenstimulierung eingesetzten Oxytocins verstärken. Bei Schwangeren sollte die DDAVP-Gabe erst unmittelbar vor der Geburt erfolgen. Eine Richtgröße stellt die Öffnung des Muttermunds dar (Primipara: 6–8 cm, Multipara: 8–10 cm).

Antifibrinolytika

Gegenwärtig sind für die antifibrinolytische Therapie 2 Substanzgruppen verfügbar: der bovine Proteaseninhibitor Aprotinin und die synthetisch hergestellten Proteaseninhibitoren Tranexamsäure und 4-Aminomethylbenzoesäure.

Aprotinin

Substanzklasse und Handelsnamen. Aprotinin (Antagosan, Trasylol) ist ein aus der Rinderlunge isoliertes basisches Polypeptid.

Wirkmechanismus. Aprotinin inhibiert die enzymatische Wirkung von Plasmin durch Komplexbildung. Darüber hinaus hemmt es auch die Enzyme Trypsin, Kallikrein und Chymotrypsin.

Indikationen und Dosierung. Aprotinin ist zur Behandlung jeder Hyperfibrinolyse geeignet. Der diagnostische Nachweis einer Hyperfibrinolyse ist schwierig. Es gibt keinen Laborparameter, anhand dessen die Indikation zur Aprotiningabe gestellt werden kann. Als Indikation gelten Erkrankungen, die erfahrungsgemäß häufig Hyperfibrinolyseblutungen auslösen, in Kombination mit einem erniedrigten Fibrinogenwert, einer erhöhten D-Dimerkonzentration und einem pathologischen Thrombelastogramm. Zu diesen Erkrankungen zählen das Prostatakarzinom, die Monozytenleukämie, geburtshilfliche Komplikationen und Verbrennungen. In der Kardiochirurgie wird Aprotinin als blutsparendes Medikament eingesetzt. Eine seltene Indikation ist ein angeborener α_2-Antiplasminmangel.

Aprotinin wird i.v. als Bolus verabreicht, gefolgt von einer kontinuierlichen Infusion. Ein mögliches Schema stellt die Gabe eines Bolus von 500.000 KIE dar, gefolgt von einer kontinuierlichen Infusion von 200.000 KIE/h. Die Dauer der kontinuierlichen Gabe ist abhängig vom klinischen Erfolg. Bei der prophylaktischen Gabe in der Herzchirurgie sind verschiedene Therapieschemata verbreitet und durch Studien belegt.

Nebenwirkungen und Kontraindikationen. Eine schwerwiegende Nebenwirkung des Aprotinins stellt eine anaphylaktische Reaktion bei vorimmunisierten Patienten dar. Durch die Hemmung der endogenen Fibrinolyse kann ein beginnendes Organversagen bei einem Patienten mit einer Gerinnungsstörung wie z.B. einer DIC verstärkt werden. Pathophysiologisch wird dies mit einer Blockade der fibrinolytischen Rekanalisierung einer thrombotisch verschlossenen Mikrozirkulation erklärt. Daher muss im Einzelfall der mögliche therapeutische Nutzen einer positiven Beeinflussung der Blutungsneigung gegen die Gefahr einer Progredienz des Organversagens abgewogen werden. Studien zur Entscheidungsfindung in dieser klinischen Situation existieren nicht.

Tranexamsäure

Substanzklasse und Handelsnamen. Tranexamsäure (Anvitoff, Cyklokapron, Ugurol) ist ein Carbonsäurederivat.

Wirkmechanismus. Aufgrund ihrer Ähnlichkeit mit Lysin blockiert Tranexamsäure die Lysinbindungsstelle des Plasminogenmoleküls. Dadurch wird die zur Aktivierung notwendige Bindung des Plasminogenmoleküls an t-PA und an den Kofaktor Fibrin blockiert.

Indikationen und Dosierung. Das Indikationsspektrum von Tranexamsäure ist weitgehend mit dem von Aprotinin identisch. Hinzu kommt die Prophylaxe von Blutungen bei Patienten mit bekannten hämorrhagischen Diathesen vor kleineren operativen Eingriffen und Zahnextraktionen. Bei diesen Indikationen ist auch eine lokale Anwendung in Form von Spülungen (2 g/100 ml) möglich.

Tranexamsäure kann oral und i.v. verabreicht werden. Eine ebenfalls mögliche intramuskuläre Applikation sollte bei Patienten mit hämorrhagischer Diathese vermieden werden. Bei oraler Anwendung stellt die Gabe von 3 × 1 g eine übliche Dosierung dar.

Nebenwirkungen und Kontraindikationen. Eine Hämaturie aus den oberen Harnwegen stellt wegen der Gefahr einer thrombotischen Abflussbehinderung eine Kontraindikation dar.

4-Aminomethylbenzoesäure

Pamba ist ein Antifibrinolytikum, das vom Wirkmechanismus und dem Indikationsspektrum der Tranexamsäure vergleichbar ist.

21 Blutprodukte und Gerinnungs-faktorenkonzentrate

Direkt wirkende Hämostyptika sind Präparate, die zelluläre oder plasmatische Komponenten des Hämostasesystems ersetzen.

Nach dem Transfusionsgesetz besteht für die Anwendung von Blutprodukten und Gerinnungsfaktorenkonzentraten eine Dokumentationspflicht. Das jeweilige Präparat muss sowohl in der Krankenakte als auch produktbezogen in einem „Blutbuch" dokumentiert werden. Die Dokumentation umfasst die Patientenidentifikationsnummer, die Produktidentifikation bestehend aus der Chargenbezeichnung (Ch.-B.) und der Pharmazentralnummer (PZN). Alternativ zur Pharmazentralnummer können die Präparatebezeichnung, der pharmazeutische Unternehmer oder Menge und Stärke des Präparats aufgezeichnet werden. Diese Nummern werden meist vom Hersteller in Form von selbstklebenden Etiketten dem Präparat beigelegt. Zusätzlich muss das Verabreichungsdatum und der anfordernde Arzt dokumentiert werden. Aufgetretene Nebenwirkungen müssen ebenfalls dokumentiert und in Abhängigkeit vom Schweregrad gemeldet werden (nähere Ausführungen s. „Richtlinien zur Gewinnung von Blut und Blutbestandteilen und zur Anwendung von Blutprodukten [Hämotherapie])". Das Gesetz fordert darüber hinaus eine Dokumentation der Wirkung der Präparate.

Fresh Frozen Plasma (FFP)

Substanzklasse und Handelsnamen. Fresh Frozen Plasma (FFP) wird aus Vollblutspenden oder durch Plasmapherese gewonnen. Unmittelbar nach der Herstellung wird das Plasma schockgefroren und bis zur Verwendung tiefgefroren gelagert. In Deutschland ist eine Quarantänelagerung von 6 Monaten vorgeschrieben. Auf diese Weise soll sichergestellt werden, dass nur solche Plasmen ein-gesetzt werden, deren Spender während der Quarantänezeit keine durch Blut übertragbaren Infektionserkrankungen entwickelt haben.

Neben den FFP-Präparaten werden im Handel Plasmen angeboten, die speziellen Virusabreicherungsverfahren unterzogen worden sind und als virusinaktiviertes Frischplasma (Octaplas) bezeichnet werden. Durch die Virusabreicherungsverfahren kommt es zu einer quantitativen Veränderung einzelner Gerinnungsfaktoren (z.B. einer Verminderung des α_2-Antiplasmins).

Wirkmechanismus. FFP enthält alle Gerinnungsfaktoren und Inhibitoren in physiologischer Zusammensetzung. Die hämostaseologische Wirkung beruht daher auf dem Ausgleich eines Mangels an Gerinnungsfaktoren und/oder Inhibitoren.

Indikationen und Dosierung. Indikationsstellungen zur FFP-Gabe sind den jeweiligen Krankheitsbildern zugeordnet und den therapeutischen Algorithmen zu entnehmen.

FFP muss AB0-kompatibel verabreicht werden, da es Isoagglutinine enthält. Dementsprechend ist FFP der Blutgruppe AB universell bei allen Patienten einsetzbar (Tab. 21.1). FFP der Blutgruppe 0 darf nur Empfängern der Blutgruppe 0 transfundiert werden. Vor Transfusion werden die tiefgefrorenen FFP-Präparate bei 37 °C aufgetaut. Dazu sind spezielle Auftaueinrichtungen erforderlich, die sicherstellen, dass das Präparat nicht in unmittelbaren Kontakt mit warmem Wasser kommt.

Tabelle 21.1 Empfänger-Spender-Konstellation bei der Transfusion von FFP

Blutgruppe Empfänger	geeignetes FFP-Präparat
AB	AB
A	A, AB
B	B, AB
0	0, A, B, AB

Alternativ werden Mikrowellengeräte angeboten. Sind im aufgetauten Präparat Ausflockungen erkennbar, darf das FFP nicht transfundiert werden. Aufgetaute Frischplasmen sollten innerhalb von 2 h transfundiert werden. Unmittelbar vor Transfusion wird zur Bestimmung der ABO-Eigenschaften des Empfängers ein Bed-side-Test durchgeführt. Der Rhesus-Faktor wird zur Plasmatransfusion nicht berücksichtigt. Nach Gabe des Frischplasmas wird der leere FFP-Beutel zusammen mit dem Transfusionsbesteck 24 h im Kühlschrank gelagert.

Zur Berechnung des Substitutionsbedarfs wird von der Faustregel ausgegangen, dass durch die Gabe von 1 ml/kg KG FFP die Aktivität eines Gerinnungsfaktors um 1% erhöht wird. Im klinischen Alltag wird der FFP-Bedarf jedoch meist nicht berechnet. In der Regel erfolgt die Dosierung entweder nach einem festen Schema, z.B. bezogen auf die Menge transfundierter Erythrozytenkonzentrate, oder nach dem klinischen Bild. Dies ist für den blutenden Patienten sinnvoll. Eine genaue Berechnung der FFP-Dosis erfolgt hingegen bei Patienten mit angeborenen Faktorenmängeln, für die kein spezielles Konzentrat erhältlich ist.

Nebenwirkungen und Kontraindikationen. Zu den Nebenwirkungen einer FFP-Therapie gehört die Übertragung von Infektionen. Durch Quarantänelagerung und gezielte Austestung ist das Übertragungsrisiko extrem niedrig. Ein Beispiel ist die drastische Reduktion der Hepatitis-C-Übertragung, die vermutlich unter 1 : 1 Mio. liegt. Seltene Nebenwirkungen sind allergische Reaktionen, die bei Patienten mit einem angeborenen IgA-Mangel auftreten können. Absolute Kontraindikationen für die Gabe von FFP existieren nicht.

Faktorenkonzentrate

Im Unterschied zum FFP enthalten Faktorenkonzentrate ausgewählte Gerinnungsfaktoren, die entweder aus Plasma gereinigt oder gentechnisch hergestellt wurden. Auch die rekombinant hergestellten Präparate gelten nach dem Transfusionsgesetz als Blutprodukte und sind somit chargendokumentationspflichtig.

Faktor-VIII- und Faktor-IX-Konzentrate

Substanzklasse. Von verschiedenen Herstellern werden aus Plasma gereinigte Konzentrate oder gentechnisch hergestellte Präparate angeboten. Diese Konzentrate werden in der Behandlung von Patienten mit einer Hämophilie A oder B eingesetzt. Die Auswahl des am besten geeigneten Präparats erfolgt in der Regel durch das Behandlungszentrum vor Beginn einer Substitutionstherapie. Wegen der Vielzahl der verfügbaren Präparate wurde auf eine Einzelaufstellung verzichtet.

Wirkmechanismus. Durch die Gabe der Faktorenkonzentrate wird ein Mangel an funktionell aktivem FVIII oder FIX ausgeglichen.

Indikationen und Dosierung. Außer bei der Hämophilie A oder B können FVIII-/FIX-Konzentrate bei allen erworbenen FVIII-/FIX-Mangelerkrankungen eingesetzt werden. Zur Therapie der Von-Willebrand-Erkrankung sind nur solche FVIII-Konzentrate geeignet, die einen ausreichenden Anteil an Von-Willebrand-Faktor aufweisen. Dazu zählen Haemate HS und Immunate S-TIM plus.

Die Dosierung ist abhängig von der noch vorhandenen Restaktivität. Durch die Gabe von 1 E/kg KG wird die Faktorenaktivität um 0,5–2% angehoben. Die Substitutionsintervalle sind abhängig von den gewünschten Plasmaspiegeln.

Nebenwirkungen und Kontraindikationen. Nebenwirkungen stellen die potenzielle Übertragung von Infektionserkrankungen, eine allergische Reaktion und eine intravasale Hämolyse durch Isoagglutinine dar. Die klinisch relevanteste Nebenwirkung ist die Immunisierung mit der Bildung von neutralisierenden Antikörpern (s. Kapitel „Hemmkörperhämophilie", S. 45). Kontraindikationen existieren nicht.

Faktor VII

Substanzklasse und Handelsname. Faktor-VII-Konzentrat (Faktor VII S-TIM) wird aus Plasma isoliert.

Wirkmechanismus. Durch die Gabe eines FVII-Konzentrats wird ein FVII-Mangel ausgeglichen.

Indikationen und Dosierung. Indikation für die Gabe eines FVII-Konzentrats ist ein FVII-Mangel. Die Dosierung erfolgt körpergewichtsbezogen in Analogie zu dem für die anderen Gerinnungsfaktoren beschriebenen Vorgehen. Aufgrund der kurzen Halbwertszeit von 4–6 h ist eine 2-mal tägliche Substitution erforderlich.

Nebenwirkungen und Kontraindikationen. Nebenwirkungen sind die potenzielle Übertragung von Infektionserkrankungen, eine allergische Reaktion und eine intravasale Hämolyse durch Isoagglutinine.

Fibrinogen

Substanzklasse und Handelsname. Das einzige verfügbare Fibrinogenkonzentrat Haemocompletan HS wird aus Plasma gereinigt.

Wirkmechanismus. Durch die Gabe eines Fibrinogenkonzentrats wird ein angeborener oder erworbener Fibrinogenmangel ausgeglichen.

Indikationen und Dosierung. Eine Indikation für die Substitution mit Fibrinogen ist ein angeborener oder erworbener Fibrinogenmangel. Die anzustrebenden Plasmaspiegel sind abhängig von der Grunderkrankung und der Blutungsneigung. Das Fibrinogenkonzentrat ist in Packungsgrößen zu 1 g und 2 g verfügbar. Bei einem Erwachsenen müssen initial mindesten 2–4 g verabreicht werden. Die Plasmahalbwertszeit von Fibrinogen beträgt 4 Tage. Daher ist bei fehlender Umsatzstörung, wie sie beispielsweise bei einer DIC vorliegt, eine Substitution im Abstand von jeweils 2–3 Tagen ausreichend. Erfahrungsgemäß sind die Substitutionsintervalle bei Patienten mit einem erworbenen Fibrinogenmangel (z.B. Lebersyntheseausfall) deutlich kürzer.

Nebenwirkungen und Kontraindikationen. Nebenwirkungen sind die potenzielle Übertragung von Infektionserkrankungen und eine allergische Reaktion. Bei längerfristiger hoch dosierter Gabe sind thromboembolische Komplikationen beschrieben. In diesen Fällen ist eine Thromboseprophylaxe erforderlich.

Faktor XIII

Substanzklasse und Handelsname. Das einzig verfügbare FXIII-Konzentrat (Fibrogamin HS) wird aus Plasma gereinigt.

Wirkmechanismus. Durch die Gabe eines FXIII-Konzentrats wird ein angeborener oder erworbener FXIII-Mangel ausgeglichen.

Indikationen und Dosierung. Die Hauptindikation für eine Substitution ist ein angeborener FXIII-Mangel. Bei vital nicht bedrohlichen Blutungen reicht eine Dosierung von 25 E/kg KG aus. Bei bedrohlichen Blutungskomplikationen ist die Gabe von 50 E/kg KG erforderlich. Wegen möglicher Nachblutungen ist die Therapie über mehrere Tage fortzusetzen. Aufgrund der langen Halbwertszeit des FXIII von ca. 100 h braucht die Substitution nur in großen Abständen wiederholt zu werden. Eine Plasmaaktivität von 50% reicht für eine effektive Blutstillung aus.

Nebenwirkungen und Kontraindikationen. Nebenwirkungen stellen die potenzielle Übertragung von Infektionserkrankungen und eine allergische Reaktion dar.

Prothrombinkomplexpräparate

Substanzklasse und Handelsnamen. Prothrombinkomplexpräparate enthalten die Vitamin-K-abhängig synthetisierten Gerinnungsfaktoren FII (Prothrombin), FVII (Prokonvertin), FX (Stuart Power Factor), FIX (antihämophiles Globulin B) sowie die Inhibitoren Protein C und S. Aus den prokoagulatorischen Gerinnungsfaktoren leitet sich die Bezeichnung PPSB ab. Folgende Prothrombinkomplexpräparate sind kommerziell erhältlich: Beriplex, PPSB Konzentrat S-TIM, Prothrombinkomplex BaWü.

Wirkmechanismus. Durch die Gabe von PPSB wird ein Mangel der Vitamin-K-abhängig synthetisierten Gerinnungsfaktoren ausgeglichen.

Indikationen und Dosierung. Alle mit einem Mangel der oben genannten Gerinnungsfaktoren verbundenen Hämostasestörungen. Typische Indikationen sind die Marcumarintoxikation und die Lebersynthesestörung. Die Dosis errechnet sich anhand des aktuellen Quick-Werts: Bei einem angestrebten Quick-Wert von 40% und einem aktuellen Wert von 15% errechnet sich ein Bedarf von 25 E/kg KG. In Abhängigkeit von der Packungsgröße wird der errechnete Bedarf auf- oder abgerundet. Da PPSB-Präparate zu einem kleinen Teil aktivierte Gerinnungsfaktoren enthalten, besteht die Gefahr einer systemischen Gerinnungsaktivierung.

Aus diesem Grund wird vor PPSB-Gabe eine Kontrolle des Antithrombinspiegels empfohlen. Liegt dieser unter 40%, ist eine vorherige Gabe von Antithrombin notwendig. Außerdem sollte PPSB langsam als Kurzinfusion verabreicht und nicht injiziert werden.

Nebenwirkungen und Kontraindikationen. Die wichtigste Nebenwirkung ist eine systemische Gerinnungsaktivierung mit der Gefahr von thromboembolischen Komplikationen. Weitere Nebenwirkungen sind die potenzielle Übertragung von Infektionserkrankungen und die Auslösung von allergischen Reaktionen. Aufgrund der vitalen Indikationsstellung bestehen keine Kontraindikationen.

Aktivierte Gerinnungsfaktoren

Factor eight bypassing Activity (FEIBA)

Substanzklasse. Bei Autoplex und FEIBA S-TIM handelt es sich um ein bereits aktiviertes Prothrombinkomplexpräparat.

Wirkmechanismus. Durch die Substitution der aktivierten Faktoren II, VII, IX und X wird eine Fibrinbildung unter Umgehung der FVIII-Aktivität erreicht.

Indikationen und Dosierung. Hauptindikationsfeld für den Einsatz von FEIBA ist die Hemmkörperhämophilie. Die Dosierung erfolgt körpergewichtsbezogen. Initial werden 50 E/kg KG verabreicht. Eine Wiederholung der FEIBA-Gabe richtet sich nach dem klinischen Bild (in der Regel nach 6–12 h). Ein Laborparameter zur Überwachung einer Therapie mit FEIBA existiert nicht. Die Gabe von FEIBA kann bei anderweitig therapierefraktären Blutungen als ultima ratio eingesetzt werden.

Nebenwirkungen und Kontraindikationen. Die wichtigste Nebenwirkung von FEIBA ist eine systemische Gerinnungsaktivierung. Aus diesem Grund ist die Indikation zur Gabe von FEIBA restriktiv zu stellen und dem hämostaseologisch erfahrenen Arzt vorbehalten. Wegen der vitalen Indikation existieren für die Gabe von FEIBA keine Kontraindikationen.

Faktor VIIa

Substanzklasse und Handelsnamen. NovoSeven ist der einzige zur Zeit verfügbare rekombinant hergestellte aktivierte Gerinnungsfaktor.

Wirkmechanismus. Durch die Gabe von FVIIa kommt es über den extrinsischen Aktivierungsweg zu einer FVIII-unabhängigen Bildung von Thrombin.

Indikationen und Dosierung. Ähnlich wie bei FEIBA besteht das Hauptindikationsgebiet zur Zeit in der Behandlung der Hemmkörperhämophilie bei akuten Blutungen. Hinzu kommt die Behandlung von bedrohlichen Blutungskomplikationen bei Patienten mit Thrombozytopathien und bei Immunthrombozytopenien, bei denen andere Therapieformen ausgeschöpft sind. Für die zuletzt genannten Therapieempfehlungen besteht keine Zulassung.

Rekombinanter FVIIa wird in der Behandlung der Hemmkörperhämophilie in einer Dosierung von 90–120 μg/kg KG in Abständen von 2–8 h verabreicht. Die Länge des Intervalls zwischen 2 FVII-Ia-Gaben und die gewählte Dosierung ist von der Stärke der Blutung und dem Ansprechen des Patienten abhängig.

Nebenwirkungen und Kontraindikationen. Die wichtigste Nebenwirkung stellt die Induktion von thromboembolischen Komplikationen als Folge der systemischen Gerinnungsaktivierung dar. Kontraindikationen existieren aufgrund der vitalen Indikationsstellung nicht. Eine relative Kontraindikation ist eine DIC.

Thrombozyten

Substanzklasse. Thrombozytenkonzentrate werden aus Vollblutspenden oder durch Apherese gewonnen (Tab. 21.**2**).

Wirkmechanismus. Durch die Transfusion von funktionsfähigen Thrombozyten kann eine Thrombozytopenie oder eine Thrombozytenfunktionsstörung korrigiert werden.

Indikationen und Dosierung. Prophylaxe und Behandlung von Blutungskomplikationen als Folge einer Thrombozytopenie oder -pathie.
Bei der prophylaktischen Gabe ist die angestrebte Thrombozytenzahl die therapeutische Zielgröße. Als Faustregel gilt, dass bei einem Erwachsenen durch die Gabe eines Thrombozytapheresekonzentrats die Thrombozytenzahl um 15.000–20.000/µl angehoben wird. Eine genauere Berechnung des Thrombozytenbedarfs soll nach folgender Formel möglich sein:
benötigte Thrombozytenzahl = gewünschter Anstieg $(10^9/l) \times$ Blutvolumen (l) $\times$ 1,5

Beispiel:
$30 \times 10^9/l$ (Ausgangswert 20.000/µl, Zielwert 50.000/µl) $\times$ 5 l Blutvolumen $\times$ 1,5 = 225×10^9 Thrombozyten (entspricht 1 Apheresekonzentrat)
Ausnahmen bilden Patienten mit einer Umsatzstörung wie z.B. einer Immunthrombozytopenie oder einer Splenomegalie sowie Patienten mit Blutungen.
Bei einem blutenden Patienten ist der Anstieg der Thrombozytenzahlen nicht das entscheidende Kriterium, sondern die Besserung einer bestehenden Blutungssymptomatik. In diesen Fällen wird bei einem Erwachsenen die Therapie initial durch die Gabe von 1 Thrombozytapheresekonzentrat oder von 2 Poolkonzentraten von je 4 Einzelspendern begonnen. Entsprechend dem klinischen Erfolg sind wiederholte Thrombozytengaben erforderlich. In der Abschätzung der benötigten Thrombozytenmenge muss das Alter des Thrombozytenkonzentrats berücksichtigt werden. 4–5 Tage alte Thrombozytenkonzentrate müssen höher dosiert werden als frisch hergestellte.

Tabelle 21.**2** Verfügbare Thrombozytenkonzentrate

Präparat	Inhalt (Mindestgehalt pro Einheit)
Einzelspender-Thrombozytenkonzentrat	60×10^9
Pool-Thrombozytenkonzentrat (4 Einzelspenden)	$240–360 \times 10^9$
Apherese-Thrombozytenkonzentrat	$200–400 \times 10^9$

Tabelle 21.**3** Spender-Empfänger-Konstellationen bei der Thrombozytentransfusion

Blutgruppe Empfänger	empfohlene Blutgruppe	eingeschränkt kompatibel bei Transfusion unter 6 Einheiten
AB	AB	A, B, 0
A	A, AB	0, B
B	B, AB	0, A
0	0, A, B, AB	–

In der Aufstellung der Transfusionsstrategie müssen die zeitlichen Bedingungen zur Bereitstellung von Thrombozytenkonzentraten berücksichtigt werden. Dies erfordert in peripheren Krankenhäusern ohne eine angeschlossene transfusionsmedizinische Einheit eine vorausplanende Strategie.

Die Transfusion von Thrombozyten sollte AB0-identisch erfolgen, kompatible Transfusionen sind möglich (Tab. 21.**3**).

Da alle Thrombozytenkonzentrate in geringer Konzentration Erythrozyten enthalten, sollten Rhesus-negative Patienten mit Rhesus-negativen Präparaten versorgt werden. Steht ein solches nicht zur Verfügung, ist die Gabe eines Rhesus-positiven Thrombozytenkonzentrats möglich. Bei Frauen vor der Menopause wird in diesen Fällen eine Rhesusprophylaxe empfohlen. Dazu werden einmalig 250–300 µg Anti-D IgG subkutan oder i.v. verabreicht. Sofern kein zur i.v. Injektion zugelassenes Präparat zur Verfügung steht, kann ein zur i.m. Anwendung zugelassenes Präparat subkutan appliziert werden. Eine i.m. Anwendung sollte bei thrombozytopenischen Patienten wegen der erhöhten Blutungsgefahr nicht erfolgen.

Durch die generelle Einführung der Leukozytenfiltration ist die Gefahr einer HLA-Immunisierung auch bei längerfristig notwendigen Thrombozytensubstitutionen im Vergleich zum Einsatz von ungefilterten Präparaten reduziert. Eine Indikation zur Gabe von HLA-angeglichenen Thrombozytenkonzentraten besteht bei Patienten mit bekannten HLA-Antikörpern.

Zur Transfusion angeforderte Thrombozyten müssen zügig transfundiert werden und sollten bis zur Transfusion bei Raumtemperatur gelagert werden. Bei Lagerung im Kühlschrank werden die Thrombozyten funktionsunfähig und dürfen nicht mehr transfundiert werden. Die Durchführung eines Bed-side-Tests vor Thrombozytentransfusion ist nicht erforderlich. Nach Transfusion muss der leere Thrombozytenbeutel zusammen mit dem Transfusionsbesteck 24 h im Kühlschrank gelagert werden.

Nebenwirkungen und Kontraindikationen. Zu den wichtigsten Nebenwirkungen zählen die febrile und nicht febrile Transfusionsreaktion, eine Übertragung von Infektionskrankheiten und die Induktion einer Antikörperbildung. Eine seltene Nebenwirkung ist die beim IgA-Mangel auftretende anaphylaktische Reaktion. Alle Thrombozytenkonzentrate sind vom Hersteller leukozytendepletiert.

Absolute Kontraindikationen für die Gabe von Thrombozyten gibt es nicht. Eine relative Kontraindikation besteht bei allen Patienten mit einem gesteigerten Thrombozytenumsatz. In diesen Fällen führt die Thrombozytengabe zu einer Verstärkung des zugrunde liegenden pathophysiologischen Mechanismus. Hierzu zählen die heparininduzierte Thrombozytopenie, die Allo- und Autoimmunthrombozytopenie, die posttransfusionelle Purpura, die thrombotisch thrombozytopenische Purpura und das Evans-Syndrom. In diesen Fällen ist eine Thrombozytengabe nur bei bedrohlichen Blutungen indiziert. Wegen des Risikos einer möglichen HLA-Immunisierung sollte auch vor Knochenmarktransplantation die Indikation zur Thrombozytengabe restriktiv gestellt werden.

Antithrombin (AT)

Substanzklasse und Handelsnamen. Antithrombinkonzentrate werden aus Plasma hergestellt und sind unter folgenden Handelsnamen erhältlich: Antithromin III, Atenativ, ATIII Immuno, Kybernin.

Wirkmechanismus. Antithrombin ist der wichtigste natürlich vorkommende Thrombin- und Faktor-Xa-Inhibitor. Die antikoagulatorische Wirkung von Heparin beruht auf der Verstärkung der Antithrombinwirkung. Ein angeborener oder erworbener Antithrombin-Mangel kann durch die Substitution korrigiert werden.

Indikationen und Dosierung. Bei einem antikoagulationspflichtigen angeborenen Antithrombinmangel besteht eine Indikation zur Antithrombinsubstitution, sofern durch Heparin kein ausreichender antikoagulatorischer Effekt erreicht werden kann und eine Antikoagulation mit einem oralen Antikoagulans oder Hirudin nicht möglich ist.

Bei einem erworbenen Antithrombinmangel besteht in der Regel bei Unterschreiten eines Werts von 40% eine Substitutionspflicht. Angestrebt wird ein Aktivitätswert von 80%. Bei höheren Werten ist die Entscheidung zur Substitution abhängig von der Grunderkrankung (s. Kapitel „DIC", S. 139).

Die Dosierung erfolgt körpergewichtsbezogen. Ähnlich wie bei anderen Gerinnungpräparaten gilt die Faustregel, dass mit der Substitution von 1 E/kg KG die Aktivität im Plasma um etwa 1% erhöht werden kann. Die Halbwertszeit des Antithrombin beträgt 3 Tage. Beim erworbenen Antithrombinmangel muss berücksichtigt werden, dass ein deutlich erhöhter Grundumsatz vorliegt und die Substitutionsintervalle deutlich kürzer gewählt werden müssen.

Nebenwirkungen und Kontraindikationen. Antithrombin ist ein nebenwirkungsarmes Präparat. Theoretisch bestehen die für alle aus Blut gereinigten Präparate möglichen Nebenwirkungen. Eine relative Kontraindikation für heparinhaltige Antithrombinkonzentrate besteht bei Patienten mit einer akuten heparininduzierten Thrombozytopenie. Vom Hersteller als heparinfrei ausgewiesen sind die Präparate Atenativ und Kybernin. Absolute Kontraindikationen bestehen nicht.

Immunglobuline

Substanzklasse und Handelsname. Immunglobulinpräparate enthalten aus Plasma oder Serum gereinigte Immunglobuline der Klasse G. Präparate von verschiedensten Herstellern sind im Handel erhältlich.

Wirkmechanismus. Die Wirkung von Immunglobulinen in der Behandlung von immunologisch bedingten Zytopenien ist nicht genau bekannt. Es wird diskutiert, dass durch eine Übersättigung des Monozyten-Makrophagen-Systems der Abbau von immunglobulinbeladenen Zellen reduziert wird.

Indikationen und Dosierung. Die Behandlung mit IgG in einer Dosierung von 0,4 g/kg KG an 3 aufeinander folgenden Tagen stellt eine Therapieoption in der Behandlung von immunologisch bedingten Thrombozytopenien dar. Alternativ kann 1 g/kg KG an 2 aufeinander folgenden Tagen verabreicht werden. Auch beim Auftreten von Autoantikörpern, die gegen Von-Willebrand-Faktor gerichtet sind, wurde eine Wirkung durch die Gabe von Immunglobulinen erzielt.

Nebenwirkungen und Kontraindikationen. Durch die relativ hohen IgG-Dosen kann es zu einer erheblichen Eiweißbelastung des Organismus kommen. Bei einer durch einen HLA-Antikörper ausgelösten Thrombozytopenie ist IgG im Gegensatz zu anderen Immunthrombozytopenien in der Regel wirkungslos.

Die häufigste Nebenwirkung ist eine Überempfindlichkeitsreaktion, die sich in Form einer Flush-Symptomatik, Tachykardien, Übelkeit und Zittern manifestiert.

22 Parenterale Antikoagulanzien

Antikoagulanzien hemmen die Fibrinbildung. Ihr Indikationsspektrum umfasst die Therapie und Prophylaxe von thromboembolischen Erkrankungen. Außerdem verhindern sie die Gerinnselbildung in extrakorporalen Zirkulationssystemen wie der Hämodialyse oder der Herz-Lungen-Maschine. Aufgrund der Applikationsform werden orale von den parenteralen Antikoagulanzien unterschieden.

Heparine

Heparinarten. Die Bezeichnung „Heparin" wurde für eine ursprünglich aus der Leber (hepar) isolierte und antikoagulatorisch wirkende Substanzmischung gewählt. Grundbaustein von Heparin ist ein Disaccharid (Abb. 22.**1**). Durch eine mehrfache Wiederholung und Vernetzung dieses Grundbausteins entstehen unterschiedlich große Heparinmoleküle. Entsprechend der Molekülgröße wird zwischen unfraktionierten (UFH) und fraktionierten Heparinen unterschieden. Die fraktionierten Heparine werden auch als niedermolekulare Heparine („low molecular weight heparin", LMWH) bezeichnet. Aus nicht mehr als 5–8 Zuckerbausteinen bestehende Heparine werden als ultra-small LMW-Heparine bezeichnet. Neben der molekularen Größe unterscheiden sich die verschiedenen Heparine auch in ihrem Sulfatierungsgrad und ihrer Vernetzungsstruktur.

Wirkung. Die antikoagulatorische Wirkung der Heparine beruht auf einer Verstärkung der Antithrombinwirkung. Während niedermolekulares Heparin überwiegend die FXa-Inaktivierung beschleunigt, verstärkt unfraktioniertes Heparin zusätzlich die Komplexbildung zwischen Antithrombin und Thrombin. Dieser Unterschied kann damit erklärt werden, dass zur Beschleunigung der FXa-Inaktivierung eine heparininduzierte Konformationsänderung im Antithrombin-Molekül ausreicht. Demgegenüber erfordert die Beschleunigung der Thrombininaktivierung zusätzlich eine Bindung von Heparin an Thrombin. Hierzu sind nur ausreichend große Heparinmoleküle in der Lage, wie sie in unfraktionierten Heparinpräparaten vorkommen.

Die geringere Thrombinhemmung der niedermolekularen Heparine bedeutet nicht, dass diese klinisch weniger effektiv sind. Es muss aber bei der Wahl des Monitoringsystems berücksichtigt werden. Durch die geringere Thrombinhemmung führen niedermolekulare Heparine in therapeutischer Dosierung im Unterschied zu unfraktionierten Heparinen nicht zu einer Verlängerung der APTT. Dies kann damit erklärt werden, dass in vitro die FXa-neutralisierende Wirkung nicht ausreicht, um eine Thrombinbildung effektiv zu blockieren. Eine Bestimmung der Plasmakonzentration von niedermolekularen Heparinen kann nur durch die Bestimmung der anti-FXa-Einheiten erfolgen. Tritt unter einer Therapie mit niedermolekularem Heparin eine APTT-Verlängerung auf, ist dies ein Zeichen einer Überdosierung.

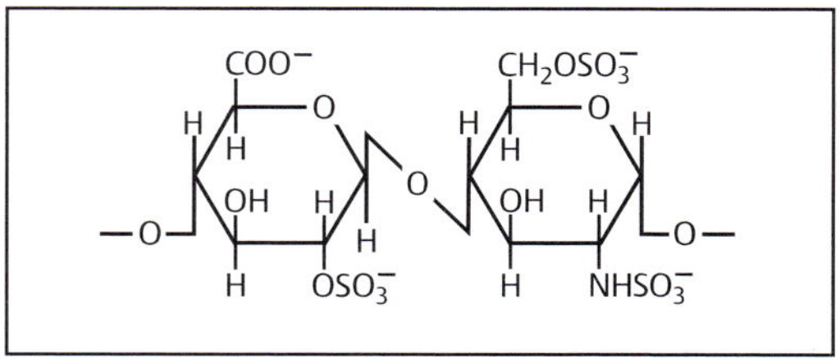

Abb. 22.**1** Grundbaustein des unfraktionierten Heparins.

Unfraktioniertes Heparin

Substanzklasse und Handelsname. Unfraktionierte Heparinpräparate werden von einer Vielzahl von Herstellern angeboten. Ausgangsmaterial für die Herstellung dieser Präparate ist in der Regel die Darmmukosa des Schweins. Aufgrund der Vielzahl der Präparate wird auf eine Einzelnennung verzichtet.

Wirkmechanismus. Die antikoagulatorische Wirkung des unfraktionierten Heparins beruht auf einer katalytischen Verstärkung der Antithrombinwirkung.

Indikationen. Alle klinischen Situationen, die eine Antikoagulation erfordern, können eine Indikation für den Einsatz eines unfraktionierten Heparinpräparats sein. Im Vergleich mit anderen Antikoagulanzien ergeben sich aufgrund der spezifischen Wirkungs- und Nebenwirkungscharakteristika die im Folgenden besprochenen Indikationsgebiete.

Als Antikoagulanz der ersten Wahl werden unfraktionierte Heparine zur Antikoagulation bei allen extrakorporalen Zirkulationsverfahren eingesetzt. Hier bieten sie im Vergleich mit anderen Antikoagulanzien den Vorteil eines einfachen Monitorings und die Möglichkeit zur vollständigen Neutralisation der antikoagulatorischen Wirkung. Zu diesem Indikationsgebiet zählen Hämodialyse, Hämofiltration, Herz-Lungen-Maschine, Herzunterstützungsverfahren, „extracorporal membrane oxygenation" (ECMO) und interventionelle kardiologische Eingriffe. Außerdem ist unfraktioniertes Heparin das Mittel der Wahl bei allen kritisch kranken Patienten, bei denen ein erhöhtes Blutungsrisiko besteht und daher kurzfristig eine Neutralisation der antikoagulatorischen Wirkung möglich sein muss.

Als gleichwertig mit niedermolekularem Heparin wird unfraktioniertes Heparin in der Prophylaxe und Behandlung von venösen thromboembolischen Komplikationen angesehen.

Dosierung und Applikation. Unfraktioniertes Heparin kann i.v. und subkutan verabreicht werden. Die i.m. Injektion ist aufgrund des erhöhten Blutungsrisikos kontraindiziert. Bei i.v. Gabe wird UFH über einen Perfusor appliziert. Unfraktioniertes Heparin ist ein saures Medikament und sollte nach Möglichkeit über ein getrenntes Schlauchsystem infundiert werden.

Zielwert einer therapeutischen Antikoagulation (Vollheparinisierung) ist eine 1,5–2,5fache Verlängerung der APTT. Die initiale Dosierung kann pauschaliert oder körpergewichtsbezogen erfolgen. Wir empfehlen das pauschalierte Vorgehen. Nach Gabe eines Bolus von 5000 IE wird eine kontinuierliche Infusion von 1000 IE/h durchgeführt. Nach 4 h erfolgt eine APTT-Kontrolle und eine Korrektur der Dosierung (Tab. 22.**1**). Eine individuelle Dosisanpassung ist erforderlich, da erhebliche interindividuelle Unterschiede in der Heparinempfindlichkeit bestehen und im Verlauf einer Therapie Unterschiede in der benötigten Heparinmenge auftreten können.

Zur Thromboseprophylaxe gibt man (Tab. 9.**3**):
► im mittleren Risikobereich 2–3-mal täglich 5.000 IE,
► im hohen Risikobereich 3-mal täglich 5.000 IE subkutan oder 2–3-mal täglich 7.500 IE,
► im Höchstrisikobereich APTT-adjustiert.

Im Gegensatz zur therapeutischen Antikoagulation wird die Thromboseprophylaxe als Low-dose-Prophylaxe bezeichnet. In dieser Dosierung kann es beim Patienten zu einer leichten Verlängerung der APTT kommen. Diese ist jedoch nicht obligat und korreliert nicht mit der Wirksamkeit der Thromboseprophylaxe. Um eine Überdosierung durch Akkumulation zu erkennen, sollte am 3. Behandlungstag eine Kontrolle der APTT erfolgen.

Die Dosierung von UFH bei der extrakorporalen Antikoagulation erfolgt körpergewichtsbezogen (Herz-Lungen-Maschine 400 E/kg KG) und wird durch die Bestimmung der „activated clotting Time" (ACT) überwacht.

Monitoring. Die Überwachung der UFH-Gabe erfolgt durch Bestimmung der APTT. Zur Berechnung der gewünschten APTT-Verlängerung wird der Mittelwert des laboreigenen Referenzbereichs und nicht der Ausgangswert des Patienten herangezogen. Im Hochdosisbereich – wie z.B. in der interventionellen Kardiologie und der Herzchirurgie – erfolgt die Überwachung der UFH-Gabe durch Bestimmung der ACT.

Die früher übliche Überwachung der Heparintherapie mit der Thrombinzeit ist im Vergleich mit der APTT ungenauer und wird deswegen nicht

Tabelle 22.**1** Empfehlungen zur Dosisanpassung bei APTT-adjustierter Therapie mit unfraktioniertem Heparin (Zielbereich: 1,5–2,5fache APTT-Verlängerung, gemessen 4 h nach letzter Dosisanpassung)

gemessene APTT	Änderung der aktuellen Dosierung	erneute Kontrolle (APTT)
keine Verlängerung	Steigerung um 200 IE/h	nach 4 h
1,2–1,5fache Verlängerung	Steigerung um 100–200 IE/h	nach 4 h
1,5–2,5fache Verlängerung	keine Änderung	am nächsten Tag, später wöchentlich
2,5–3,0fache Verlängerung	Reduktion um 100–200 IE/h	nach 4 h
> 3,0fache Verlängerung	4 h Pause, dann Reduktion um 200–400 IE/h	nach 4 h

mehr empfohlen. Gleiches gilt für das Thrombelastogramm.

Zur frühzeitigen Erkennung einer heparininduzierten Thrombozytopenie wird in den ersten 3 Wochen einer Prophylaxe und Therapie mit UFH eine Kontrolle der Thrombozytenzahlen alle 2–3 Tage empfohlen. Danach sind wöchentliche Kontrollen ausreichend (s. Kapitel „Heparininduzierte Thrombozytopenie", S. 110).

Nebenwirkungen. Die häufigste Nebenwirkung einer Therapie mit Heparin ist die Blutung. In der Literatur wird die Häufigkeit von größeren Blutungskomplikationen zwischen 1 und 5% und von fatalen Blutungskomplikationen unter 1% angegeben. Eine schwerwiegende Nebenwirkung ist die heparininduzierte Thrombozytopenie, die durch die Bildung von thrombozytenaktivierenden und heparinabhängigen Antikörpern charakterisiert ist. Eine weitere Nebenwirkung ist die heparinabhängige Osteoporose. Das Risiko einer Osteoporoseentwicklung hängt von der Behandlungsdauer ab. Kutane Überempfindlichkeitsreaktionen können am Injektionsort auftreten. Sie können einen ersten Hinweis auf eine heparininduzierte Thrombozytopenie geben. Meist sind sie jedoch Folge einer Überempfindlichkeit auf Adjuvanzien. Echte Heparinallergien sind extrem selten.

Heparinresistenz. Bei einigen Patienten kann trotz maximaler Steigerung der Heparindosis kein ausreichender antikoagulatorischer Effekt erzielt werden. Mögliche Ursachen sind neben einem hereditären Antithrombinmangel, eine schnelle Neutralisation des Heparins durch heparinneutralisierende Proteine wie z.B. PF4 oder ein proteolytischer Abbau von Heparin. In diesen Fällen wird ein alternatives Antikoagulans wie z.B. Hirudin empfohlen.

Niedermolekulare Heparine

Niedermolekulare Heparine werden aus unfraktionierten Heparinen durch eine begrenzte chemische Degradation oder einen enzymatischen Abbau gewonnen. Daher bestehen sie aus einem Gemisch unterschiedlich großer Moleküle in einem Molekulargewichtsbereich zwischen 1000 und 10.000 Dalton. Niedermolekulare Heparine unterscheiden sich von den unfraktionierten Heparinen im Wirkmechanismus, in der Pharmakokinetik und hinsichtlich der Nebenwirkungen. Die Bioverfügbarkeit liegt in Abhängigkeit vom eingesetzten Präparat zwischen 80 und 90%. Nach i.v. Gabe tritt die Wirkung sofort ein, nach subkutaner Gabe wird eine maximale Wirkung nach ca. 3 h erzielt. Die Wirksamkeit der niedermolekularen Heparine in der Thromboseprophylaxe ist in kontrollierten klinischen Studien für die einzelnen Präparate belegt worden. Gleiches gilt für ihre Wirksamkeit in der Behandlung von thromboembolischen Komplikationen.

Präparate und Handelsnamen. Certoparin (Mono-Embolex), Dalteparin (Fragmin), Enoxaparin (Clexane), Nadroparin (Fraxiparin), Reviparin (Clivarin), Tinzaparin (Innohep).

Wirkmechanismus. Die antikoagulatorische Wirkung fraktionierter Heparine beruht auf einer Verstärkung der FXa-Inaktivierung durch Antithrombin. Bei diesen Präparaten findet sich auch eine thrombininaktivierende Wirkung, die vom Restanteil an hochmolekularen Heparinen abhängig ist.

Indikationen. Hauptindikationsgebiete für den Einsatz niedermolekularer Heparine sind die Thromboseprophylaxe und die Therapie von venösen Thrombosen.

Dosierung und Therapieüberwachung. Ein einheitliches Dosierungsschema kann aufgrund der unterschiedlichen Zusammensetzung und der daraus resultierenden unterschiedlichen Wirksamkeit und Pharmakokinetik der einzelnen Präparate nicht aufgestellt werden. Hinzu kommt, dass der Gehalt an niedermolekularem Heparin in einigen Präparaten in Milligramm und in anderen in anti-FXa-Einheiten angegeben wird.

Bedingt durch die hohe Bioverfügbarkeit von 80–90% und geringerer Neutralisation durch Plasmaproteine treten deutlich geringere Schwankungen in den Plasmaspiegeln auf als bei unfraktioniertem Heparin. Daher ist ein Monitoring nicht zwangsläufig erforderlich. Ausnahmen stellen Patienten mit einem erhöhten Blutungsrisiko und niereninsuffiziente Patienten mit der Gefahr einer Akkumulation von LMWH dar.

Zur Thromboseprophylaxe erfolgt die Dosierung des LMWH entweder pauschaliert oder gewichtsadaptiert. In Tab. 34.**5** und 34.**6** sind Dosierungsempfehlungen entsprechend dem individuellen Risikoprofil für die oben aufgeführten LMWH zusammengefasst.

Zur Thrombosebehandlung werden niedermolekulare Heparine in der Regel gewichtsadaptiert dosiert (Tab. 34.**7**). Gleiches gilt bei der Behandlung der Lungenembolie (Tab. 34.**8**).

Die Dosierungen bei den kardialen Indikationen „instabile Angina pectoris" und „non-Q-wave-Infarkt" entsprechen weitestgehend den in der Thrombosebehandlung eingesetzten. In der interventionellen Kardiologie wurde die Wirksamkeit der LMWH in Kombination mit Aggregationshemmern wie beispielsweise Abciximab belegt (Tab. 34.**9**). Für die Indikation Thromboseprophylaxe bei Vorhofflimmern ist kein niedermolekulares Heparin zugelassen, obwohl die Wirksamkeit in klinischen Studien belegt wurde (Tab. 34.**10**).

Auch zur Antikoagulation während Hämodialyse und anderer extrakorporaler Zirkulationsverfahren sind niedermolekulare Heparine geeignet. Die in Tab. 34.**11** aufgeführten Dosierungen gelten für einen 4- bis 5-stündigen Hämodialysezyklus. Das niedermolekulare Heparin wird in den arteriellen Schenkel appliziert.

Im Unterschied zu unfraktioniertem Heparin kann die Wirkung von niedermolekularem Heparin nicht durch Bestimmung der APTT oder der Thrombinzeit überwacht werden. Falls erforderlich, stellt die Bestimmung der anti-FXa-Einheiten ein geeignetes Testverfahren dar. Maximale Wirkspiegel werden 3–4 h nach subkutaner Injektion erreicht. Daher sollte die Blutabnahme in diesem zeitlichen Intervall erfolgen. Zur Bestimmung der anti-FXa-Einheiten sollte CTAD als Antikoagulans bei der Blutabnahme eingesetzt werden, da im Citratpuffer falsch niedrige Heparinkonzentrationen gemessen werden. In Tab. 22.**2** ist ein mögliches Schema zur anti-FXa-adjustierten Gabe von niedermolekularem Heparin aufgeführt.

Nebenwirkungen. Häufigste Nebenwirkung der niedermolekularen Heparine ist die Blutung. Im Unterschied zu den unfraktionierten Heparinen kann durch die Gabe von Protaminchlorid oder -sulfat die antikoagulatorische Wirkung nur partiell neutralisiert werden. Eine heparininduzierte Thrombozytopenie tritt beim Einsatz von niedermolekularem Heparin deutlich seltener auf als dies bei unfraktioniertem Heparin der Fall ist.

Tabelle 22.**2** Empfehlungen zur Dosisanpassung bei anti-FXa-adjustierter Therapie mit LMWH in therapeutischer Dosierung (Zielbereich: 0,5–1,0 aFXa-Spiegel, gemessen 4 h nach Applikation)

gemessener aFXa-Spiegel (aFXa-IE/ml)	Änderung der aktuellen Dosierung	erneute Kontrolle (aFXa-Spiegel)
<0,35	Steigerung um 25%	nach 4 h
0,35–0,49	Steigerung um 10%	nach 4 h
0,5 –1,0	keine Änderung	am nächsten Tag, später wöchentlich
1,1 –1,5	Reduktion um 20%	vor der nächsten Gabe
1,6 –2,0	Reduktion um 30%	vor der nächsten Gabe
>2,0	abwarten bis der Spiegel unter 0,5 liegt, dann Reduktion um 50%	täglich

Pentosanpolysulfat SP74

Pentosanpolysulfat hat heparinähnliche Wirkung und ist theoretisch als Antikoagulans einsetzbar.

Aufgrund einer Reihe von Nachteilen, zu denen auch die fehlende Neutralisierbarkeit durch Protamin zählt, ist Pentosanpolysulfat SP74 nicht als Antikoagulanz zugelassen.

Danaparoid

Substanzklasse und Handelsname. Danaparoid ist ein Heparinoid. Wie Heparin sind auch die Heparinoide Proteoglykane, die in den Mastzellen synthetisiert werden. Im Unterschied zu den Heparinen werden sie aber in die Zellmembran integriert und nicht in den Granula der Mastzellen gespeichert. Heparinoide haben einen niedrigeren Sulfatierungsgrad und die Vernetzungstruktur der Kohlenhydratketten ist weniger komplex.

Danaparoid (Organan) wird aus Schweinedarmmukosa gewonnen und besteht zu 84% aus niedermolekularem Heparansulfat, 12% Dermatansulfat und 4% Chondroitinsulfat.

Wirkmechanismus. Der Wirkmechanismus des Danaparoid ist dem des niedermolekularen Heparins vergleichbar. Neben der durch Antithrombin vermittelten FXa-Inaktivierung wird die antikoagulatorische Wirkung in geringerem Maß durch eine Inaktivierung von Thrombin durch Heparin-Kofaktor II bestimmt. Das Verhältnis der FXa-Inaktivierung zur Thrombin-Inaktivierung liegt bei 22 : 1.

Indikation. In Deutschland ist Danaparoid zur Antikoagulation bei Patienten mit bekannter oder vermuteter Heparinunverträglichkeit zugelassen.

Dosierung und Monitoring. Zur Thromboseprophylaxe wird empfohlen, 2-mal täglich 750 anti-FXa-Einheiten subkutan zu verabreichen. Alternativ kann Danaparoid in der gleichen Dosierung i.v. über einen Zeitraum von 24 h appliziert werden. Ein Monitoring ist nicht erforderlich. Bei niereninsuffizienten Patienten mit einem Kreatininwert > 2 mg/dl wird die Dosis auf eine 1-mal tägliche Gabe von 750 anti-FXa-Einheiten reduziert. In diesen Fällen wird eine Kontrolle der anti-FXa-Aktivität empfohlen.

Die therapeutische Antikoagulation erfolgt in der Regel i.v.. Zur Aufsättigung wird zunächst ein Bolus von 1.500 anti-FXa-Einheiten appliziert, ge-

folgt von einer kontinuierlichen Infusion von 150 anti-FXa-Einheiten/h. Erfolgt die i.v. Gabe unmittelbar im Anschluss an eine Heparintherapie, z.B. bei der Behandlung einer Thrombose, wird auf die Gabe eines initialen Bolus verzichtet. Eine Überwachung der Danaparoid-Therapie erfolgt durch die Bestimmung der anti-FXa-Einheiten, die in einem Bereich zwischen 0,3 und 0,5 anti-FXa-Einheiten liegen sollten.

Bei niereninsuffizienten Patienten wird grundsätzlich auf eine Bolusgabe verzichtet. Ab einem Kreatininwert > 2 mg/dl wird eine Halbierung der Dosierung empfohlen. In diesen Fällen sind regelmäßige anti-FXa-Kontrollen unbedingt erforderlich. Die APTT ist zur Überwachung der Plasmaspiegel ungeeignet. Kommt es zu einer Verlängerung der APTT, liegt mit Sicherheit eine Überdosierung vor.

Auch eine Dialysebehandlung ist mit Danaparoid möglich. Vor Beginn des ersten Dialysezyklus wird eine Bolusgabe von 3.000 Units empfohlen. Damit wird in der Regel ein anti-FXa-Plasmaspiegel von 0,5–0,8 Einheiten erreicht. Nach Beendigung der Dialyse ist eine Antagonisierung von Danaparoid nicht möglich. Ist das dialysefreie Intervall kurz, sollte daher vor einer erneuten Dialyse eine Bestimmung der anti-FXa-Einheiten durchgeführt werden.

Nebenwirkungen. Die Halbwertszeit von Danaparoid ist mit 25 h (anti-FXa-Hemmung) bzw. 7 h (Thrombinhemmung) lang. Deswegen kann es bei Überdosierungen zu erheblichen Blutungskomplikationen kommen. Eine Neutralisierung oder Eliminierung durch Hämofiltration ist nicht möglich. Bei lebensbedrohlichen Blutungskomplikationen besteht neben der Plasmapherese eine Therapiemaßnahme in der Gabe von aktivierten Gerinnungspräparaten.

Heparin neutralisierende Substanzen

Protamin

Substanzklasse und Handelsnamen. Protamin ist ein basisches Protein, das aus Lachssperma isoliert wird. Je nach der Salzkomponente wird zwischen Protaminchlorid und -sulfat unterschieden. Beide Formen unterscheiden sich nicht in ihrer Wirkung. Protaminchlorid wird unter dem Handelsnamen Protamin ICN und Protaminsulfat unter dem Handelsnamen Protaminsulfat-Leo vertrieben.

Wirkmechanismus. Als kleines basisches Protein bildet Protamin einen Komplex mit Heparin und neutralisiert dadurch dessen antikoagulatorische Aktivität. Die ionische Wechselwirkung in der Komplexbildung erklärt, warum niedermolekulare Heparine durch Protamin nur schwach neutralisiert werden können.

Indikationen. Protamin wird zur Neutralisierung der antikoagulatorischen Wirkung von Heparin nach extrakorporaler Antikoagulation eingesetzt. Eine weitere Indikation stellt die Behandlung einer Heparinüberdosierung dar.

Dosierung. Die Konzentration von Protamin wird entweder in Milligramm oder in heparinneutralisierenden Einheiten angegeben: 1 mg Protamin neutralisiert 100 IE Heparin (entspricht 100 heparinneutralisierenden Einheiten). Ist die Menge des applizierten Heparins bekannt, ist die benötigte Protamindosis von dem zeitlichen Abstand zur Heparingabe abhängig (Tab. 22.**3**).

Im Fall einer Überdosierung oder Intoxikation ist vielfach die verabreichte Heparindosis nicht bekannt. In diesen Fällen wird ein APTT-adjustiertes Titrationsschema empfohlen. Nach der Gabe von 1000 heparinneutralisierenden Einheiten (10 mg) erfolgt nach etwa 10 min die Bestimmung der APTT. Dieses Vorgehen wird so oft wiederholt, bis die APTT im gewünschten Bereich liegt.

Die Halbwertszeit von Protamin ist deutlich niedriger als die von Heparin. Daher kann es durch Rückdiffusion von Heparin in die Zirkulation zu einem Heparin-Rebound kommen, der eine erneute Protamingabe erforderlich machen kann.

Nebenwirkungen und Kontraindikationen. Bei schneller oder hoch dosierter Gabe kann Protamin zu einer hypotonen Reaktion führen. Deswegen sollte es langsam (max. 5 mg/min) injiziert werden. Vereinzelt wurden auch allergische Reaktionen beschrieben. Diese sollten jedoch nicht dazu führen, dass einem Patienten nach einem kardiochirurgischen Eingriff die Protamingabe verweigert wird. In diesen Fällen kann durch die einmalige Gabe eines hoch dosierten Glukokortikoids (1 g Prednisolon) in Kombination mit einem Antihistaminikum eine allergische Sofortreaktion verhindert werden. Eine weitere Nebenwirkung stellt die Aktivierung von Thrombozyten dar. Aus diesem Grund sollten Thrombozytentransfusionen erst *nach* der Gabe von Protamin erfolgen.

Heparinase

Durch die Gabe des Enzyms Heparinase wird das in der Zirkulation befindliche Heparin abgebaut und dadurch die Heparinwirkung aufgehoben. Ein entsprechendes Präparat ist in Deutschland nicht zugelassen.

Tabelle 22.**3** Berechnung der Protamindosis zur Neutralisierung eines unfraktionierten Heparins

Abstand zur Heparingabe (h)	Protamindosis pro 100 IE Heparin
< 0,5	1 mg
0,5–1	0,5–0,7 mg
1–2	0,3–0,5 mg
> 2	0,1–0,3 mg

Hirudin

Substanzklasse und Handelsname. Hirudin kommt im Speichel des medizinischen Blutegels (Hirudo medicinalis) vor. Für den therapeutischen Einsatz stehen 2 rekombinant hergestellte Präparate zur Verfügung: das Lepirudin (Refludan) und das Desirudin (Revasc).

Wirkmechanismus. Hirudin blockiert das katalytische Zentrum von Thrombin durch Komplexbildung. Hierdurch wird die enzymatische Aktivität von Thrombin vollständig aufgehoben. Im Unterschied zu Heparin benötigt Hirudin keinen Kofaktor. Aufgrund der hohen Affinität zwischen Hirudin und Thrombin ist Hirudin hoch effektiv. Zwischen Lepirudin und Desirudin existieren keine Unterschiede im Wirkungsprofil.

Indikationen. Lepirudin ist als Medikament zur antikoagulatorischen Behandlung (i.v. Therapie) von Patienten mit heparininduzierter Thrombozytopenie zugelassen. Desirudin ist zugelassen zur Thromboseprophylaxe (subkutane Anwendung) im Hochrisikobereich.

Dosierung. Hirudin wird ausschließlich renal eliminert, sodass eine eingeschränkte Nierenfunktion eine Dosisanpassung erfordert. Bei fehlender Dosisanpassung besteht ein hohes Blutungsrisiko.
► *Thromboseprophylaxe:* 2 × 15 mg Revasc s.c. oder 1,5 mg/h Refludan i.v. Zur Therapiekontrolle wird eine APTT-Bestimmung am 1. und 4. Tag nach Hirudingabe empfohlen. Danach sind

wöchentliche Kontrollen ausreichend. Diese Dosierung kann, muss aber nicht, zu einer APTT-Verlängerung führen. Eine Überdosierung liegt vor, wenn die APTT mehr als 2fach verlängert ist. Bei Patienten mit Niereninsuffizienz empfehlen wir die in Tab. 22.4 aufgeführte Dosisanpassung.
► *Thrombosetherapie:* Die initiale Dosierung erfolgt körpergewichtsbezogen und wird ECT- oder APTT-adjustiert als kontinuierliche Infusion fortgesetzt. Da die vom Hersteller empfohlene Gabe oft zu einer Überdosierung führt, empfehlen wir eine Reduktion der Bolusgabe auf 0,1 mg/kg KG mit einer anschließenden kontinuierlichen Gabe von 0,15 mg/kg KG/h. Im Fall einer Niereninsuffizienz ist in Abhängigkeit vom Kreatininwert eine Dosisreduktion erforderlich (Tab. 22.5). Nach Beginn der Hirudingabe empfehlen wir eine APTT/ECT-Bestimmung nach 4 h. Ein APTT-adjustiertes Schema zur Dosisanpassung ist in Tab. 22.6 dargestellt. Bis zum Erreichen eines stabilen Plasmaspiegels sind engmaschige Kontrollen erforderlich. Danach sind tägliche Kontrollen ausreichend.
► *Fibrinolysetherapie:* Hirudin kann als Antikoagulans während und nach einer Fibrinolysetherapie eingesetzt werden. Die vom Hersteller empfohlenen Dosierungen liegen zu hoch. Im klinischen Alltag hat sich bei einem nierengesunden Patienten die kontinuierliche Gabe von 0,1 mg/kg KG/h bei gleichzeitigem Beginn der Fibrinolysetherapie als sinnvoll er-

Tabelle 22.**4** Dosisanpassung der Hirudingabe zur Thromboseprophylaxe bei niereninsuffizienten Patienten

Kreatininwert (mg/dl)	Kreatininwert (µmol/l)	Hirudindosis
1,25–1,5	110–130	1 × 15 mg s.c. pro Tag
1,51–2,0	131–177	1 × 15 mg s.c. jeden 2. Tag
>2,0	>177	1 × 15 mg s.c. jeden 3. Tag

Tabelle 22.**5** Dosisanpassung der Hirudingabe zur Thrombosetherapie bei niereninsuffizienten Patienten

Kreatininwert (mg/dl)	Kreatininwert (µmol/l)	Dosisreduktion
1,25–1,5	110–130	25%
1,51–2,0	131–177	50%
>2,0	>177	90%

Tabelle 22.**6** Dosisanpassung bei APTT-adjustierter Therapie mit Hirudin in therapeutischer Dosierung (Zielbereich: 1,5–2,5fache APTT-Verlängerung, gemessen 4 h nach Applikation)

gemessene APTT	Änderung der aktuellen Dosierung	erneute Kontrolle (APTT)
keine Verlängerung	Steigerung um 25%	nach 2 h
1,2–1,5fache Verlängerung	Steigerung um 10%	nach 2 h
1,5–2,5fache Verlängerung	keine Änderung	am nächsten Tag, später 2-mal wöchentlich
2,5–3,0fache Verlängerung	Reduktion um 20%	nach 2 h
> 3,0fache Verlängerung	4 h Pause, dann Reduktion um 50%	vor Wiederbeginn der Infusion

Tabelle 22.**7** Schema zur Einleitung einer oralen Antikoagulation mit überlappender Hirudintherapie

Tag	Hirudindosierung	Phenprocoumon (Marcumar)
1	unverändert	3 Tabletten
2	20% Reduktion	2 Tabletten
3	50% Reduktion	2 Tabletten
4	Quickkontrolle: ► Quick < 40%, Hirudin absetzen ► Quick > 40%, Hirudin weiter	 Dosierung nach Quick 2 Tabletten, erneute Kontrolle am Tag 5

wiesen. Auf eine Bolusgabe sollte verzichtet werden.

► *Orale Antikoagulation und Hirudin:* Die überlappende Einleitung einer oralen Antikoagulation mit Hirudin ist erschwert, da in Anwesenheit von Hirudin der Quick-Wert erniedrigt gemessen wird. Daher muss in der Einstellungsphase blind nach dem Schema in Tab. 22.**7** vorgegangen werden.

► *Hämodialysebehandlung:* Eine Antikoagulation der Hämodialyse ist mit Hirudin möglich. Vor der ersten Dialyse erhalten die Patienten einen Hirudinbolus von 0,01 mg/kg KG. Ab Erreichen einer 2fachen APTT-Verlängerung kann die Dialyse durchgeführt werden. Sollte die Dialyse länger als 1 h dauern, sind APTT-Kontrollen und gegebenenfalls Nachdosierungen notwendig. Nach Beendigung der Dialyse kann das noch vorhandene Hirudin nicht antagonisiert werden. Deswegen kann die Bolusgabe für die nachfolgenden Dialysezyklen meist reduziert werden. Vor Beginn einer erneuten Dialyse sollte daher die APTT kontrolliert und die Dosierung angepasst werden.

Nebenwirkungen. Massive Blutungen als Folge einer absoluten oder relativen Überdosierung stellen die häufigste Nebenwirkung dar. Für Hirudin gibt es zur Zeit kein spezifisches Antidot. Bei einer Überdosierung kann eine Senkung des Plasmaspiegels nur durch die Eliminierung von Hirudin durch Hämofiltration, Hämodialyse oder Plasmapherese erzielt werden. Alternativ kann theoretisch durch die Gabe von aktivierten Gerinnungsfaktoren (rFVIIa oder FEIBA) eine Steigerung des Hirudinumsatzes erreicht werden. Da etwa 80% des Hirudins in extravasalen Kompartimenten vorliegen, kommt es nach einer effektiven Senkung des Plasmaspiegels nach einem Intervall durch Umverteilungsreaktionen zu einem Wiederanstieg des Plasmaspiegels. Dies kann eine Wiederholung der therapeutischen Maßnahmen erforderlich machen. Beim Einsatz der Hämofiltration muss berücksichtigt werden, dass eine Eliminierung von Hirudin mit Low-flux-Membranen nicht möglich ist. Geeignet sind High-flux-Membranen aus Polysulfon.

Eine häufige, aber ungefährliche Nebenwirkung stellt die Bildung von Antikörpern dar. Bei Patienten mit Hirudinantikörpern wurde ein verminderter Hirudinbedarf beobachtet.

Kontraindikationen. In tierexperimentellen Untersuchungen wurden unter Hirudinexposition Fehlbildungen beobachtet. Daher besteht im 1. Trimenon eine absolute Kontraindikation. Da Hirudin plazentagängig ist, sollte es auch im 2. und 3. Trimenon nur in Ausnahmefällen verabreicht werden.

Eine Niereninsuffizienz ist wegen der Gefahr einer Überdosierung eine relative Kontraindikation.

Dextrane

Dextrane haben eine geringe antikoagulatorische Wirkung. Im Vergleich mit Heparin und anderen Antikoagulanzien ist diese jedoch so gering, dass sie als Antikoagulanzien nicht mehr eingesetzt werden.

23 Orale Antikoagulanzien

Vitamin-K-Antagonisten vom Cumarintyp

Substanzklasse und Handelsname. In Deutschland ist Phenprocoumon (Marcumar, Falithrom, Marcuphen, Phenpro) das mit Abstand am häufigsten verordnete orale Antikoagulanz vom Cumarintyp. In angelsächsischen Ländern ist dagegen Warfarin (Coumadin) weiter verbreitet. Ein weiteres Cumarinderivat, das Acenocoumarol, wird in Österreich und der Schweiz unter dem Handelsnamen Sintrom vertrieben. Die geografischen Unterschiede sind nicht medizinisch begründet, sondern ausschließlich historisch bedingt.

Wirkmechanismus. Durch die Gabe eines Cumarinderivats kommt es zu einer Störung der γ-Karboxylierung der Vitamin-K-abhängigen Gerinnungsfaktoren II, VII, IX und X sowie Protein C und S. Die unvollständig γ-carboxylierten Gerinnungsfaktoren werden als PIVKA-Faktoren (Proteins in Vitamin-K-Absence) bezeichnet. Durch das Fehlen der γ-carboxylierten Seitenketten ist die zur Gerinnungsaktivierung notwendige Bindung dieser Faktoren an Phospholipidoberflächen und andere Gerinnungsfaktoren vermindert. Auf diesem Mechanismus beruht die antikoagulatorische Wirkung der Vitamin-K-Antagonisten.

Indikationen und Dosierung. Jede langfristige Antikoagulation kann mit einem oralen Antikoagulanz vom Cumarintyp durchgeführt werden. Typische Indikationsfelder mit den empfohlenen INR-Bereichen sind in Tab. 23.**1** aufgeführt.

Einleitung und Fortführung der oralen Antikoagulation

In der Therapie mit oralen Antikoagulanzien können 3 Phasen unterschieden werden:
► Aufsättigungsphase: Diese Phase erfolgt nach einem pauschalierten Schema und dauert in der Regel 5 Tage.
► Dosisfindungsphase: In dieser Phase wird die individuelle Erhaltungsdosis ermittelt. Diese wird durch Faktoren wie die Lebersyntheseleistung, die Ernährungsgewohnheiten, die Begleitmedikation und andere Faktoren bestimmt und ist daher individuell unterschiedlich.
► Phase der stabilen Antikoagulation: Diese Phase gilt als erreicht, wenn ohne wesentliche Dosisänderung der therapeutische Bereich über einen Zeitraum von 2 Wochen eingehalten wird.

Tabelle 23.**1** Einstellung der oralen Antikoagulation abhängig von der Grunderkrankung

Indikation	INR-Bereich
Rezidivprophylaxe nach venösen thromboembolischen Ereignissen	2–3
Rezidiv unter oraler Antikoagulation	s. Kapitel „Thrombophilie"
Primärprophylaxe bei Vorhofflimmern	2–3
Antikoagulation bei künstlicher Herzklappe	
► in Mitralposition:	3–4
► in anderer Position:	2–3
Cava-Schirm einschließlich Greenfield-Filter	2–3
Zustand nach Implantation einer Gefäßprothese	2–3
Thromboembolieprophylaxe bei Kardiomyopathien	2–3

Therapiekontrolle: INR versus Quick-Wert. Die Überwachung der Therapie mit oralen Antikoagulanzien vom Cumarintyp erfolgt durch Bestimmung der Thromboplastinzeit. Im deutschsprachigen Raum wird die Thromboplastinzeit als Quick-Wert in Prozent angegeben. Dabei liegt der Normwertbereich zwischen 70 und 120%. In den angelsächsischen Ländern wird die Thromboplastinzeit als „Prothrombin-Time" (PT) in Sekunden ausgedrückt.

Die Thromboplastinzeit und der angestrebte therapeutische Bereich sind abhängig von dem verwendeten Thromboplastinreagenz und dem eingesetzten Messgerät. Sie schwanken zum Teil erheblich. So kann ein Quick-Wert von 20% bei einem Reagenz im therapeutischen Bereich liegen, während bei einem anderen Reagenz bereits eine Überdosierung vorliegt. Um eine vergleichbare Standardisierung der gemessenen Thromboplastinzeiten zu erreichen, wurde die „international normalized Ratio" (INR) eingeführt. Der INR-Wert wird berechnet, indem die individuelle Thromboplastinzeit durch den Mittelwert eines gesunden Normalkollektivs dividiert und das Ergebnis mit dem ISI-Wert potenziert wird (Tab. 23.**2**). Der ISI-Wert ist ein Korrekturfaktor für das eingesetzte Thromboplastinreagenz und das benutzte Messgerät. Er wird vom Hersteller angegeben oder kann durch Testreagenzien im eigenen Labor ermittelt werden. In der Einstellungsphase wird in der Regel der Quick-Wert eingesetzt, da der INR bereits bei geringen Verlängerungen der Gerinnungszeiten starken Schwankungen unterworfen ist. Nur in der Phase der stabilen Antikoagulation wird der INR-Wert eingesetzt.

Aufsättigungsphase

Einleitungsschema. Zur Einleitung einer oralen Antikoagulation mit Cumarinderivaten wird ein festes Schema empfohlen. In Tab. 23.**3** ist ein derartiges Schema für einen normalgewichtigen Erwachsenen ohne Leberfunktionsstörung unter Einsatz von 3 mg Phenprocoumon (1 Tablette Marcumar/Falithrom).

Überlappende Heparintherapie. In den ersten 3 Tagen ist unbedingt eine zusätzliche parenterale Antikoagulation erforderlich, um die Ausbildung einer marcumarinduzierten Nekrose zu verhindern. Diese entsteht durch Thrombosen in kleinsten Hautgefäßen, ausgelöst durch eine vorübergehende Hyperkoagulabilität. Die Hyperkoagulabilität wird ausgelöst durch die unterschiedlichen Halbwertszeiten der prokoagulatorischen Faktoren im Vergleich zum antikoagulatorisch wirkenden Protein C. In den ersten 3 Tagen kommt es daher zu einem Überwiegen der prokoagulatorischen Gerinnungsfaktoren.

Tabelle 23.2 Definition des INR-Werts

$$\text{Prothrombin-Ratio} = \frac{\text{Patienten-TPZ (sec)}}{\text{Standardhumanplasma-TPZ (sec)}}$$

$$\text{INR} = \text{Prothrombin-Ratio}^{\text{ISI}}$$

Der ISI-Wert ist der „International Sensitivity Index", der aus dem Reagenz und dem Gerät ermittelt wird.

Tabelle 23.3 Aufsättigungsphase: Schema für einen normalgewichtigen Erwachsenen ohne Leberfunktionsstörung am Beispiel von Marcumar

Tag	Dosierung	zusätzliche Antikoagulation
1. Tag	3 Tabletten Marcumar	+ parenterale Antikoagulation
2. Tag	2 Tabletten Marcumar	+ parenterale Antikoagulation
3. Tag	2 Tabletten Marcumar	+ parenterale Antikoagulation
4. Tag	1 Tablette Marcumar	
5. Tag	Kontrolle des Quick-Werts	

Orale Antikoagulation nach therapeutischer Antikoagulation. Wird die orale Antikoagulation im Anschluss an eine therapeutische parenterale Antikoagulationsbehandlung (Heparin i.v. bzw. LMWH) eingeleitet, erfolgt die Marcumargabe in der oben angegebenen Dosierung zunächst überlappend mit der Heparingabe. Nach Erreichen eines Quick-Werts von 40% kann die Heparingabe beendet werden.

Neu begonnene orale Antikoagulation. Wird die Antikoagulation neu begonnen, wird zur parenteralen Antikoagulation die subkutane Gabe eines niedermolekularen Heparinpräparats in der zur Thromboseprophylaxe notwendigen Dosierung empfohlen (s. Kapitel „Venöse Thrombose", S. 76). Die Einleitung einer oralen Antikoagulation kann ambulant durchgeführt werden, wenn die empfohlenen Laborkontrollen gewährleistet sind.

Dosisfindungsphase

Liegt am Ende der Aufsättigungsphase der ermittelte Quick-Wert im angestrebten therapeutischen Bereich, wird die orale Antikoagulation für 4–5 Tage mit täglich 1 Tablette Marcumar fortgesetzt. Danach wird der Quick-Wert erneut kontrolliert und die Dosierung gegebenenfalls angepasst (Tab. 23.**4**):
► Liegt der gemessene Quick-Wert *unterhalb* des therapeutischen Bereichs, liegt eine Überdosierung vor und es wird eine mindestens 1-tägige Medikamentenpause empfohlen. Danach sollte die Marcumargabe in einer Dosierung von einer halben Tablette täglich fortgeführt werden. Nach 4–5 Tagen wird der Quick-Wert kontrol-

liert und die Dosierung gegebenenfalls angepasst.
► Liegt der Quick-Wert *oberhalb* des therapeutischen Bereichs, wird die Aufsättigungsphase durch die Gabe von 2 Tbl. Marcumar verlängert. Im Anschluss erfolgt die Gabe von 1,5 Tabletten für 3–4 Tage. Danach ist eine Kontrolle des Quick-Werts mit anschließender Dosisanpassung notwendig.

Dosisänderungen schlagen sich – bedingt durch die lange Halbwertszeit des Phenprocoumons von 36–72 h – erst nach 3–4 Tagen im Quick-Wert nieder. Tägliche Kontrollen des Quick-Werts verunsichern nur den Arzt und den Patienten.

Phase der stabilen Antikoagulation

Dosierungsschema. In der stabilen Einstellungsphase wird ein festes Dosierungsschema angestrebt. Dies schließt nicht aus, dass im regelmäßigen täglichen Wechsel unterschiedliche Dosierungen gewählt werden, z.B. 1 und 1,5 Tabletten pro Tag im Wechsel. Aus Gründen der Handhabbarkeit – insbesondere für ältere Patienten – sollte eine Tablette aber nur halbiert und nicht geviertelt werden.

Patientenausweis. Die geplante Dosierung einschließlich der ermittelten INR-Werte und des angestrebten Zielbereichs wird in einem Patientenausweis (Marcumarausweis) dokumentiert. Derartige Ausweise sind von verschiedenen Herstellern von Antikoagulanzien erhältlich. Die Häufigkeit der INR-Kontrolle in dieser Phase ist von den Schwankungen des INR-Werts abhängig. Bei stabil

Tabelle 23.**4** Dosisfindungsphase: Schema für einen normalgewichtigen Erwachsenen ohne Leberfunktionsstörung

Kontrollwert	weitere Dosierung	Therapiezeitraum bis zur nächsten Kontrolle und erneuten Dosisanpassung
Im therapeutischen Bereich	► 1 Tablette Marcumar/d	4–5 Tage
Überdosierung	► 1 Tag Pause ► danach: $^1/_2$ Tablette Marcumar/d	4–5 Tage
Unterdosierung	► 2 Tabletten Marcumar ► danach: $1^1/_2$ Tabletten Marcumar/d	4–5 Tage

eingestellten Patienten können 3-wöchige Kontrollen ausreichend sein. Engmaschigere Kontrollen müssen bei schwankenden INR-Werten durchgeführt werden. Tägliche Kontrollen sind nicht sinnvoll.

Keine spezielle Diät. Die Einhaltung einer Vitamin-K-armen Diät wird nicht empfohlen, da die Dosierung der Cumarine auf die individuellen Essgewohnheiten angepasst werden kann. Allerdings sollte auf eine abwechslungsreiche Mischkost geachtet und jede einseitige Ernährung vermieden werden.

Blutungsrisiko. Oral antikoagulierte Patienten müssen über ihr erhöhtes Blutungsrisiko aufgeklärt werden. Das Blutungsrisiko ist von dem eingestellten INR-Wert abhängig und steigt oberhalb eines INR-Werts von 5 exponenziell an. Im therapeutischen Bereich von 2–3 wird die Häufigkeit einer schwerwiegenden Blutung auf 1 pro 10 Behandlungsjahre angegeben. Die Aufklärung des Patienten über die Wirkung der oralen Antikoagulanzien und die sich daraus ergebenden Konsequenzen ist ein wesentlicher Faktor zur Verringerung des Blutungsrisikos. Dazu gehört, dass der Patient nicht nur selbstständig bestimmte Risikosituationen meidet, sondern auch alle behandelnden Ärzte und Zahnärzte über seine Medikation informiert.

Wechselwirkungen mit anderen Medikamenten. Vermieden werden müssen ASS-haltige Schmerzmittel oder andere die Gerinnung beeinflussende Medikamente. Ist die Gabe eines Schmerzmittels erforderlich, können bei leichten Schmerzen Paracetamol und bei stärkeren Schmerzen zentral wirksame Analgetika verordnet werden. Nicht steroidale Antirheumatika können verabreicht werden, erhöhen das Blutungsrisiko jedoch leicht.

Bei vielen Medikamenten ist eine Veränderung der Marcumartoleranz durch Verdrängung von Marcumar aus der Proteinbindung oder durch Induktion einer verstärkten Verstoffwechselung in der Leber möglich. Daher sollte bei jeder neuen Medikation der INR-Wert zunächst engmaschig kontrolliert werden. Längerfristige Kontrollen sind nach Gabe von Amiodaron (Cordarex) erforder-

lich, da häufig erst nach 1 Jahr konstante Serumspiegel erreicht werden. Auch rezeptfrei erhältliche Medikamente und Vitaminpräparate sollten nur nach Rücksprache mit dem Arzt eingenommen werden.

Die orale Antikoagulation ist keine Kontraindikation für eine antiepileptische Behandlung mit enzyminduzierenden Medikamenten wie Carbamazepin. Allerdings kann jede Dosisänderung des Antikonvulsivums eine Dosisänderung der Antikoagulation erforderlich machen.

Injektionen. Intramuskuläre Injektionen müssen bei marcumarisierten Patienten vermieden werden. In der Regel können sie durch eine subkutane Verabreichung der Medikamente oder Impfstoffe ersetzt werden.

Risikosport. Zu den individuellen Risikosituationen, die aktiv durch den Patienten beeinflusst werden können, gehören Sportarten mit einem besonders hohen Verletzungsrisiko. Beispiele sind Kampfsportarten oder Drachen- bzw. Gleitschirmfliegen. Die Angst vor möglichen Verletzungen sollte den Patienten aber keineswegs von sportlichen Aktivitäten abhalten.

Selbstkontrolle. Die Kontrolle der oralen Antikoagulation muss nicht zwangsläufig durch einen Arzt erfolgen. Für Patienten mit der Indikation zu einer langfristigen oralen Antikoagulation besteht die Möglichkeit zur Selbstkontrolle. Der Patient erlernt in einer vorhergehenden Schulung die Bestimmung des INR-Werts aus Kapillarblut und die Beurteilung der erhaltenen Werte. Voraussetzungen zur Durchführung der Selbstkontrolle sind ausreichende manuelle und intellektuelle Fähigkeiten und eine hohe Compliance. In regelmäßigen Abständen werden die selbst ermittelten Werte und die daraus abgeleiteten therapeutischen Konsequenzen mit dem betreuenden Arzt besprochen. Adressen über Schulungszentren und von Patientenselbsthilfegruppen können über die Arbeitsgemeinschaft Selbstkontrolle der Antikoagulation (ASA) erfragt werden.

Beendigung der oralen Antikoagulation. Die Marcumartherapie kann ohne Ausschleichen von einem Tag auf den anderen beendet werden.

Orale Antikoagulation und Schwangerschaft

Schwangerschaft. Aufgrund des teratogenen Risikos aller Cumarinderivate besteht eine absolute Kontraindikation in der Schwangerschaft während der Phase der Organentwicklung. Deswegen sollte spätestens nach Feststellung der Schwangerschaft die orale Antikoagulation beendet und auf ein Heparinpräparat umgestellt werden, da Heparin nicht plazentagängig ist. Die Dosierung des Heparins ist abhängig von der Grunderkrankung, die zur Indikationsstellung zur oralen Antikoagulation führte (Tab. 23.**5**). Niedermolekulare Heparine werden in der Regel den unfraktionierten Heparinen vorgezogen. Für fast alle niedermolekularen Heparine ist die klinische Wirksamkeit in der Schwangerschaft durch kleinere klinische Studien belegt.

Wurde eine Schwangere länger als bis zur 6. Woche nach Konzeption (Schwangerschaftswoche 8) mit einem Cumarinderivat behandelt, muss im Einzelfall das entwicklungstoxische Risiko erörtert werden. Sonographisch sollte bei weiter bestehender Schwangerschaft die Entwicklung des Feten kontrolliert werden. Das Embryopathierisiko durch Cumarin wird von Ärzten und Patientinnen meist überschätzt, insbesondere wenn die Therapie bis zur 6. Woche auf Heparin umgestellt worden ist. Daraus resultieren immer wieder unnötige Abbrüche von intakten und gewünschten Schwangerschaften.

Entbindung. Während der Entbindungsphase besteht bei einer anti-FXa-Aktivität über 0,3 ein erhöhtes Blutungsrisiko. Sofern eine kurzfristige Dosisreduktion aus medizinischen Gründen nicht möglich ist, empfehlen wir für diesen Zeitraum die Umstellung auf ein unfraktioniertes Heparinpräparat, da bei Blutungskomplikationen eine Antagonisierung durch Protamin möglich ist.

Postpartalphase. Das niedermolekulare Heparin wird bis einschließlich 6 Wochen post partum verabreicht. Danach erfolgt überlappend die Wiedereinstellung auf ein orales Antikoagulans. Eine antikoagulatorische Therapie mit einem niedermolekularen Heparin stellt keine Kontraindikation zum Stillen des Kindes dar. Möchte die Mutter über den Zeitraum der Heparintherapie hinaus stillen, sollte Coumadin als orales Antikoagulans eingesetzt werden, da dieses Präparat nicht in die Muttermilch übertritt.

Marcumarresistenz und INR-Schwankungen

Relative und absolute Resistenz. Sehr selten wird eine relative oder absolute Marcumarresistenz beobachtet. Patienten mit einer *relativen Marcumarresistenz* benötigen ungewöhnlich hohe Dosierungen zum Erreichen des therapeutischen Bereichs. Patienten mit einer *absoluten Resistenz* reagieren auch bei sehr hohen Dosen nicht mit einer Ernie-

Tabelle 23.**5** Dosierungsrichtlinien für niedermolekulare Heparine in der Schwangerschaft

Indikation	Dosierung	Monitoring/Zielbereich
Aortenklappe	halbtherapeutische Dosierung	im 3- bis 4-wöchentlichen Abstand, 0,4–0,6 anti-FXa-Einheiten
Mitralklappe	beginnend mit der zur Thrombosetherapie empfohlenen Dosierung mit anti-FXa-adaptierter Dosisanpassung	in der Einstellungsphase kurzfristig, dann im 3- bis 4-wöchentlichen Abstand, 0,6–1,0 anti-FXa-Einheiten
Herzrhythmusstörung	halbtherapeutische Dosierung	im 3- bis 4-wöchentlichen Abstand, 0,4–0,6 anti-FXa-Einheiten
Thrombophilie	s. Kapitel „Thrombophilie und Schwangerschaft"	im 3- bis 4-wöchentlichen Abstand, 0,2–0,6 anti-FXa-Einheiten

drigung des Quick-Werts. Hier wird ein genetischer Defekt im Vitamin-K-Stoffwechsel vermutet, der zu einer Unempfindlichkeit gegenüber Marcumar führt. In diesen Fällen kann in der Regel mit Antikoagulanzien vom Cumarintyp kein therapeutischer Erfolg erzielt werden. Diese Konstellation ist extrem selten und es liegen nur einige publizierte Einzelfallberichte vor.

Verzögerte Resistenz. Häufiger wird eine *verzögerte Marcumarresistenz* mit einem zunehmenden Bedarf beobachtet. Diese kann durch eine Veränderung im Leber- oder Vitamin-K-Stoffwechsel oder durch eine Compliancestörung ausgelöst werden. Letzteres ist mit Abstand am häufigsten und therapeutisch außerordentlich schwer beeinflussbar (s. Kapitel „Artefizielle Gerinnungsstörungen"). Eine Marcumarspiegelbestimmung in Korrelation zum erreichten INR-Wert ist in diesen Fällen differenzialdiagnostisch wegweisend.

INR-Schwankungen. Treten plötzlich INR-Schwankungen bei zuvor jahrelang stabil eingestellten Patienten auf, muss besonders beim alten Patienten an die Entwicklung eines hirnorganischen Psychosyndroms im Rahmen einer Demenzerkrankung gedacht werden. Bei Demenzerkrankungen ist der betroffene Patient nicht mehr zu einer verlässlichen Medikamenteneinnahme in der Lage.

Nebenwirkungen/Überdosierung

Schwere Blutungen. Die häufigste schwerwiegende Nebenwirkung einer Therapie mit oralen Antikoagulanzien ist die Blutungskomplikation. Ursache ist eine absolute oder relative Überdosierung. Bei bedrohlichen Blutungskomplikationen wird der Patient schnellstmöglich mit PPSB behandelt (25–50 E/kg KG). Gleichzeitig sollte Vitamin K (10 mg i.v.) substituiert werden. Dies ist erforderlich, weil die Halbwertszeit von Phenprocoumon im Vergleich mit den substituierten Gerinnungsfaktoren deutlich länger ist und deswegen ein erneuter Abfall des Quick-Werts nur durch eine Vitamin-K-Gabe verhindert werden kann.

In Abhängigkeit von der Indikation, die eine Antikoagulation erforderlich machte, ist nach Überwinden der akuten Blutung die Einleitung einer i.v. Antikoagulation erforderlich. Ein typisches Beispiel ist ein Patient mit einer künstlichen Herzklappe. Unterbleibt eine konsequente weitere Antikoagulation, besteht das Risiko einer tödlichen thromboembolischen Komplikation oder eines den Patienten für den Rest seines Lebens invalidisierenden ischämischen Insultes.

Leichte Blutungen. Bei nicht bedrohlichen leichten Blutungskomplikationen ist die orale Gabe von Vitamin K (10 mg) ausreichend. Auch in diesen Fällen muss die Antikoagulationspflicht beachtet werden.

Überdosierung ohne Blutung. Liegt eine Überdosierung ohne Blutungskomplikationen vor, ist in der Regel eine Pause der Marcumareinnahme ausreichend. Nur bei INR-Werten über 10 sollte die Gabe von Vitamin-K erwogen werden. Eine stationäre Aufnahme ist in der Regel nicht indiziert.

Intoxikation. Liegt eine Vergiftung vor – beispielsweise in suizidaler Absicht – wird in der Frühphase die Gabe von Colestyramin (5 × 4 g/d) zur Beschleunigung der Eliminationsgeschwindigkeit und eine anschließende Vitamin-K-Substitution empfohlen. In Einzelfällen kann es notwendig sein, die Vitamin-K-Gabe über Wochen fortzuführen.

Cumarinhepatitis. Eine sehr seltene, aber schwerwiegende Nebenwirkung der Antikoagulanzien vom Cumarintyp sind so genannte Cumarinhepatitiden. In derartigen Fällen muss die Cumaringabe sofort beendet und der Patient zur weiteren Behandlung in ein Krankenhaus der Maximalversorgung überwiesen werden.

Haarausfall. Zu den nicht bedrohlichen, aber die Compliance negativ beeinflussenden Nebenwirkungen gehört ein verstärkter Haarausfall.

Kontraindikationen

Absolute Kontraindikationen. Absolute Kontraindikationen für Antikoagulanzien vom Cumarintyp sind:

► medikamentös nicht beeinflussbarer Hypertonus,
► therapeutisch nicht beeinflussbare Epilepsie,
► die ersten 3 Monate einer Gravidität,
► fehlende und durch Fremdpersonen nicht ersetzbare Compliance.

Relative Kontraindikationen. Relative Kontraindikationen stellen alle mit einer erhöhten Blutungsgefahr einhergehenden Erkrankungen dar. Hier muss eine am Einzelfall orientierte Nutzen-Risiko-Abwägung erfolgen. Keinesfalls sollte a priori auf die Option einer oralen Antikoagulation verzichtet werden. Das Alter ist keine Begründung, um eine orale Antikoagulation zu beenden oder ganz darauf zu verzichten. Auch hier gilt die Einzelfallentscheidung. Im Kindesalter sollte die Indikation zur Marcumargabe so restriktiv wie möglich gestellt werden, da Wachstumsstörungen auftreten können.

Orale Antikoagulation und invasive Eingriffe

Minimales Blutungsrisiko. Eingriffe mit minimalem Blutungsrisiko können ohne Unterbrechung der oralen Antikoagulation durchgeführt werden.

Geringes Blutungsrisiko. Eingriffe mit einem geringen Blutungsrisiko können mit einem Quick-Wert von 40% durchgeführt werden. Dazu zählen unkomplizierte Zahnextraktionen und kleine chirurgische Eingriffe. In der Regel genügt eine etwa 2-tägige Marcumarpause. Ab Erreichen eines Quick-Werts von 40% wird die Gabe eines niedermolekularen Heparins empfohlen. Außer bei Patienten mit einem Mitralklappenersatz ist für die perioperative Phase die zur Thromboseprophylaxe übliche Dosierung in der niedrigsten zugelassenen Dosierung ausreichend, sofern die Marcumargabe für maximal 3–4 Tage unterbrochen wird. Bei Patienten mit Mitralklappenersatz wird das niedermolekulare Heparin in der halben therapeutischen Dosis eingesetzt. Sollte sich die Wiedereinstellung mit oralen Antikoagulanzien verzögern, muss die Dosierung des niedermolekularen Heparins in therapeutischer Dosierung (175–200 anti-FXa-Einheiten/kg KG) fortgeführt werden.

Größere operative Eingriffe. Bei allen größeren operativen Eingriffen und bei Eingriffen, bei denen Blutungen zu lebensbedrohlichen Komplikationen führen oder das Operationsergebnis beeinträchtigen, muss die orale Antikoagulation unterbrochen werden. Nach Absetzen der oralen Antikoagulation wird ab Erreichen eines Quick-Werts von über 40% – dies ist nach etwa 2–3 Tagen der Fall – eine Antikoagulation mit Heparin begonnen. Aufgrund der besseren Steuerbarkeit ist unfraktioniertes Heparin das Mittel der ersten Wahl. Angestrebt wird eine 1,5fache Verlängerung der APTT. Eine Ausnahme sind Patienten mit Mitralklappenersatz, bei denen eine 2–2,5fache Verlängerung der APTT angestrebt wird. Die Heparingabe wird 6–8 h vor dem Eingriff beendet und unmittelbar postoperativ mit maximal 500 E/h wieder begonnen. In Abhängigkeit von der Blutungssituation erfolgt eine Dosissteigerung bis zum Erreichen des präoperativen Ausgangswerts. Unter diesem Heparinschutz wird später wieder auf Marcumar umgestellt.

Mit Ausnahme von Notfallsituationen ist die Gabe von PPSB zur Normalisierung des Quick-Werts nicht indiziert.

24 Vitamin K

Substanzklasse und Handelsnamen. Vitamin K ist ein fettlösliches Vitamin, das zur γ-Carboxylierung der Vitamin-K-abhängig synthetisierten Gerinnungsfaktoren benötigt wird. Erhältlich sind Kanavit-Tropfen und Konakion.

Indikationen und Dosierung. Indikationen zur Vitamin-K-Substitution sind die Behandlung oder Prophylaxe eines ernährungsbedingten und eines resorptiven Vitamin-K-Mangels. Eine weitere Indikation ist die Therapie einer Überdosierung mit Cumarinen. Die Darreichungsform ist von der Resorptionsfähigkeit und der Dringlichkeit des therapeutischen Effekts abhängig.

Die i.v. Applikationsform ist bei Patienten mit Resorptionsstörungen und bei parenteraler Ernährung notwendig. Sie wird außerdem bei Patienten eingesetzt, die mit oralen Antikoagulanzien behandelt werden und bei denen eine schnelle Antagonisierung notwendig ist. In der Regel werden einmal täglich 10 mg Vitamin-K i.v. verabreicht.

Die orale Applikationsart wird bei Neugeborenen und bei Patienten ohne Störung der Resorptionsfähigkeit gewählt. Zwischen der Vitamin-K-Gabe und der Vitamin-K-Wirkung liegt ein Intervall von 1–2 Tagen. Die orale Dosierung beträgt einmal täglich 10 mg. Soll durch Vitamin K die Wirkung von oralen Antikoagulanzien aufgehoben werden, muss in der Behandlungsdauer die lange Halbwertszeit von Marcumar berücksichtigt und die Vitamin-K-Gabe über 3 Tage wiederholt werden.

Nebenwirkungen und Kontraindikationen. Eine seltene, aber schwerwiegende Nebenwirkung ist der anaphylaktische Schock nach i.v. Applikation. Kontraindikationen gibt es nicht.

25 Thrombozytenfunktionshemmer

Acetylsalicylsäure (ASS)

Substanzklasse und Präparate. Neben dem klassischen Aspirin sind auf dem deutschen Arzneimittelmarkt mehr als 30 verschiedene Präparate in unterschiedlichsten Darreichungsformen erhältlich. Bezogen auf die antiaggregatorische Wirkung gibt es bei gleicher Dosierung keine Unterschiede.

Wirkmechanismus. ASS führt durch Acetylierung zu einer irreversiblen Hemmung der Cyclooxygenase-1 (COX-1). Durch Hemmung der COX-1 wird die Bildung der Prostaglandine Thromboxan (in Thrombozyten) und Prostacyclin (in Endothelzellen) blockiert. Thromboxan ist eines der stärksten proaggregatorisch wirkenden Agenzien, während Prostacyclin die Thrombozytenaktivierung hemmt. Thrombozyten sind aufgrund ihrer Kernlosigkeit nicht mehr in der Lage, einmal blockierte COX-1 durch Neusynthese zu ersetzen. Dies führt zu einer irreversiblen Hemmung der Thrombozytenfunktion. Demgegenüber können Endothelzellen COX-1 durch Neusynthese ersetzen, sodass die Prostacyclinbildung nicht irreversibel blockiert ist. Eine Variante der Cyclooxygenase (COX-2) ist in die Synthese von proinflammatorischen Prostaglandinen involviert. COX-2 wird durch ASS ebenfalls blockiert. Umgekehrt wird dosisabhängig auch durch selektive COX-2-Inhibitoren COX-1 inhibiert, sodass insbesondere bei hoch dosierter Rofecoxib-(Vioxx)-Anwendung Blutungskomplikationen auftreten können.

Indikationen. ASS ist das Mittel der Wahl in der Rezidivprophylaxe von arteriellen, nicht kardiogenen, thrombotischen Komplikationen. Außerdem wird es zur Reokklusionsprophylaxe nach interventionellen kardiologischen Eingriffen und nach Bypassanlage eingesetzt.

In der Akuttherapie des Myokard- und des Hirninfarkts ist die Wirksamkeit von ASS belegt. In der Therapie des akuten Koronarsyndroms wird ASS zunehmend durch potentere Aggregationshemmer wie z.B. GPIIb-IIIa-Inhibitoren ergänzt.

Dosierung und Applikation. ASS kann oral und i.v. verabreicht werden. Zur oralen Sekundärprophylaxe wird es in Dosierungen von 100 oder 300 mg eingesetzt. Unterschiede zwischen der höheren und niedrigeren Dosierung bestehen im Hinblick auf die Aggregationshemmung nicht. Sogar mit einer Dosierung von 30 mg konnte in Studien eine ausreichende Wirksamkeit belegt werden.

Intravenös wird ASS in einer Dosierung von 500 mg in der Behandlung des akuten Myokard- und Hirninfarkts eingesetzt.

Monitoring. Zur Zeit wird die Wirksamkeit einer Aggregationshemmung durch ASS nicht routinemäßig überprüft. Aus hämostaseologischer Sicht ist es sinnvoll, die ASS-Sensitivität nach Beginn der Medikation einmalig zu prüfen. Dies kann durch Bestimmung der epinephrininduzierten Aggregation oder der In-vitro-Blutungszeit (PFA-100) mit der Kollagen-Epinephrin-Zelle bereits nach 1 Behandlungstag erfolgen. Kommt es nicht zu einer deutlichen Hemmung oder Verlängerung der Aggregation, besteht der Verdacht auf eine ASS-Resistenz. In diesen Fällen sollte ein alternativer Aggregationshemmer wie z.B. Clopidogrel eingesetzt werden. Die ASS-Resistenz ist genetisch bedingt. Deswegen ist eine mehrfache Testung nicht erforderlich. Zu einer erworbenen ASS-Resistenz kommt es bei zusätzlicher Gabe von Ibuprofen. Dieses hemmt die ASS-Wirkung durch kompetitive Hemmung.

Nebenwirkungen. Als Folge der eingeschränkten Thrombozytenfunktion besteht ein erhöhtes Blutungsrisiko. Bei leichteren Blutungen können das Absetzen des Medikaments und lokale Maßnahmen ausreichend sein. Bei schwereren Blutungen ist das Mittel der ersten Wahl DDAVP (0,3 µg/kg KG). Führt dies nicht zur erwünschten Blutstillung, müssen Thrombozyten substituiert werden. Gleiches gilt in der Behandlung von bedrohlichen Blutungen.

Mit steigenden ASS-Tagesdosen entwickelt sich ein erhöhtes Risiko für Magen-Darm-Ulzera, da ASS durch eine Blockade der Cyclooxygenase in der Magenschleimhaut die natürliche Säureprotektion stört. Seltenere Nebenwirkungen sind ein ASS-abhängiges Asthma und eine Neutropenie (0,17%).

In den aus hämostaseologischer Indikation gewählten Dosierungen von 100 mg/d kann ASS in der Schwangerschaft und in der Stillzeit verabreicht werden.

Dipyridamol

Substanzklasse und Handelsname. Dipyridamol gehört zur Gruppe der Phosphodiesterasehemmer. Ein Monopräparat ist in Deutschland unter dem Namen Curantyl 75 und ein Reimport mit dem Handelsnamen Persantin forte (75 mg Dipyridamol) erhältlich. Mit dem Präparat Asasantin ist ein Kombinationspräparat verfügbar, das 75 mg Dipyridamol und 330 mg Acetylsalicylsäure enthält.

Wirkmechanismus. Dipyridamol erhöht die Konzentration an intrathrombozytärem cAMP durch Blockade der Phosphodiesterase. Dadurch wird wahrscheinlich die Aktivierbarkeit der Thrombozyten herabgesetzt. Zu einer Hemmung der Thrombozytenaggregation kommt es durch Dipyridamol alleine nicht. In Kombination mit ASS wirkt es synergistisch.

Indikationen. Ist mit ASS und/oder Clopidogrel keine ausreichende Thrombozytenfunktionshem-

mung zu erreichen, stellt die Kombination von Dipyridamol mit ASS und/oder Clopidogrel eine Alternative dar.

Dosierung und Applikation. Es werden 3 × 75 mg/d verabreicht.

Nebenwirkungen. Zu den Nebenwirkungen von Dipyridamol gehört die Auslösung einer Vasodilatation. Daher kann es bei kardial vorgeschädigten Patienten – insbesondere nach i.v. Applikation – zu pektanginösen Beschwerden kommen. Aufgrund des ungünstigen Wirkungs-/Nebenwirkungsverhältnisses sollte Dipyridamol nicht als Monotherapeutikum und Therapeutikum der ersten Wahl eingesetzt werden.

Asasantin enthält ASS in relativ hoher Dosierung. Dementsprechend gehören die ASS-Nebenwirkungen zum Nebenwirkungsspektrum dieses Medikaments.

Thienopyridine

Ticlopidin

Substanzklasse und Handelsname. Ticlopidin ist ein Thienopyridin. Auf dem deutschen Markt sind neben dem Ursprungspräparat Tiklyd inzwischen eine Reihe von Nachfolgepräparaten erhältlich: Desitic lopidin, Ticlopidin-AL, Ticlopidin-AZU, Ticlopidin-neuraxpharm, Ticlopidin-ratiopharm, Ticlopidin-Stada, Ticlo-puren.

Wirkmechanismus. Ein Metabolit des Ticlopidins hemmt irreversibel einen der 3 bekannten thrombozytären ADP-Rezeptoren und blockiert dadurch die ADP-abhängige Thrombozytenaggregation.

Indikationen. Ticlopidin wird in der Sekundärprophylaxe nach nicht kardiogenen arteriellen Thromboembolien eingesetzt. Verglichen mit ASS zeigt Ticlopidin in der Sekundärprophylaxe nach ischämischem Insult und TIA eine bessere Wirksamkeit. Im Vergleich zum Nachfolgepräparat Clopidogrel hat Ticlopidin ein ungüstiges Nebenwirkungsspektrum, sodass die Indikationsstellung stark eingeschränkt ist.

Dosierung und Applikation. Es werden 2 × 250 mg Ticlopidin oral verabreicht.

Nebenwirkungen. Unter Ticlopidintherapie besteht ein erhöhtes Blutungsrisiko. Die Ticlopidinwirkung ist irreversibel. Das Vorgehen bei Blutungen ist abhängig von der klinischen Situation. Bei leichteren Blutungen können das Absetzen des Medikamentes und lokale Maßnahmen ausreichend sein. Im Fall von schwereren Blutungen ist das Mittel der ersten Wahl DDAVP (0,3 µg/kg KG). Führt dies nicht zur erwünschten Blutstillung, ist die Gabe von Thrombozyten erforderlich.

Zu den schweren Ticlopidinnebenwirkungen zählt die bei 2,4% der Patienten auftretende Neutropenie. Diese manifestiert sich in der Mehrzahl der Fälle 3 Wochen bis 3 Monate nach Behandlungsbeginn. Für diesen Zeitraum werden 14-täge Blutbildkontrollen empfohlen. Eine weitere seltene, aber schwerwiegende Nebenwirkung stellt die Entwicklung einer thrombotisch thrombozytopenischen Purpura dar.

Clopidogrel

Substanzklasse und Handelsname. Clopidogrel ist ein Thienopyridin. Auf dem deutschen Markt sind Iscover und Plavix erhältlich.

Wirkmechanismus. Der Wirkmechanismus von Clopidogrel ist identisch mit dem von Ticlopidin. Es hemmt irreversibel einen der 3 bekannten thrombozytären ADP-Rezeptoren und blockiert dadurch die ADP-abhängige Thrombozytenaggregation.

Indikationen. Clopidogrel wird in der Sekundärprophylaxe nach nicht kardiogenen arteriellen Thromboembolien eingesetzt. Ein direkter Vergleich zwischen ASS und Clopidogrel zeigte eine bessere Wirksamkeit für Clopidogrel in der Sekundärprophylaxe nach ischämischem Hirninfarkt. Berücksichtigt man alleine dieses Studienergebnis, müsste Clopidogrel als Mittel der ersten Wahl in der Sekundärprophylaxe nach arteriellen Thromboembolien eingesetzt werden. Da das schlechtere Abschneiden von ASS auf eine bei ca. 5–10% der Patienten vorhandene ASS-Resistenz zurückgeführt wird, kann ASS trotzdem als Mittel der ersten Wahl verordnet werden, sofern eine Überprüfung der Wirksamkeit sichergestellt ist. Bei gleicher medizinischer Wirksamkeit ist dieses Vorgehen wesentlich kostengünstiger. Bei Nichtansprechen von ASS oder bei einer ASS-Unverträglichkeit ist Clopidogrel das Mittel der Wahl.

In Kombination mit ASS wird Clopidogrel in den ersten 4–12 Wochen nach Stentimplantation zur Reokklusionsprophylaxe eingesetzt. Bei bestrahlten, ummantelten und Medikamente freisetzenden Stents wird die Kombination von ASS und Clopidogrel bis zu 12 Monaten fortgesetzt.

Dosierung und Applikation. Es werden einmal täglich 75 mg oral verabreicht.

Nebenwirkungen. Unter Clopidogreltherapie besteht ein erhöhtes Blutungsrisiko. Die Clopidogrelwirkung ist irreversibel und das Vorgehen im Fall von Blutungen ist abhängig von der klinischen Situation. Bei leichteren Blutungen können das Absetzen des Medikaments und lokale Maßnahmen ausreichend sein. Bei schwereren Blutungen ist das Mittel der ersten Wahl DDAVP (0,3 µg/kg KG). Führt dies nicht zur erwünschten Blutstillung, ist die Gabe von Thrombozytenkonzentraten erforderlich. Gleiches gilt bei bedrohlichen Blutungen. Die Häufigkeit einer Neutropenie ist mit 0,1% vergleichbar mit der einer ASS-Therapie (0,17%).

Glykoprotein-IIb-IIIa-Inhibitoren

Die Interaktion von Fibrinogen/Fibrin mit dem thrombozytären Rezeptor Glykoprotein-IIb-IIIa spielt eine zentrale Rolle in der Vermittlung der Thrombozytenaggregation und in der Bildung eines stabilen Thrombozytengerinnsels. Durch eine Blockade des Glykoprotein-IIb-IIIa-Rezeptors kann daher eine Hemmung der Thrombozytenfunktion erreicht werden. Dieses Behandlungsprinzip wurde erstmals durch Anwendung eines monoklonalen Antikörpers (Abciximab) erfolgreich umgesetzt. Inzwischen stehen eine Reihe weiterer parenteral und auch oral verfügbarer GPIIb-IIIa-Inhibitoren zur Verfügung. Die klinische Wirksamkeit der GPIIb-IIIa-Inhibitoren ist inzwischen in verschiedenen klinischen Studien mit mehr als 50.000 Patienten belegt worden. Trotz dieser umfangreichen Untersuchungen ist der Nutzen der GPIIb-IIIa-Inhibitoren hinsichtlich der Langzeitüberlebenszeit bisher nicht belegt.

Abciximab

Substanzklasse und Handelsname. Abciximab wird unter dem Handelsnamen ReoPro vertrieben und ist ein monoklonaler Mausantikörper, dessen schwere Kette zur besseren Verträglichkeit durch das humane Korrelat ersetzt wurde.

Wirkmechanismus. Abciximab bindet an die IIIa-Untereinheit des GPIIb-IIIa-Rezeptors und blockiert dadurch die Interaktion von Thrombozyten mit Fibrinogen/Fibrin.

Indikationen. Abciximab wird in Kombination mit ASS und Heparin in der Behandlung des akuten Koronarsyndroms eingesetzt. Im Vergleich mit den Aggregationshemmern ASS und Clopidogrel kann durch den Einsatz von Abciximab ein besseres Outcome in der Behandlung des Myokardinfarkts und der instabilen Angina pectoris erreicht werden. Ein Vergleich mit dem synthetischen GPIIb-IIIa-Inhibitor Tirofiban (Aggrastat) zeigte eine Überlegenheit von Abciximab. Dies ist wahrscheinlich auf eine zu geringe Dosierung von Tirofiban zurückzuführen.

Dosierung und Applikation. Abciximab wird parenteral mit einem Bolus von 0,25 mg/kg KG, gefolgt von einer Erhaltungsdosis von 10 µg/min verabreicht. Die Therapiedauer beträgt in der Regel 12 h. Zusätzlich werden ASS und unfraktioniertes Heparin in der üblichen therapeutischen Dosis verabreicht. Nach einem Bolus von 5000 IE erfolgt eine kontinuierliche APTT-adjustierte Gabe (1,5–2,5fache Verlängerung der APTT).

Monitoring. Um eine klinische Wirksamkeit zu erzielen, müssen 80% der Rezeptoren blockiert sein. Daher wäre ein Monitoring der Abciximabtherapie wünschenswert. Dies ist zur Zeit nur mit technisch aufwendigen, durchflusszytometrischen Untersuchungen möglich und daher im klinischen Alltag nicht verfügbar.

Nebenwirkungen. Als Folge des Wirkprinzips gehören Blutungen zu den wichtigsten Nebenwirkungen. Obwohl die Plasmahalbwertszeit von Abciximab nur im Bereich von Minuten liegt, ist die Rezeptor-Halbwertszeit lang. Dies muss bei der Behandlung von Blutungskomplikationen berücksichtigt werden. Bei bedrohlichen und schwerwiegenden Blutungen kann nur durch die Gabe von Thrombozyten eine ausreichend schnelle Normalisierung der Thrombozytenfunktion erreicht werden. Bei leichteren Blutungen kann in Abhängigkeit vom Allgemeinzustand des Patienten die Normalisierung der Thrombozytenfunktion durch neugebildete Thrombozyten abgewartet werden. Auch die Gabe von DDAVP kann erwogen werden.

Eine weitere Nebenwirkung stellt die Entwicklung einer Thrombozytopenie dar. Der zugrunde liegende pathophysiologische Mechanismus entspricht der Immunthrombozytopenie und wird durch sofortige Beendigung der Abciximabgabe unterbrochen. Durch regelmäßige kurzfristige Blutbildkontrollen wird diese Nebenwirkung erkannt.

Eptifibatid

Substanzklasse und Handelsname. Eptifibatid (Integrilin) ist ein niedermolekulares Peptid.
Wirkmechanismus. Eptifibatid wirkt als reversibler GPIIb-IIIa-Inhibitor.

Indikationen. Das Indikationsspektrum entspricht dem von Abciximab. Inwieweit relevante Unterschiede in der klinischen Wirksamkeit bestehen, kann zum jetzigen Zeitpunkt nicht beurteilt werden.

Dosierung und Applikation. Eptifibatid wird i.v. in einem Bolus von 180 µg/kg KG, gefolgt von einer Erhaltungsdosis von 2 µg/kg KG/min verabreicht. Die Therapiedauer beträgt 24–72 h. Die Dosierung des unfraktionierten Heparins entspricht der üblichen therapeutischen Dosis mit einem Bolus von 5000 IE gefolgt, von einer kontinuierlichen APTT-adjustierten Gabe (1,5–2,5fache Verlängerung der APTT).

Nebenwirkungen. Die wichtigste Nebenwirkung ist die Blutung. Im Unterschied zu Abciximab kommt es durch die reversible Bindung und einer Plasmahalbwertszeit von wenigen Stunden zu einer schnellen Normalisierung der Thrombozytenfunktion.

Tirofiban

Substanzklasse und Handelsname. Tirofiban (Aggrastat) gehört zur Substanzgruppe der Fibane und ist ein Peptidomimetikum.

Wirkmechanismus. Tirofiban wirkt als reversibler GPIIb-IIIa-Inhibitor.

Indikationen. Das Indikationsspektrum entspricht dem von Abciximab. Eine erste Vergleichsstudie hat eine überlegene Wirksamkeit von Abciximab gezeigt. Möglicherweise beruht dies auf einer zu geringen Dosierung von Tirofiban.

Dosierung und Applikation. Tirofiban wird in einer 30-minütigen Initialphase in einer Dosierung von 0,4 µg/kg KG/min verabreicht, gefolgt von einer Erhaltungsdosis von 0,1 µg/kg KG/min i.v.. Die Therapiedauer beträgt in der Regel 36–48 h. Die Dosierung des unfraktionierten Heparins entspricht der üblichen therapeutischen Dosis mit einem Bolus von 5000 IE gefolgt, von einer kontinuierlichen APTT-adjustierten Gabe (1,5–2,5fache Verlängerung der APTT).

Nebenwirkungen. Die wichtigste Nebenwirkung ist die Blutung. Im Unterschied zu Abciximab kommt es durch die reversible Bindung und eine Plasmahalbwertszeit von wenigen Stunden zu einer schnellen Normalisierung der Thrombozytenfunktion.

Iloprost

Substanzklasse und Handelsname. Iloprost ist ein Prostacyclinderivat, das unter dem Handelsnamen Ilomedin vertrieben wird.

Wirkmechanismus. Wie das natürlich vorkommende Prostacyclin hemmt Iloprost die Thrombozytenaggregation und wirkt gleichzeitig vasodilatatorisch.

Indikationen. Klassischerweise wird Iloprost in der Angiologie als Vasodilatator in der Behandlung der peripheren AVK und der pulmonalen Hypertonie eingesetzt. Als i.v. applizierbarer, sofort wirksamer und gut steuerbarer Aggregations-hemmer kann es darüber hinaus zur Aggregationshemmung während einer Hämofiltrationsbehandlung eingesetzt werden.

Dosierung und Applikation. Bei den hämostaseologischen Indikationen wird Iloprost in einer Dosierung von 0,5–2 ng/kg KG/min solange erforderlich, in der Regel über 6 h, i.v. verabreicht.

Nebenwirkungen. Aufgrund der vasodilatativen Wirkung kann Iloprost Blutdruckabfälle induzieren, die auch unter intensivmedizinischen Bedingungen schwierig zu beherrschen sein können.

26 Fibrinolytika

Fibrinolytika werden zur Auflösung von Fibringerinnseln eingesetzt. Alle zur Zeit verwendeten Fibrinolytika wirken indirekt, indem sie die Aktivierung von Plasminogen zu Plasmin induzieren.

Streptokinase

Substanzklasse und Handelsnamen. Streptokinase ist ein nicht enzymatisches Stoffwechselprodukt der β-hämolysierenden Streptokokken. Verfügbare Präparate sind Streptase, Streptokinase Braun und Kabikinase.

Wirkmechanismus. Streptokinase bildet mit Plasminogen einen Aktivierungskomplex. Durch die Bindung von Plasminogen an Streptokinase wird eine Konformationsänderung im Plasminogenmolekül induziert. Hierdurch wird das aktive Zentrum des Plasminogens zugänglich und es erfolgt eine Aktivierung von ungebundenem Plasminogen zu Plasmin. Dieser Mechanismus erklärt, warum es bei einer Überdosierung der Streptokinase zunächst nur zu einem geringen Lyseeffekt kommt. Ursache ist ein Mangel an freiem ungebundenen Plasminogen bei einem gleichzeitigem Überschuss des Aktivierungskomplexes.

Indikationen. Aufgrund fehlender Fibrinspezifität und möglichen allergischen Reaktionen ist Streptokinase – trotz belegter Wirksamkeit – nicht das Fibrinolytikum der ersten Wahl zur Auflösung von arteriellen und venösen Gefäßverschlüssen.

Dosierung und Monitoring. Zur Lyse beim akuten Myokardinfarkt werden 1,5 Mio. E über 1 h gegeben. Periphere arterielle Gefäßverschlüsse werden behandelt mit initial 250.000 E über 30 min, gefolgt von einer Erhaltungsdosis mit 1,5 Mio. E/h für 6 h. Bei fehlendem klinischen Erfolg wird die Therapie in Abhängigkeit von den Fibrinogenwerten wiederholt.

Bei einer Lysezeit von über 1 h ist eine Kontrolle der Fibrinogenwerte erforderlich. Angestrebt wird ein Fibrinogenwert unter der laufenden Lysetherapie von 50–100 mg/dl. Werte von 50 mg/dl sollten wegen der erhöhten Blutungsgefahr nicht unterschritten werden. Aufgrund der einsetzenden Immunisierung sollte die Behandlungsdauer auf maximal 5 Tage begrenzt bleiben.

Begleitmedikation. Zur Verhinderung von Reverschlüssen wird bei der Lyse des akuten Myokardinfarkts mit Beginn der Lysetherapie die i.v. Gabe von 500 mg ASS empfohlen. Eine antikoagulatorische Therapie mit 1000 IE/h eines unfraktionierten Heparinpräparats wird 0–4 h nach Ende der Lysetherapie eingeleitet. Bedingt durch die niedrigen Fibrinogenwerte kann es zu einer Verlängerung der APTT und der Thrombinzeit kommen, sodass eine Kontrolle der Heparinwirkung mit diesen Parametern nicht möglich ist.

Nebenwirkungen. Zu den schwerwiegenden Nebenwirkungen gehören intrazerebrale Blutungen und andere bedrohliche Blutungskomplikationen, die in der Literatur mit einer Häufigkeit von unter 1% angegeben werden. Zu leichteren Blutungen kommt es bei etwa 16% der Patienten. Häufig kommt es zu Fieber und allergischen Reaktionen.

Durch die Gabe von Aprotinin (500.000 KIE als Bolus, gefolgt von 200.000 KIE/h) kann die Fibrinolysewirkung sofort unterbrochen werden. Dieses Vorgehen wird bei bedrohlichen und größeren

Blutungskomplikationen empfohlen. Bei leichteren Komplikationen ist eine Unterbrechung der Lysetherapie meist ausreichend.

Kontraindikationen. *Absolute Kontraindikationen* sind die folgenden klinischen Situationen: akute Blutungen, Verdacht auf Aortendissektion, Kopfverletzungen, intrakranielle Neoplasmen, hämorrhagische Retinopathien, nicht eingestellter Hypertonus von >200/>120 mm Hg, akute Pankreatitis, vorausgegangene Streptokinaselyse.

Zu den *relativen Kontraindikationen* zählen Verletzungen und Operationen vor weniger als 3 Wochen, chronische schwere arterielle Hypertonie, i.m. Injektionen in den letzten 24 h, aktive Lungentuberkulose, Nephrolithiasis, Thrombozytopenie, Zustand nach ausgedehnter Reanimation, Hirninfarkt in den letzten 6 Wochen.

Aufgrund der meist vitalen Indikation kann im Einzelfall auch bei absoluter Kontraindikation ein Lyseversuch sinnvoll sein, da bei Blutungskomplikationen die Lysetherapie kurzfristig unterbrochen werden kann.

APSAC

APSAC („anisoylated plasminogen streptokinase activator complex") mit Handelsnamen Eminase ist eine chemisch modifizierte Variante der Streptokinase, die im klinischen Alltag keine Vorteile gegenüber der Streptokinase gezeigt hat.

Urokinase

Substanzklasse und Handelsnamen. Urokinase ist eine aus Urin isolierte Serinprotease. Erhältlich sind Urokinase, Alphakinase, Actosolv, Rheothromb und Corase.

Wirkmechanismus. Die fibrinolytische Wirkung von Urokinase beruht auf einer Aktivierung von Plasminogen zu Plasmin.

Indikationen. Auflösung von arteriellen und venösen Gefäßverschlüssen.

Dosierung und Therapieüberwachung. Bei akutem Myokardinfarkt werden 1,5 Mio. E als Bolus innerhalb von 5 min gegeben. Anschließend 1,5 Mio. E über 60–90 min. Zur Lyse bei peripheren arteriellen Gefäßverschlüssen werden initial 500.000 E über 20 min appliziert, gefolgt von einer Erhaltungsdosis mit 100.000 E/h bis zum klinischen Erfolg.

Wie auch Streptokinase ist Urokinase nicht fibrinspezifisch. Bei einer Lysezeit von über 1 h sind daher Kontrollen der Fibrinogenwerte erforderlich. Angestrebt wird ein Fibrinogenwert unter der laufenden Lysetherapie von 50–100 mg/dl. Ein Wert von unter 50 mg/dl sollte wegen der erhöhten Blutungsgefahr nicht unterschritten werden.

Begleitmedikation. Zur Verhinderung von Reverschlüssen wird bei der Lyse des akuten Myokardinfarkts mit Beginn der Lysetherapie die i.v. Gabe von 500 mg ASS empfohlen. Eine antikoagulatorische Therapie mit 1000 IE/h eines unfraktionierten Heparinpräparats wird 0–4 h nach Ende der Lysetherapie eingeleitet.

Nebenwirkungen. Zu den schwerwiegenden Nebenwirkungen gehören intrazerebrale Blutungen und andere schwerwiegende Blutungskomplikationen, die mit einer Häufigkeit von unter 1% angegeben werden. Zu leichteren Blutungen kommt es bei 16% der Patienten. Fieber tritt in 2–3% der behandelten Fälle auf.

Durch die Gabe von Aprotinin (500.000 KIE als Bolus, gefolgt von 200.000 KIE/h) kann die Fibrinolysewirkung sofort unterbrochen werden. Dieses Vorgehen wird bei bedrohlichen und größeren Blutungskomplikationen empfohlen. Bei leichteren Komplikationen ist eine Unterbrechung der Lysetherapie meist ausreichend.

Kontraindikationen. *Absolute Kontraindikationen* sind folgende klinische Situationen: akute Blutungen, Verdacht auf Aortendissektion, Kopfverletzungen, intrakranielle Neoplasmen, hämorrhagische Retinopathien, nicht eingestellter Hypertonus von > 200/> 120 mm Hg, akute Pankreatitis.

Zu den *relativen Kontraindikationen* zählen Verletzungen und Operationen vor weniger als 3 Wochen, chronische schwere arterielle Hypertonie,

i.m. Injektionen in den letzten 24 h, aktive Lungentuberkulose, Nephrolithiasis, Thrombozytopenie, Zustand nach ausgedehnter Reanimation, Hirninfarkt in den letzten 6 Wochen.

Aufgrund der meist vitalen Indikation kann im Einzelfall auch bei absoluter Kontraindikation ein Lyseversuch sinnvoll sein, da beim Auftreten von Blutungskomplikationen die Lysetherapie kurzfristig unterbrochen werden kann.

t-PA

Substanzklasse und Handelsnamen. t-PA („tissueplasminogen activator") ist ein natürlich vorkommender Plasminogenaktivator. Als Medikament wird Alteplase (Actilyse) angeboten.

Wirkmechanismus. t-PA ist eine Serinprotease, die in Anwesenheit des Kofaktors Fibrin Plasminogen aktiviert. Die Kofaktorfunktion von Fibrin erklärt die Fibrinspezifität von t-PA.

Indikationen. Auflösung von arteriellen und venösen Gefäßverschlüssen.

Dosierung und Monitoring. Zur Behandlung des akuten Myokardinfarkts gibt es mehrere verschiedene Dosierungsregime. Wir empfehlen das so genannte Frontloading-Dose-Regime, das die Gabe von 15 mg als Bolus, gefolgt von 50 mg in 30 min plus 35 mg in 30–60 min vorsieht. Alternativ können 100 mg t-PA über 180 min appliziert werden.

Zur Lyse beim ischämischen Hirninfarkt wird eine t-PA-Dosierung von 0,9 mg/kg KG r-tPA empfohlen. Von der berechneten Dosis werden 10% als i.v. Bolus injiziert. Die restlichen 90% werden über 60 min kontinuierlich infundiert.

Zur systemischen Lyse von arteriellen und venösen Thrombosen empfehlen wir eine Bolusgabe von 25 mg, gefolgt von einer kontinuierlichen Gabe von 10–20 mg/h beim Erwachsenen. Bei kleinen Kindern empfehlen wir eine Dosis von 0,5–1 mg/kg KG/h.

Eine Überwachung der systemischen Lyse ist anhand der Fibrinogenwerte nicht möglich, auch wenn bei hoch dosierter t-PA-Lyse ein Abfall des Fibrinogenwerts auftreten kann. Ein Parameter zur Überwachung einer t-PA-Lyse stellt das Thrombelastogramm dar, das bei wirksamen t-PA-

Plasmaspiegeln eine typische Spindelform aufweist.

Zur *lokalen Lyse* wird t-PA über einen Katheter vor Ort instilliert. Allgemein gültige Dosierungsangaben über die benötigte t-PA-Gesamtmenge existieren nicht. Von den verschiedenen Fachgesellschaften werden in Abhängigkeit von der betroffenen Gefäßlokalisation unterschiedliche Schemata empfohlen. Die verabreichte t-PA-Konzentration richtet sich nach dem möglichen Infusionsregime (Zeit und Volumen).

Begleitmedikation. Zur Verhinderung von Reverschlüssen wird bei der Lyse des akuten Myokardinfarkts mit Beginn der Lysetherapie die i.v. Gabe von 500 mg ASS empfohlen. Eine antikoagulatorische Therapie mit 1000 IE/h eines unfraktionierten Heparinpräparats wird mit Beginn der Lysetherapie eingeleitet.

Nebenwirkungen. Zu den schwerwiegenden Nebenwirkungen gehören intrazerebrale Blutungen und andere schwerwiegende Blutungskomplikationen, die mit einer Häufigkeit von unter 1% angegeben werden. Zu leichteren Blutungen kommt es bei weniger als 16% der Patienten.

Durch die Gabe von Aprotinin (500.000 KIE als Bolus, gefolgt von 200.000 KIE/h) kann die Fibrinolysewirkung sofort unterbrochen werden. Dieses Vorgehen wird bei bedrohlichen und größeren Blutungskomplikationen empfohlen. Bei leichteren Komplikationen ist eine Unterbrechung der Lysetherapie meist ausreichend.

Kontraindikationen. *Absolute Kontraindikationen* sind folgende klinische Situationen: akute Blutungen, Verdacht auf Aortendissektion, Kopfverletzungen, intrakranielles Neoplasma, hämorrhagische Retinopathien, nicht eingestellter Hypertonus von > 200/> 120 mm Hg, akute Pankreatitis.

Zu den *relativen Kontraindikationen* zählen Verletzungen und Operationen vor weniger als 3 Wochen, chronische schwere arterielle Hypertonie, i.m. Injektionen in den letzten 24 h, aktive Lungentuberkulose, Nephrolithiasis, Thrombozytopenie, Zustand nach ausgedehnter Reanimation, Hirninfarkt in den letzten 6 Wochen.

Aufgrund der meist vitalen Indikation kann im Einzelfall auch bei absoluter Kontraindikation ein Lyseversuch sinnvoll sein, da beim Auftreten von Blutungskomplikationen die Lysetherapie kurzfristig unterbrochen werden kann.

Reteplase

Reteplase wird unter dem Handelsnamen Rapilysin vertrieben und ist eine verkürzte Form von t-PA. Indikationen und Kontraindikationen entsprechen dem t-PA. Im Unterschied zum t-PA erfolgt die Dosierung in Units. Vom Hersteller werden 2 Bolusinjektionen von je 10 Units im Abstand von 30 min empfohlen.

Tenecteplase

Tenecteplase wird unter dem Handelsnamen Metalyse vertrieben und ist eine weitere modifizierte Form von t-PA. Es wird eine einmalige körpergewichtsbezogene Bolusgabe (< 60 kg: 30 mg, 61–70 kg: 35 mg, 71–80 kg: 40 mg, 81–90 kg: 45 mg, > 90 kg: 50 mg) empfohlen. Indikationen und Kontraindikationen entsprechen denen von t-PA.

27 Neue Medikamente

Im Folgenden sind Medikamente aufgeführt, die sich zur Zeit in der klinischen Zulassung befinden, deren Zulassung während der Drucklegung erfolgte oder mit deren Zulassung in Kürze zu rechnen ist.

Arvin

Das Enzym Arvin wird aus dem Gift der Schlange Agkistrodon rhodostoma isoliert. Es ist ein thrombinähnliches Enzym, das die Fibrinbildung durch Abspaltung der Fibrinopeptide A aus dem Fibrinogenmolekül induziert. Intravasal gebildetes Fibrin wird durch das Monozyten-Makrophagen-System eliminiert. Auf diese Weise kann eine Absenkung der Fibrinogenplasmaspiegel erreicht werden. Zur Zeit gibt es im deutschsprachigen Raum kein zur klinischen Anwendung zugelassenes Präparat.

Synthetisches Pentasaccharid Fondaparinux

Substanzklasse und Handelsname. Fondaparinux (Arixtra) ist ein synthetisches Pentasaccharid, dessen Sequenz der Antithrombinbindungsstelle von Heparin entspricht.

Wirkmechanismus. Fondaparinux bindet selektiv an Antithrombin und erhöht dadurch vergleichbar mit niedermolekularem Heparin die Inaktivierungskinetik von FXa durch Antithrombin.

Indikationen, Dosierung und Monitoring. Das potenzielle Einsatzgebiet von Fondaparinux entspricht dem eines niedermolekularen Heparins. In klinischen Studien wurde die Wirksamkeit von Fondaparinux in der perioperativen Thromboseprophylaxe von hüft- und kniechirurgischen Eingriffen im Vergleich mit dem niedermolekularen Heparin Enoxaparin überprüft. Fondaparinux wurde in einer Dosierung von 2,5 mg einmal täglich subkutan verabreicht, 6 h postoperativ beginnend. Enoxaparin wurde in einer Dosierung von 1×40 mg (Hüftchirurgie) und 2×30 mg (Kniechirurgie) täglich gegeben. Bei ähnlichem Sicherheitsprofil konnte in der Fondaparinuxgruppe die Rate der thromboembolischen Komplikationen statistisch signifikant gesenkt werden. Wie bei den niedermolekularen Heparinen ist ein generelles Monitoring der anti-FXa-Einheiten nicht erforderlich.

Bewertung. Aufgrund der aktuellen Studienlage ist damit zu rechnen, dass Fondaparinux mit den niedermolekularen Heparinen in Konkurrenz treten wird. Hinzu kommt, dass aufgrund der noch geringeren Größe im Vergleich zu den niedermolekularen Heparinen die Gefahr einer heparininduzierten Thrombozytopenie deutlich geringer sein dürfte.

Oral verfügbarer Thrombininhibitor Melagatran

Substanzklasse und Handelsname. H 376/95 (Ximelagatran) ist ein oral verfügbarer Thrombininhibitor, der nach Resorption in die aktive Form Melagatran überführt wird. Ein Handelsname dieses Medikaments ist zur Zeit noch nicht bekannt.

Wirkmechanismus. Melagatran ist ein direkt wirkender Thrombininhibitor, der durch Bindung an das aktive Zentrum von Thrombin dessen enzymatische Aktivität hemmt. Wie Hirudin ist Melagatran in der Lage, auch bereits an Fibrin gebundenes Thrombin zu inhibieren. Dies könnte in der Behandlung von thromboembolischen Komplikationen ein Vorteil sein.

Indikationen, Dosierung und Monitoring. Das potenzielle Einsatzgebiet eines oral verfügbaren Thrombininhibitors umfasst die Prophylaxe und Therapie von thromboembolischen Erkrankungen. Erste klinische Studienergebnisse liegen zum Einsatz in der perioperativen Thromboseprophylaxe von hüft- und kniechirurgischen Eingriffen vor. Den Patienten wurden unmittelbar vor dem Eingriff 3 mg Melagatran subkutan injiziert, gefolgt von einer 2-mal täglichen oralen Gabe von Ximelagatran. Im Vergleich mit Patienten der Kontrollgruppe, die 5.000 IU des niedermolekularen Heparins Dalteparin erhielten, war die Rate der tiefen Beinvenenthrombosen in der Melagatrangruppe signifikant niedriger. Allerdings fiel auch der Blutverlust geringfügig höher aus. Nach Herstellerangabe soll ein Monitoring der Melagatranwirkung nicht erforderlich sein.

Bewertung. Melagatran könnte eine Alternative zu den parenteralen und oralen Antikoagulanzien darstellen. Die Häufigkeit, mit der Blutungen als die wichtigste Nebenwirkung jedes Antikoagulans auftreten werden, kann zur Zeit aufgrund der geringen Fallzahlen noch nicht abgeschätzt werden. Es ist jedoch damit zu rechnen, dass ähnlich wie bei Hirudin durch einen verbreiteten Einsatz von Melagatran die Rate an Blutungskomplikationen zunehmen wird. Inwieweit Melagatran tatsächlich ohne Monitoring in fixer Dosis verabreicht werden kann, ist anhand der zur Zeit verfügbaren Datenlage noch nicht beurteilbar.

Defibrotide

Substanzklasse und Handelsname. Defibrotide ist ein einzelsträngiges Polydeoxyribonucleotid. Es wird aus Schweinedarmmukosa gewonnen. In Deutschland ist Defibrotide als Medikament nicht erhältlich. In internationalen Apotheken kann es unter dem Handelsnamen Prociclide bezogen werden. Ein weiteres Präparat wird unter dem Handelsnamen Noravid vertrieben.

Wirkmechanismus. Defibrotide wird eine antithrombotische, antiischämische, antiinflammatorische und fibrinolytische Wirkung zugeschrieben. Es kann i.v. und oral appliziert werden.

Indikationen und Dosierung. Defibrotide wurde erfolgreich zur Behandlung der veno-occlusive Disease bei Kindern eingesetzt. Die Behandlung erfolgte nach Diagnosestellung der VOD über einen Zeitraum von 14 Tagen. Es wurde i.v. entweder kontinuierlich oder verteilt auf 4 Einzeldosen in Dosierungen zwischen 5 und 60 mg/kg/d verabreicht.

Beurteilung. Zum jetzigen Zeitpunkt kann nicht beurteilt werden, ob Defibrotide tatsächlich das angegebene weite Wirkungsprofil besitzt. Außerdem ist die Frage offen, ob ein Monitoring der antikoagulatorischen Aktivität nötig und möglich ist. Wir empfehlen deswegen, vor Einsatz von Defibrotide auch im Sinne eines „compassionate use" eine Durchsicht der aktuellen Literatur.

Protein-C-Konzentrat

Substanzklasse und Handelsname. Ein mit monoklonalen Antikörpern aus Plasma gereinigtes Protein-C-Konzentrat wird unter dem Handelsnamen Ceprotin vertrieben werden.

Wirkmechanismus. Protein C ist ein Vitamin-K-abhängig synthetisiertes Protein, das nach Aktivierung durch den Thrombin-Thrombomodulin-Komplex antikoagulatorisch wirkt. Durch die Gabe eines Protein-C-Konzentrats kann ein angeborener oder erworbener Protein-C-Mangel ausgeglichen werden.

Indikationen und Dosierung. Bisher liegen mit der Gabe eines Protein-C-Konzentrats nur wenige klinische Erfahrungen vor. Als Indikationen gelten die Therapie einer Purpura fulminans bei homozygotem Protein-C-Mangel und schwere, mit Hautnekrosen einhergehende Septikämien wie beispielsweise das Waterhouse-Friedrichson-Syndrom. Die Dosierung erfolgt körpergewichtsbezogen. Erfahrungen über genaue Zielwerte existieren nicht. Wir empfehlen einen Zielwert von > 40% Protein-C-Aktivität. Wegen der kurzen Halbwertszeit sind in der akuten Phase Substitutionen im Abstand von 8 h erforderlich. Bei längerfristiger Substitution können die Intervalle verlängert werden.

Nebenwirkungen und Kontraindikationen. Über das spezifische Nebenwirkungsprofil können zur Zeit noch keine Aussagen getroffen werden. Kontraindikationen sind keine bekannt.

Aktiviertes Protein C (APC)

Substanzklasse und Handelsname. Ein rekombinant hergestelltes aktiviertes Protein C wird unter dem Substanznamen Drotrecogin alfa und dem Handelsnamen Xigris demnächst verfügbar sein.

Wirkmechanismus. APC wirkt antikoagulatorisch, indem es die aktivierten Gerinnungsfaktoren V und VIII inaktiviert und eine weitere Thrombinbildung blockiert. Eine systemische Gerinnungsaktivierung kann dadurch erfolgreich behandelt werden, wie sie beispielsweise bei Patienten mit Sepsis auftritt. Außerdem soll APC antiphlogistisch wirken.

Indikationen, Dosierung und Monitoring. APC wird bei der Behandlung von Patienten mit schwerer Sepsis zur Prophylaxe und Therapie einer begleitenden DIC eingesetzt. In einer großen multizentrischen Studie konnte durch die i.v. Gabe von APC in einer Dosierung von 24 µg/kg KG/h über 96 h eine signifikante Senkung der Mortalität im Vergleich mit einer Kontrollgruppe erreicht werden. In der mit APC behandelten Gruppe traten Blutungen etwas häufiger auf. Ein Monitoring der APC-Plasmaspiegel ist zur Zeit mit kommerziellen Testverfahren nicht möglich.

Bewertung. Die Wirkung von APC bei der Behandlung der schweren Sepsis ist nach den Kriterien der evidence-based Medicine belegt. Nach der derzeitigen Datenlage wird die Behandlung mit APC einen festen Stellenwert in der DIC-Behandlung einnehmen (s. Kapitel „DIC", S. 139). Allerdings ist auch damit zu rechnen, dass es als Folge der APC-Gabe zu vermehrten Blutungskomplikationen kommt.

Sibrafiban

Substanzklasse und Handelsname. Sibrafiban ist ein oral verfügbarer GPIIb-IIIa-Inhibitor und gehört zur Substanzgruppe der Fibane. Das Präparat ist zur Zeit in der klinischen Prüfung.

Wirkmechanismus. Sibrafiban wirkt als reversibler GPIIb-IIIa-Inhibitor.

Indikationen. Klinische Situationen, in denen eine stärkere Aggregationshemmung als durch ASS oder Clopidogrel erwünscht ist. Das genaue Indikationsgebiet ist zur Zeit noch nicht abgegrenzt.

Dosierung und Applikation. Vermutlich 2 × 5–10 mg/d oral.

Nebenwirkungen. Wegen der außerordentlich langen Halbwertszeit ist damit zu rechnen, dass Blutungskomplikationen schwierig zu therapieren sind.

28 Homöopathika und Phytotherapeutika

Auf dem Arzneimittelmarkt wird eine Vielzahl von homöopathischen Einzel- und Kombinationspräparaten zur Behandlung von Gerinnungsstörungen und als Venentherapeutika angeboten. Die Wirksamkeit dieser Medikamente ist in klinischen Studien nicht belegt.

Im Einzelfall kann eine Komedikation mit Homöopathika zur Erhaltung der Compliance gerechtfertigt sein. Eine Übernahme der anfallenden Kosten durch die Solidargemeinschaft ist aus unserer Sicht nicht gerechtfertigt.

Eine Reihe von Phytotherapeutika, die bei der Behandlung unterschiedlichster Erkrankungen eingesetzt werden, enthalten Vitamin K in pharmakologisch wirksamer Konzentration. Dies muss bei Patienten berücksichtigt werden, die mit Vitamin-K-Antagonisten behandelt werden.

29 Einrichtung und Unterhaltung eines hämostaseologischen Notfalldepots

Ein Notfalldepot wird mit dem Ziel aufgebaut, eine adäquate Patientenversorgung in einer kritischen Akutsituation zu gewährleisten. Dementsprechend orientiert sich der Medikamentenbestand des Notfalldepots an dem Patientenspektrum, für das ein Versorgungsauftrag besteht, und an dem Zeitbedarf, mit dem benötigte hämostaseologisch wirksame Medikamente über die Apotheke beschafft werden können.

Grundsätzlich sollte in jedem Krankenhaus nur ein zentrales Notfalldepot angelegt werden, für dessen Pflege ein Depotleiter bestimmt werden muss. Der Zugang zu den im Notfalldepot gelagerten Medikamenten muss für alle Mitarbeiter erkennbar geregelt sein. Der Inhalt des Notfalldepots sollte mit allen verantwortlichen Ärzten und dem Krankenhausapotheker abgesprochen sein und sich an dem Notfallbedarf der letzten beiden Jahre orientieren. In Tab. 29.**1** werden für Krankenhäuser mit unterschiedlichem Versorgungsauftrag Vorschläge für den Inhalt eines Notfalldepots gemacht.

Für alle Medikamente, für die ein kurzfristiger Bedarf entstehen kann, die aber nicht ständig vorgehalten werden, muss die Beschaffungslogistik geklärt sein. Es empfiehlt sich, für diese Fälle rund um die Uhr erreichbare Ansprechpartner zu notieren.

Tabelle 29.**1** Vorschläge für den Inhalt eines Notfalldepots

Operativ tätige Schwerpunktpraxen
- ► DDAVP
- ► FFP Blutgruppe AB

Krankenhäuser der Regelversorgung
- ► DDAVP
- ► FFP Blutgruppe AB
- ► PPSB
- ► Orgaran oder Hirudin innerhalb von 24 h

Krankenhäuser der Maximalversorgung und Schwerpunktkrankenhäuser
- ► DDAVP
- ► FFP Blutgruppe AB
- ► PPSB
- ► Fibrinogen
- ► Antithrombin
- ► Aprotinin
- ► IgG innerhalb von 24 h verfügbar
- ► Orgaran oder Hirudin

Universitätskliniken
- ► DDAVP
- ► FFP Blutgruppe AB
- ► PPSB
- ► Fibrinogen
- ► FVIII-Konzentrat
- ► FEIBA
- ► Antithrombin
- ► Aprotinin
- ► rFVIIa
- ► IgG
- ► Orgaran
- ► Hirudin

Labordiagnostik

30 Messprinzipien und Bewertung der wichtigsten hämostaseologischen Laborparameter

Aufgabenfelder

Die hämostaseologische Laboranalytik kann präventiv, symptomorientiert und zur Therapiekontrolle eingesetzt werden.

Ziel der präventiven Diagnostik ist es, Gerinnungsstörungen zu erkennen, bevor diese beispielsweise im Rahmen eines operativen Eingriffs klinisch manifest werden. Dementsprechend müssen in der präventiven Diagnostik eingesetzte Testverfahren eine hohe diagnostische Sensitivität und einen hohen prädiktiven Wert aufweisen (Kapitel „Präoperative Gerinnungsdiagnostik", S. 207).

Ziel der symptomorientierten Diagnostik ist der Nachweis oder Ausschluss einer Hämostasestörung bei einer entsprechenden klinischen Symptomatik. Beim Nachweis einer Gerinnungsstörung soll die zugrunde liegende Funktionsstörung möglichst exakt identifiziert werden, um eine gezielte therapeutische Intervention zu ermöglichen.

Die Überwachung einer Therapie mit Antikoagulanzien oder hämostaseologisch wirksamen Medikamenten stellt ein weiteres Aufgabenfeld der hämostaseologischen Analytik dar.

Testprinzipien

Entsprechend dem Messprinzip wird unterschieden zwischen:
► funktionellen Testverfahren,
► Antigentests,
► molekulargenetischen Analysen.

Funktionelle Testverfahren. Funktionelle Testverfahren messen direkt oder indirekt die biologische Aktivität der zu untersuchenden Hämostasekomponente. Bei koagulometrischen Testverfahren bildet die Ausbildung eines Fibringerinnsels die Messgröße. Bei amidolytischen Testverfahren wird die Hydrolyserate eines Peptidsubstrats gemessen. Diese Messprinzipien lassen sich am Beispiel des Thrombins erklären. Im koagulometrischen Assay reagiert Thrombin mit dem biologischen Substrat Fibrinogen und die Messgröße ist die Zeit bis zur Ausbildung eines Fibringerinnsels. Im amidolytischen Testverfahren wird Fibrinogen durch ein chromogenes Substrat ersetzt. Das chromogene Substrat ist ein Peptid, das aus der Thrombinspaltstelle besteht, an die ein Farbstoff gekoppelt ist. Unter Thrombineinwirkung wird der Farbstoff vom Peptidanteil gespalten. Hierdurch entsteht ein messbarer Farbumschlag.

Antigentests. Im Antigentest wird funktionsunabhängig die Konzentration des Analyten bestimmt.

Molekulargenetische Analysen. Zu den molekulargenetischen Testverfahren gehören der Mutationsnachweis sowie die Expressionsanalyse einzelner Genprodukte.

Qualitätssicherung

Unabhängig von der tatsächlichen In-vivo-Situation wird das Messergebnis immer durch eine Reihe von Störgrößen beeinflusst. Die Kenntnis dieser Störgrößen und deren Quantifizierung ist unabdingbar für eine korrekte Interpretation der erhaltenen Laborbefunde.

Präanalytische Störgrößen

In der Gerinnungsanalytik sind die Blutabnahme, die Wahl des Antikoagulans, der Probentransport, die Lagerung und die Zeit zwischen Blutabnahme und Probenbearbeitung wichtige präanalytische Störgrößen.

Blutabnahme. Um präanalytische Störeinflüsse zu vermeiden, sind bereits bei der Blutabnahme einige wichtige Punkte zu beachten:

- ► Verwenden von ausreichend großen Punktionskanülen (> 21 G).
- ► Vermeiden eines starken Sogs, da sonst die Gefahr der Gerinnungsaktivierung besteht.
- ► Butterfly-Kanülen sollten wegen der besseren Fixierung und der kürzeren Metallnadel bevorzugt werden.
- ► Vermeiden von Blutabnahmen aus peripheren i.v. Zugängen.
- ► Besteht ein zentralvenöser Zugang, ist hierüber die Blutabnahme möglich. Es müssen jedoch mindestens 10 ml Blut vorgezogen werden.
- ► Abnahmen aus einem Zugang, über den ein Antikoagulans verabreicht wird, sollten vermieden werden. Sofern dies nicht möglich ist, muss es dem Labor mitgeteilt werden.
- ► Um das richtige Mischungsverhältnis zwischen Antikoagulans und Blut zu erreichen, müssen Citratblutröhrchen korrekt befüllt werden.

Antikoagulans. Durch die Zugabe eines Antikoagulans während der Blutabnahme wird eine vorzeitige Gerinnungsaktivierung verhindert. Die meisten plasmatischen Gerinnungsuntersuchungen erfolgen aus gepufferter Citratlösung. Die Bestimmung des Blutbilds wird mit Blut aus dem EDTA-Röhrchen durchgeführt. Immunologische Untersuchungen können im Serum durchgeführt werden. Die jeweils benötigten Antikoagulanzien werden in der Einzelbesprechung der Testverfahren berücksichtigt.

Transport, Lagerung und Zeitfaktor. Sofern der Probentransport einen Zeitraum von 6 h übersteigt, sollte für jeden eingesetzten Testparameter eine Validierung erfolgen. Beispielsweise ist eine Protein-S-Analytik aus eingeschickten Blutproben nicht sinnvoll, da Protein S nur eine geringe Stabilität aufweist. Auch Thrombozytenfunktionsanalysen müssen innerhalb kürzester Zeit durchgeführt werden und erfordern einen Transport bei Raumtemperatur. Eine geringe Rolle spielen Transportzeit und Lagerung für molekulargenetische und die Mehrzahl der immunologischen Untersuchungen.

Analytische Störgrößen

Die analytischen Störgrößen sind abhängig von dem eingesetzten Testverfahren und der Qualität, mit der diese Testverfahren durchgeführt werden. Wesentliche Parameter, mit der die analytischen Störgrößen erfasst werden können, sind die Präzision und die Richtigkeit. Die Präzision ist die Genauigkeit, mit der ein Testverfahren bei Einsatz eines identischen Analyten ein reproduzierbares Messergebnis ergibt. Die Richtigkeit beschreibt die Genauigkeit, mit der eine vorgegebene normale oder pathologische Kontrolle erkannt wird.

Referenzbereich

Definition. Der Referenzbereich beschreibt die biologische Streuung eines Messparameters in einer definierten Population. Er ist Grundvoraussetzung für die Interpretation der erhaltenen Laborwerte. Eine Übersicht zu den Referenzwerten ist im Anhang aufgeführt.

Ermittlung. Ermittelt wird der Referenzbereich durch die Untersuchung einer zuvor definierten Referenzpopulation. Bei der Definition der Referenzpopulation müssen biologische Parameter wie Geschlecht, Alter oder Blutgruppe berücksichtigt werden, sofern diese das Messergebnis beeinflussen. Beispiele sind die Geschlechtsabhängigkeit der Hb-Referenzbereiche und die Blutgruppenabhängigkeit des Von-Willebrand-Faktor-Antigens. Für die meisten Gerinnungsparameter wird eine Referenzpopulation gewählt, die aus 100 gesunden Blutspendern bei gleicher Geschlechtsverteilung besteht. Die obere und untere Grenze des Referenzbereichs wird durch das 95% Konfidenzintervall bestimmt. Eine Ermittlung des Referenzbereichs nach der Formel „Mittelwert ±2 Standardabweichungen ist nicht sinnvoll, da die meisten Gerinnungsparameter nicht normalverteilt sind. Es sollte darauf geachtet werden, dass die zur Bestimmung der Referenzwerte gewählten Bedingungen den Routinebedingungen entsprechen. Wird beispielsweise ein Parameter wie die APTT im Routinebetrieb aus frisch hergestelltem Plasma bestimmt, sollten die Referenzwerte nicht aus eingefrorenen Plasmaproben bestimmt werden.

Befundinterpretation

Die Beurteilung eines Laborwerts erfolgt in mehreren Schritten. Zunächst wird er in Relation zum Referenzbereich und zu bereits erhobenen Vorbefunden bewertet. Danach wird die klinische Wertigkeit beurteilt.

Laborwert innerhalb des Referenzbereichs. Liegt ein Laborwert innerhalb des Referenzbereichs, wird er als normalwertig bezeichnet. In der Regel kommt einem normalwertigen Befund keine pathologische Bedeutung zu. Eine Ausnahme sind lediglich Laborwerte, die im Rahmen von Verlaufsuntersuchungen erhoben werden. Hier kann die kontinuierliche signifikante Ab- oder Zunahme eines Laborwerts eine Krankheitsaktivität anzeigen, auch wenn die einzelnen Messwerte noch innerhalb des Referenzbereichs liegen. Ein Beispiel sind kontinuierlich fallende Thrombozytenzahlen unter einer Heparintherapie, die Symptom einer heparininduzierten Thrombozytopenie sein können, auch wenn die Einzelwerte noch innerhalb des Referenzbereichs liegen.

Laborwert außerhalb des Referenzbereichs. Liegt ein Laborwert außerhalb des Referenzbereichs, wird er als pathologisch bezeichnet. Nicht zwangsläufig kommt einem pathologischen Laborwert eine klinische Relevanz zu. Ein Beispiel ist die Korrelation zwischen der Blutungsgefährdung eines Hämophilie-A-Patienten und der FVIII-Aktivität. In Abhängigkeit von der eingesetzten Methode liegt die untere Grenze des Referenzbereichs der FVIII-Aktivität zwischen 60 und 70%. Eine milde Hämophilie beginnt jedoch erst bei FVIII-Werten unter 15%. Dementsprechend haben Personen mit einer FVIII-Aktivität unterhalb des Referenzbereichs aber oberhalb einer Aktivität von 15% zwar einen FVIII-Mangel, dieser ist aber klinisch nicht relevant. Dieses Beispiel zeigt, dass im Idealfall ein pathologischer Referenzbereich an einem Kollektiv von betroffenen Patienten erstellt werden kann. Das Intervall zwischen dem Ende des Referenzbereichs und dem Beginn des pathologischen Bereichs markiert die klinisch nicht relevanten Abweichungen vom Normalwertbereich (Abb. 30.**1**).

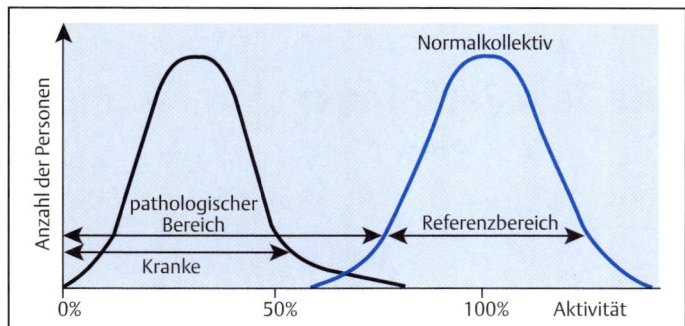

Abb. 30.**1** Befundinterpretation und Referenzbereiche.

Grenzfälle. Schwierig wird die Interpretation, wenn die Werte nur geringfügig die Grenzen des Referenzbereichs überschreiten oder wenn Überlappungszonen zwischen dem pathologischen und dem normalen Referenzbereich bestehen. Im ersteren Fall besteht die Möglichkeit, dass der Messwert den 5% des Normalkollektivs entspricht, die außerhalb der 95% Perzentile liegen. Hierbei dürfte dem Messwert keine pathologische Bedeutung zugeordnet werden. Im zweiten Fall würde der Messwert bereits den pathologischen Messwerten zugehören und dementsprechend bewertet werden müssen. Im Einzelfall muss anhand des klinischen Bildes eine Entscheidung getroffen werden.

Interventionspunkte. Für die tägliche Routine ist es hilfreich, im Vorfeld Interventionspunkte zu definieren, bei deren Unter- oder Überschreiten therapeutische Konsequenzen erforderlich werden. Diese Interventionspunkte stellen jedoch nur Richtwerte dar, die ein entsprechendes Handeln nicht zwingend vorschreiben. Besonders schwierig zu definieren sind Interventionspunkte, wenn Screening-Verfahren eingesetzt werden. Diese müssen eine hohe Sensitivität aufweisen und haben deswegen eine relativ hohe Rate an falsch positiven Befunden.

31 Einzelne Testverfahren

Blutungszeit nach Ivy

Indikation. Diagnostik hämorrhagischer Diathesen.

Prinzip. Die Blutungszeit ist ein Maß für die Fähigkeit des Organismus, nach einer Verletzung eine Blutstillung zu erreichen. Ein standardisiertes Verfahren ist die Bestimmung der Blutungszeit nach Ivy. Nach Anlegen einer venösen Stauung von 40 mm Hg wird an einem Arm mit einem Schnappmesser (Simplate) ein standardisierter Schnitt gesetzt. Anschließend wird die Zeit bis zum Sistieren der Blutung gemessen. Bis zur Blutstillung wird das austretende Blut am Wundrand mit einem Filterpapier abgetupft. Dabei sollte die Wunde nicht abgewischt werden, weil dadurch ein entstehendes Gerinnsel zerstört würde. Nach Sistieren der Blutung wird die Wunde mit einem Pflaster, das quer zur Schnittrichtung angelegt wird, fixiert.

Messgröße. Zeit bis zum Sistieren der Blutung.

Referenzbereiche. Erwachsene: < 10 min, Kinder: < 7 min (bei Verwendung des Simplate Pediatrics).

Bewertung. Eine verlängerte Blutungszeit ist ein Hinweis auf eine hämorrhagische Diathese, sofern die Einnahme von Thrombozytenfunktionshemmern ausgeschlossen wurde. Zusätzlich gibt die Blutungszeit einen Hinweis auf den Schweregrad der Blutungsneigung. Eine im Normbereich liegende Blutungszeit kann eine hämorrhagische Diathese nicht ausschließen. Beispielsweise ist bei Patienten mit Hamophilie A oder B die Blutungszeit nicht verlängert. Eine Bestimmung der Blutungszeit bei intensivmedizinisch behandelten Patienten ist in der Regel nicht sinnvoll, da durch die eingeschränkte Hautdurchblutung keine validen Werte zu erwarten sind.

In-vitro-Blutungszeit (PFA-100-Test)

Indikationen. Diagnostik von hämorrhagischen Diathesen, Überwachung einer Therapie mit Thrombozytenfunktionshemmern, Nachweis einer ASS-Resistenz.

Prinzip. Die In-vitro-Blutungszeit wird mit dem PFA-100 (Platelet Function Analyzer 100) gemessen. Das Prinzip dieses Geräts beruht darauf, dass mit gepuffertem Citrat antikoaguliertes Vollblut durch eine mit Kollagen beschichtete Messkapillare geleitet und der Blutfluss kontinuierlich dokumentiert wird. Zur Thrombozytenaktivierung ist die Kapillare mit ADP oder Epinephrin benetzt. Gemessen wird die so genannte Verschlusszeit.

Messgröße. Verschlusszeit in Sekunden.

Referenzbereich. Der Referenzbereich wird beeinflusst durch die Charge der eingesetzten Messkapillaren. Als Richtwerte können folgende Referenzbereiche gelten: Kollagen/ADP-Messzelle: < 120 s, Kollagen/Epinephrin-Messzelle: < 165 s.

Untersuchungsmaterial. Gepuffertes, antikoaguliertes Vollblut (blaue Sarstedt-Monovetten). Wird mit Citratpuffer antikoaguliertes Blut eingesetzt, sind keine validen Messwerte zu erzielen.

Bewertung. Eine gute Korrelation findet sich zwischen dem Vorliegen einer Von-Willebrand-Erkrankung und einer verlängerten In-vitro-

Blutungszeit. Außerdem ergeben sich verlängerte Werte bei verschiedenen thrombozytär- und plasmatisch bedingten hämorrhagischen Diathesen. Bei Unterschreiten eines Hämatokritwerts von 35% sind keine validen Messungen möglich.

Thrombozytenaggregation

Indikation. Verdacht einer Thrombozytenfunktionsstörung, Monitoring einer Therapie mit Thrombozytenfunktionshemmern. Eine Messung bei Thrombozytenwerten unter 50.000/µl ist nicht valide möglich.

Prinzip. Aus einer Vollblutprobe wird ein plättchenreiches Plasma (PRP) hergestellt. Dieses PRP ist aufgrund der hohen Konzentration an Thrombozyten trüb und besitzt eine geringe Lichtdurchlässigkeit. Die Aktivierung der Thrombozyten führt zur Bildung von Thrombozytenaggregaten, die sich am Boden des Reaktionsgefäßes niederschlagen. Die Folge ist eine Zunahme der Lichtdurchlässigkeit, die proportional zur Aktivierung der Thrombozyten ist. Durch Einsatz verschiedener thrombozytenaktivierender Substanzen können verschiedene Aktivierungswege der Thrombozytenfunktion überprüft werden. Übliche Agonisten sind ADP, Kollagen, Ristocetin, Epinephrin, Thrombin und Arachidonsäure.

Messgröße. Veränderung der Transmission.

Befundmitteilung. In Prozent, bezogen auf plättchenarmes Plasma (Platelet poor Plasma, PPP).

Untersuchungsmaterial. Citratantikoaguliertes Vollblut.

Referenzbereich. Muss vom Labor für die jeweiligen Agonisten erstellt werden.

Bewertung. Eine Bewertung der Thrombozytenaggregationswerte ist nur möglich, wenn die Spontanaggregation einen Richtwert von 10% nicht überschreitet. Eine Zuordnung der Thrombozytenaggregationsprofile zu den verschiedenen Thrombozytopathien ist in Tab. 31.1 zusammengefasst.

Tabelle 31.1 Thrombozytenaggregation bei verschiedenen Thrombozytopathien und Medikamenten

Agonist / Auslöser	ADP < 5 µmol/l	ADP > 5 µmol/l	Kollagen	Ristocetin	Thrombin	Arachidonsäure	Epinephrin
Erkrankung							
vWE	normal	normal	pathologisch*	pathologisch*	normal	normal	normal
SPD	pathologisch*	normal	pathologisch*	normal	normal	pathologisch*	normal – niedrig
BSS	normal	normal	normal	pathologisch*	pathologisch	normal	normal
Kollagenrezeptordefekt	normal	normal	pathologisch*	normal	normal	normal	normal
Medikamente							
ASS	pathologisch*	normal – niedrig	pathologisch*	normal	normal	pathologisch*	pathologisch*
Thienopyridine	normal	normal – niedrig	normal	normal	normal	normal	normal

* obligate Kriterien
vWE Von-Willebrand-Erkrankung
SPD Storage Pool Disease
BSS Bernard-Soulier-Syndrom

Thrombelastogramm (TEG)

Indikation. Überwachung einer Fibrinolysetherapie, Therapiekontrollen nach rFVIIa- oder FEIBA-Gabe.

Prinzip. Das Prinzip des TEG beruht darauf, dass eine mit Citrat antikoagulierte Vollblutprobe in ein rotierendes Gefäß überführt und nach Rekalzifizierung ein frei beweglicher Messstift in das Blut getaucht wird. Sofern der Gerinnungsprozess eingesetzt hat, wird die Rotation des Gefäßes auf den Messstift übertragen und von diesem registriert. Inzwischen steht mit dem RoTEG ein Gerät zur Verfügung, das eine EDV-gestützte Auswertung des TEG ermöglicht. Das Messprinzip ist identisch.

Messgröße. Durch die kontinuierliche Erfassung der Rotation des Messstifts entsteht ein TEG. Definierte Messgrößen sind die Zeit bis ein erster Ausschlag erkennbar ist (r-Zeit) und die Zeit bis ein Amplitudenausschlag von 20 mm erreicht ist (k-Zeit). Ein weiterer Wert ist das Schermodul mE.

Referenzbereich. Es müssen laborinterne Referenzbereiche erhoben werden.

Untersuchungsmaterial. Citratantikoaguliertes Vollblut.

Bewertung. Die Ergebnisse der TEG-Bestimmung werden durch eine Vielzahl von Faktoren beeinflusst. Außerdem hat das TEG eine außerordentlich hohe Variabilität. Dies führt zu einer eingeschränkten Aussagekraft auch eines pathologischen TEGs. Zudem ist eine differenzialdiagnostische Abgrenzung verschiedener Hämostasestörungen nicht möglich. Eine Indikation für das TEG ergibt sich aus heutiger Sicht nur bei der Überwachung einer Fibrinolysetherapie und in der Therapiebeurteilung von Hemmkörperpatienten während einer Therapie mit rFVIIa oder FEIBA.

Globaltests

Die Ergebnisse der Global- oder Gruppentests werden durch die Aktivität von mehr als 1 Gerinnungsfaktor beeinflusst. Die wichtigsten Globaltests sind die Thromboplastinzeit und die aktivierte partielle Thromboplastinzeit.

Thromboplastinzeit (Quick-Wert, Prothrombin Time)

Indikationen. Verdacht auf eine plasmatische Gerinnungsstörung, Monitoring einer Therapie mit oralen Antikoagulanzien.

Prinzip. In diesem Testverfahren wird durch Zugabe von Gewebethromboplastin (Tissue Factor) zu Citratplasma das Gerinnungssystem aktiviert. Daher erfasst die Thromboplastinzeit die Aktivität aller an der extrinsischen Gerinnungsaktivierung beteiligten Faktoren (FVII, FX, FV, FII und Fibrinogen).

Messgröße. Messgröße ist die in Sekunden gemessene Zeit, die zwischen der Zugabe von Gewebethromboplastin und der Bildung eines messbaren Fibringerinnsels vergeht.

Befundmitteilung. Im deutschsprachigen Raum erfolgt die Befundmitteilung in Form des Quick-Werts. Anhand einer Standardkurve, die durch lineare Verdünnung eines Normalplasmas erstellt wurde, werden die gemessenen Gerinnungszeiten in Prozentwerte umgerechnet.

Zur Überwachung von oral antikoagulierten Patienten wird die „international normalized ratio" (INR) berechnet. Die INR wird aus der Prothrombinratio durch Potenzierung mit dem ISI-Wert errechnet. Der ISI-Wert (International Sensitivity Index) drückt die Abweichung des verwendeten Thromboplastinreagenz von der WHO-Referenzpräparation aus (s. Kapitel „Orale Antikoagulanzien", S. 165). Die Prothrombinratio wird ermittelt durch den Quotienten aus der Gerinnungszeit des Patientenplasmas und der Gerinnungszeit eines Standardplasmas. Die INR ist nicht zur Überwachung der Einstellungsphase auf orale Antikoagulanzien geeignet.

Untersuchungsmaterial. Citratantikoaguliertes Plasma, Kapillarblut für „Point-of-Care"-Tests.

Referenzbereich. Der Referenzbereich liegt im Allgemeinen zwischen 70 und 130%.

Bewertung. Eine Erniedrigung des Quick-Werts kann ausgelöst werden durch einen isolierten oder kombinierten Mangel der Faktoren VII, X, V, II und des Fibrinogens. Auch Antiphospholipid-Antikörper können zu einer Erniedrigung des Quick-Werts führen. Dies gilt insbesondere bei Einsatz von rekombinanten Thromboplastinen mit einem im Vergleich mit nativen Thromboplastinen geringeren Phospholipidanteil.

Mit dem Quick-Wert werden 3 der 4 Vitamin-K-abhängig synthetisierten, prokoagulatorisch wirkenden Gerinnungsfaktoren erfasst. Daher wird der Quick-Wert/INR zur Überwachung und Steuerung einer Therapie mit oralen Antikoagulanzien eingesetzt. Theoretisch besteht auch für den Quick-Wert eine Heparinempfindlichkeit. Nach einer internationalen Übereinkunft wird dem Thromboplastinreagenz aber eine heparinneutralisierende Substanz beigemischt, sodass Plasmakonzentrationen bis 1 E/ml Heparin den Quick-Wert nicht beeinflussen.

Aktivierte partielle Thromboplastinzeit (APTT, Synonym: PTT)

Indikation. Verdacht auf eine plasmatische Gerinnungsstörung, Monitoring einer Therapie mit unfraktioniertem Heparin oder Hirudin.

Prinzip. Durch Inkubation des Testplasmas mit oberflächenaktiven Substanzen wird eine Aktivierung der Kontaktfaktoren ausgelöst. Die Faktoren XII, XI, VIII, IX, X, V, II und Fibrinogen sowie HMWK und Präkallikrein beeinflussen die APTT.

Messgröße. Messgröße ist die in Sekunden gemessene Zeit, die nach dem Starten der Gerinnungsreaktion durch Zugabe von Calciumchlorid und der Bildung eines messbaren Fibringerinnsels vergeht. Die eigentliche Aktivierung der Gerinnungsfaktoren erfolgt durch eine Vorinkubation der Plasmaprobe mit dem APTT-Reagenz vor Zugabe von Calciumchlorid. Auf diese Trennung zwischen der Aktivierungsreaktion und dem Starten der Gerinnungsreaktion durch Calciumzugabe ist die Bezeichnung aktiviert – „A"PTT – zurückzuführen.

Befundmitteilung. Das Messergebnis wird in Sekunden ausgedrückt.

Untersuchungsmaterial. Citratantikoaguliertes Plasma, Kapillarblut für „Point-of-Care"-Tests.

Referenzbereich. Der Referenzbereich ist abhängig von dem eingesetzten Reagenz und sollte laborspezifisch ermittelt werden. Die meisten APTT-Reagenzien sind so eingestellt, dass der Normalwertbereich zwischen 25 und 40 s liegt.

Bewertung. Eine Verlängerung der APTT kann ausgelöst werden durch einen isolierten oder kombinierten Mangel der Faktoren XII, XI, IX, VIII, X, V, II und des Fibrinogens sowie des Präkallikreins und des hochmolekularen Kininogens. Bei Vorliegen von Antiphospholipid-Antikörpern ist eine Verlängerung der APTT ein häufiger Laborbefund.

Thrombinzeit (TZ)

Indikation. Nachweis von unfraktioniertem Heparin, Verdacht eines Fibrinogenmangels, indirekter Nachweis von Fibrinspaltprodukten.

Prinzip. Durch Zugabe von gereinigtem Thrombin wird die Fibrinbildung induziert. Damit erfasst die TZ selektiv die Fibrinbildungsfähigkeit des Plasmas.

Messgröße. Messgröße ist die in Sekunden gemessene Zeit, die nach der Zugabe von Thrombin und der Bildung eines messbaren Fibringerinnsels vergeht.

Befundmitteilung. Das Messergebnis wird in Sekunden ausgedrückt.

Untersuchungsmaterial. Citratantikoaguliertes Plasma.

Referenzbereich. Der Referenzbereich ist abhängig von der Konzentration des eingesetzten Thrombinreagenzes. Daher ist eine Ermittlung des laborspezifischen Referenzbereichs unabdingbar.

Bewertung. Eine Verlängerung der TZ wird ausgelöst durch eine Verminderung der Fibrinogenkonzentration. Der untere Grenzwert ist methodenabhängig. Auch stark erhöhte Fibrinogenkonzentrationen können die TZ verlängern. In diesen Fällen wird durch Verdünnen des Plasmas eine Verkürzung der TZ erreicht. Eine Verlängerung der TZ kann außerdem durch Fibrinogen-/Fibrinspaltprodukte induziert werden. Theoretisch ist eine Überwachung einer Therapie mit einem unfraktionierten Heparin durch die TZ möglich, tatsächlich ist die APTT der TZ bei dieser Indikation jedoch deutlich überlegen.

Reptilasezeit

Indikation. In Kombination mit der TZ zur Abgrenzung eines Heparineffekts vom Einfluss von Fibrinspaltprodukten.

Prinzip. Reptilase ist ein Schlangengiftenzym, das ähnlich wie Thrombin Fibrinogen durch Abspaltung der Fibrinopeptide aktiviert und dadurch die Fibrinbildung induziert. Im Unterschied zu Thrombin kann Reptilase durch Antithrombin nicht inaktiviert werden, sodass die Reptilasezeit durch unfraktioniertes Heparin nicht beeinträchtigt wird. Auch Hirudin hat keinen Einfluss auf die Reptilasezeit. Genauso wie die TZ wird die Reptilasezeit durch Fibrinspaltprodukte verlängert, da diese die Fibrinpolymerisation stören.

Messgröße. Nach Zugabe des Reptilasereagenzes wird die Zeit bis zur Ausbildung eines Fibringerinnsels gemessen.

Befundmitteilung. Wert in Sekunden.

Untersuchungsmaterial. Citratantikoaguliertes Plasma.

Referenzbereich. Der Referenzbereich ist abhängig von der Konzentration der eingesetzten Reptilase und muss laborspezifisch erhoben werden.

Bewertung. Eine Verlängerung der Reptilasezeit wird bei niedrigen Fibrinogenkonzentrationen und/oder dem Vorliegen von Fibrinogen-/Fibrinspaltprodukten beobachtet.

Aktivitätsbestimmung einzelner Gerinnungsfaktoren

Indikation. Differenzialdiagnostische Abklärung einer verlängerten APTT oder eines erniedrigten Quick-Werts (Tab. 31.2), Thrombophilie-Diagnostik.

Prinzip. Zur Aktivitätsbestimmung von einzelnen Gerinnungsfaktoren werden Mangelplasmen eingesetzt. Mangelplasmen enthalten alle Gerinnungsfaktoren in normaler Konzentration, nur der

Tabelle 31.**2** Indikationsstellung zur Einzelfaktorenanalyse

Indikation	abgeleitete Einzelfaktorenanalyse
Hämorrhagische Diathese	
► Quick pathologisch – APTT normal	► FVII
► Quick normal – APTT pathologisch	► Präkallikrein, HMWK, FXII, FXI, FIX, FVIII
► Quick pathologisch – APTT pathologisch	► alle
► Quick normal – APTT normal	► keine Untersuchung erforderlich
Verdacht auf vWE	► FVIII
Thrombophiliediagnostik	► FVIII, FXI

HMWK   high molecular weight kininogen

zu untersuchende Gerinnungsfaktor liegt nicht vor. Dadurch wird erreicht, dass nach Mischen mit dem Testplasma die Aktivität des zu untersuchenden Faktors zur limitierenden Größe wird. Eine andere Möglichkeit stellt die Messung mit amidolytischen Testverfahren dar.

Messgröße. Im Mangelplasmasystem ist die Messgröße die Gerinnungszeit. Bei Einsatz von amidolytischen Verfahren wird die zeitabhängige Umsetzung eines chromogenen Substrats gemessen.

Befundmitteilung. Die Befundmitteilung erfolgt in Prozent der Norm. Dazu wird mit einem Normalplasma eine Eichkurve erstellt.

Untersuchungsmaterial. Citratantikoaguliertes Plasma.

Referenzbereich. Der Referenzbereich muss für jeden Einzelfaktor anhand eines Kollektivs von 100 gesunden Normalpersonen erhoben werden. In der Regel liegt die untere Grenze des Referenzbereichs zwischen 60 und 70%. Für Neugeborene und Kleinkinder sind spezielle Referenzbereiche erforderlich. Dies gilt insbesondere für die Vitamin-K-abhängigen Gerinnungsfaktoren.

Bewertung. Die Bewertung eines Einzelfaktorenmangels ist abhängig von der klinischen Konstellation und wird im Kapitel „Primäre hämorrhagische Diathesen" (S. 18) ausführlich besprochen.

Faktor XIII

Indikationen. Die Indikation zur FXIII-Bestimmung besteht bei Verdacht auf einen FXIII-Mangel oder bei der differenzialdiagnostischen Abklärung einer hämorrhagischen Diathese.

Prinzip. FXIII katalysiert die kovalente Quervernetzung des gebildeten Fibrins. Daher kann die FXIII-Aktivität nicht mit einem Mangelplasma im Format eines einfachen koagulometrischen Tests gemessen werden, da auch in Abwesenheit einer FXIII-Aktivität ein Fibringerinnsel gebildet wird.

FXIII katalysiert die Ausbildung einer Peptidbindung zwischen den Aminosäuren Glutamin und Lysin. Während dieser Reaktion wird im äquimolaren Verhältnis Ammoniak freigesetzt. Die FXIII-Aktivität kann damit indirekt über die Menge des gebildeten Ammoniaks gemessen werden.

Messgröße. Es wird die zeitabhängige Umsetzung eines chromogenen Substrats gemessen.

Befundmitteilung. Die Befundmitteilung erfolgt in Prozent der Norm.

Untersuchungsmaterial. Citratantikoaguliertes Plasma.

Referenzbereich. Der Referenzbereich wird an einem Kollektiv von 100 gesunden Normalpersonen erhoben. In der Regel liegt die untere Grenze des Referenzbereichs zwischen 60 und 70%.

Bewertung. Eine verstärkte Blutungsneigung besteht bei Unterschreiten einer FXIII-Aktivität von 10%.

Fibrinogenbestimmung

Indikation. Verdacht auf einen Fibrinogenmangel, eine DIC, Verlustkoagulopathie oder eine Lebersynthesestörung. Präoperatives Screening, Monitoring einer Fibrinolysetherapie, Entzündungsparameter. Risikoeinschätzung im Rahmen eines arteriellen Thrombophilie-Screenings.

Prinzip. Verschiedene Methoden wurden zur funktionellen Fibrinogenbestimmung entwickelt. In einem ersten Schritt wird zunächst das Fibrinogen zum Gerinnen gebracht und anschließend aus der Menge des Fibrins oder der Geschwindigkeit, mit der Fibrin gebildet wird, auf die Fibrinogenkonzentration rückgeschlossen. Die thrombinabhängige Fibrinbildung stellt die am weitesten verbreitete Fibrinogenbestimmungsmethode dar. Dabei werden die Thrombinkonzentrationen so hoch gewählt, dass durch anwesende Inhibitoren oder Antikoagulanzien in therapeutischer Dosierung die Fibrinogenbestimmung nicht beeinflusst wird.

Messgröße. Messgröße ist entweder die Zeit bis zur Ausbildung eines Fibringerinnsels oder die Proteinkonzentration des gebildeten Gerinnsels.

Befundmitteilung. Die Befundmitteilung erfolgt in Milligramm pro Deziliter (mg/dl).

Untersuchungsmaterial. Citratantikoaguliertes Plasma. Grundsätzlich sind auch Bestimmungen aus anderen fibrinogenhaltigen Körperflüssigkeiten wie Aszites oder Synovialflüssigkeit möglich.

Referenzbereich. Der Referenzbereich wird für das eingesetzte Reagenz und das verwendete Analysegerät meist vom Hersteller vorgegeben. In der Regel liegt der normale Referenzbereich zwischen 150 und 450 mg/dl.

Bewertung. Erhöhte Fibrinogenkonzentrationen gelten als Risikofaktor für arterielle thromboembolische Komplikationen. In der Beurteilung der Fibrinogenkonzentration muss berücksichtigt werden, dass Fibrinogen ein Akute-Phase-Protein ist und bei Entzündungen stark ansteigt.

Von-Willebrand-Faktor-Parameter

Zu den vWF-Parametern gehören das vWF-Antigen, der Ristocetin-Kofaktor, die Kollagen- und FVIII-Bindungsfähigkeit, die ristocetininduzierte Thrombozytenaggregation und die vWF-Multimeranalyse.

Von-Willebrand-Faktor-Antigen (vWF-Ag)

Indikation. Abklärung einer hämorrhagischen Diathese, Verdacht auf eine Von-Willebrand-Erkrankung.

Prinzip. vWF-Ag wird immunologisch nachgewiesen. Das am häufigsten eingesetzte Testverfahren ist ein Sandwich-ELISA.

Messgröße. Optische Dichte (OD).

Befundmitteilung. In Prozent, bezogen auf ein Normalplasma.

Untersuchungsmaterial. Citratantikoaguliertes Plasma.

Referenzbereich. Die Plasmakonzentration von vWF-Ag ist blutgruppenabhängig. Träger der Blutgruppe 0 haben deutlich niedrigere Werte als die übrigen AB-Blutgruppen. Dies muss bei der Erstellung von Referenzbereichen berücksichtigt werden.

Bewertung. Eine Beurteilung ist nur in Kombination mit den anderen vWF-Parametern sinnvoll.

Ristocetin-Kofaktor

Indikation. Abklärung einer hämorrhagischen Diathese, Verdacht auf eine Von-Willebrand-Erkrankung.

Prinzip. Das ursprünglich als Antibiotikum entwickelte Ristocetin induziert im vWF-Molekül eine Konformationsänderung, die zu einer Bindung des vWF an seinen thrombozytären Rezeptor Glykoprotein Ib-IX führt. Wird die thrombozytäre Komponente durch den Einsatz von fixierten Normalthrombozyten standardisiert, ist das Testergebnis ausschließlich von der Konzentration und der Funktionsfähigkeit des eingesetzten vWF abhängig.

Messgröße. Trübung durch Agglutination.

Befundmitteilung. In Prozent.

Untersuchungsmaterial. Citratantikoaguliertes Plasma.

Referenzbereich. Die Plasmakonzentration von vWF-Ag ist blutgruppenabhängig. Daher sind auch die Referenzbereiche des Ristocetin-Kofaktors blutgruppenabhängig. Träger der Blutgruppe 0 haben deutlich niedrigere Werte als die übrigen AB-Blutgruppen. Dies muss bei der Erstellung von Referenzbereichen berücksichtigt werden.

Bewertung. Eine Beurteilung ist nur in Kombination mit den anderen vWF-Parametern sinnvoll.

Collagen binding Assay

Indikation. Abklärung einer hämorrhagischen Diathese, Verdacht auf eine Von-Willebrand-Erkrankung.

Prinzip. Eine mit Kollagen beschichtete ELISA-Platte wird mit Patientenplasma überschichtet. An Kollagen gebundener vWF wird mit einem Antikörper nachgewiesen.

Messgröße. Optische Dichte (OD).

Befundmitteilung. In Prozent, bezogen auf ein Normalplasma.

Untersuchungsmaterial. Citratantikoaguliertes Plasma.

Referenzbereich. Die Plasmakonzentration von vWF-Ag ist blutgruppenabhängig. Daher sind auch die Werte des Collagen binding Assays blutgruppenabhängig. Träger der Blutgruppe 0 haben deutlich niedrigere Werte als die übrigen AB-Blutgruppen. Dies muss bei der Erstellung von Referenzbereichen berücksichtigt werden.

Bewertung. Eine Beurteilung ist nur in Kombination mit den anderen vWF-Parametern sinnvoll.

Plasmamischversuch, FVIII-Inhibitordiagnostik (Bethesda-Einheiten)

Indikation. Verminderte Aktivität eines Gerinnungsfaktors bei Verdacht auf das Vorliegen eines Autoantikörpers (Inhibitors).

Prinzip. Patientenplasma und Normalplasma werden in unterschiedlichen Verhältnissen gemischt. Nach einer Inkubationszeit von 30 min bis 1 h erfolgt die Bestimmung des vermindert gemessenen Einzelfaktors. Liegt ein Inhibitor vor, kommt es mit steigender Konzentration von Normalplasma zunächst nicht zu einem linearen Anstieg der Aktivitätswerte (Abb. 31.**1**).

Messgröße. Die Messgröße ist abhängig vom eingesetzten Testverfahren. In den meisten Fällen ist es die Gerinnungszeit.

Abb. 31.**1** Befundinterpretation eines Plasmamischversuchs.

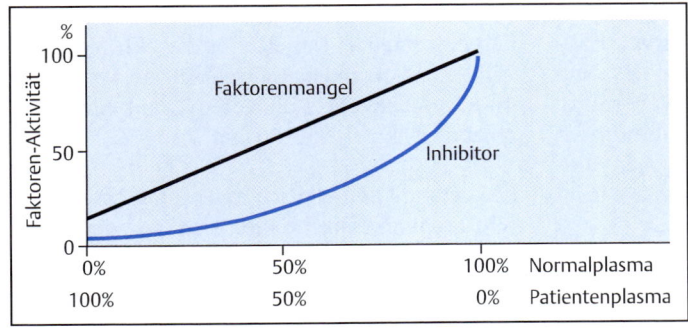

Befundmitteilung. Die für die einzelnen Verdünnungsstufen gemessenen Aktivitätswerte werden als Befundwerte mitgeteilt.

Bei einer FVIII-Hemmkörperhämophilie erfolgt die Befundmitteilung in Bethesda-Einheiten (BE). Dabei ist 1 BE als die Inhibitoraktivität definiert, die im Normalplasma die FVIII-Aktivität um 50% reduziert. Die Angabe in BE ist für alle Inhibitoren möglich, die gegen Gerinnungsfaktoren gerichtet sind.

Untersuchungsmaterial. Citratantikoaguliertes Plasma.

Bewertung. Bei Vorliegen eines inhibitorisch wirkenden Antikörpers kommt es in Abhängigkeit von der Konzentration des Antikörpers erst ab höheren Konzentrationen von Normalplasma zu einer signifikanten Verbesserung des gemessenen Parameters. Liegt ein Faktorenmangel vor, kommt es zu einer linearen Zunahme der Faktorenaktivität (Abb. 31.**1**).

Die in BE gemessene Aktivität von FVIII- und FIX-Inhibitoren beeinflusst das weitere therapeutische Vorgehen (s. Kapitel „Hemmkörperhämophilie", S. 45).

Nachweis von Kryoglobulinen und Kryofibrinogen

Indikation. Verdacht auf Kryoglobuline und kryoglobulinassoziierte Vaskulitis.

Prinzip. Das Blut wird in vorgewärmten Spritzen abgenommen und bei 37 °C zentrifugiert. Danach wird das Plasma oder Serum abgenommen und bei 4 °C für 72 h aufbewahrt. Nach Zentrifugieren im Kapillarröhrchen grenzen sich die präzipitierten Kryoglobuline ab. Zum Nachweis von Kryofibrinogen wird eine Fibrinogenbestimmung im 37 °C warmen Plasma und nach erneuter Zentrifugation im 4 °C kalten Plasma durchgeführt.

Messgröße. Kryoglobulinämie: Präzipitatmenge. Kryofibrinogenämie: Fibrinogenmenge.

Befundmitteilung. Differenz der gemessenen Werte.

Untersuchungsmaterial. Citratantikoaguliertes Plasma oder andere citratantikoagulierte Körperflüssigkeiten.

Bewertung. Abweichungen um mehr als 10% gelten als positiv.

Antithrombin-Aktivität

Indikation. Thrombophilie-Diagnostik, Überprüfung der Synthesekapazität bei einer Lebersynthesestörung, während Heparintherapie, Verdacht einer Gerinnungsaktivierung, DIC-Diagnostik.

Prinzip. Antithrombin inaktiviert FXa und Thrombin. Wird dem Testplasma eine definierte Menge Thrombin oder FXa zugegeben, wird ein Teil der zugegebenen Enzyme durch das vorhandene Antithrombin inaktiviert. Die Konzentration des nicht inaktivierten Enzyms ist umgekehrt proportional der Konzentration an vorhandenem Antithrombin. Im Unterschied zu thrombinabhängigen Antithrombintesten werden FXa-abhängige nicht durch Heparin-Kofaktor II beeinflusst.

Messgröße. Hydrolyserate des chromogenen Substrats.

Befundmitteilung. In Prozent der Norm. Eine Standardkurve wird mit einem verdünnten Normalplasma oder mit gereinigtem Antithrombin erstellt.

Untersuchungsmaterial. Citratantikoaguliertes Plasma.

Referenzbereich. Der Referenzbereich wird anhand eines gesunden Kontrollkollektivs ermittelt. Im Allgemeinen liegt die untere Grenze des Referenzbereichs zwischen 60 und 70%.

Bewertung. Ein klinisch relevanter hereditärer Antithrombinmangel wird bei wiederholtem Unterschreiten einer Aktivität von 50% angenommen.

Protein-C-Aktivität

Indikation. Thrombophilie-Diagnostik.

Prinzip. Durch Zugabe von Protac, einem aus einem Schlangengift isolierten Protein-C-Aktivator, wird Protein C in aktiviertes Protein C (APC) überführt. Anschließend wird das gebildete APC über die Hydrolyserate eines chromogenen Substrats gemessen. Alternativ kann auch die Verlängerung einer APTT-abhängigen Gerinnungszeit gemessen werden.

Messgröße. Hydrolyserate eines APC-sensitiven chromogenen Substrats.

Befundmitteilung. Angabe in Prozent, bezogen auf ein Normalplasma.

Untersuchungsmaterial. Citratantikoaguliertes Plasma.

Untersuchungszeitpunkt. Während eines akuten thromboembolischen Ereignisses werden oft erniedrigte Protein-C-Plasmaspiegel gemessen. Eine Bestimmung während einer oralen Antikoagulanzientherapie ist nicht sinnvoll, da Protein C Vitamin-K-abhängig synthetisiert wird. Eine Bestimmung unter Heparin ist möglich.

Referenzbereich. Der Referenzbereich muss an einem Kollektiv von gesunden Probanden ermittelt werden.

Bewertung. Wiederholt deutlich erniedrigt gemessene Protein-C-Werte sprechen für einen Protein-C-Mangel.

Protein-S-Aktivität

Indikation. Thrombophilie-Diagnostik.

Prinzip. Das zu untersuchende Plasma wird mit einem Protein-S-Mangelplasma gemischt. Nach Zugabe von aktiviertem Protein C und gereinigtem FVa wird die Gerinnungszeit im APTT-System gemessen. Die Verlängerung ist proportional zur Protein-S-Aktivität. Dieses Messprinzip entspricht weitgehend dem APC-Resistenz-Test. Dementsprechend werden alle zur Zeit verfügbaren Protein-S-Aktivitätsteste durch eine FV-Leiden-Mutation beeinflusst. Insbesondere bei homozygoten Merkmalsträgern werden dadurch falsch pathologische Befunde erhoben.

Messgröße. Verlängerung der APTT in Sekunden.

Befundmitteilung. In Prozent der Norm in Relation zu einer mit einem Protein-S-Mangelplasma erstellten Eichgeraden.

Untersuchungsmaterial. Frisch gewonnenes oder bei –20 °C gelagertes Citratplasma. Wird Citratblut oder Citratplasma länger als 6 h bei Raumtemperatur gelagert, kommt es zu einem Aktivitätsverlust von Protein S.

Untersuchungszeitpunkt. Während eines akuten thromboembolischen Ereignisses werden oft erniedrigte Protein-S-Plasmaspiegel gemessen. Eine Bestimmung während einer oralen Antikoagulanzientherapie ist nicht sinnvoll, da Protein S Vitamin-K-abhängig synthetisiert wird. Eine Bestimmung unter Heparin ist möglich.

Referenzbereich. Der Referenzbereich wird anhand eines gesunden Kontrollkollektivs ermittelt. Im Allgemeinen liegt die untere Grenze des Referenzbereichs zwischen 50 und 60%.

Bewertung. Bei Ausschluss einer FV-Leiden-Mutation gilt ein hereditärer Protein-S-Mangel als gesichert, wenn in 2 voneinander unabhängigen Untersuchungen eine Verminderung von Protein S gemessen wurde und eine Leberfunktionsstörung ausgeschlossen ist. Ein erworbener Protein-S-Mangel findet sich bei Leberfunktionsstörungen, unter oraler Antikonzeption sowie bei einer Schwangerschaft.

APC-Resistenz

Indikation. Thrombophilie-Diagnostik.

Prinzip. Vor Bestimmung der APTT wird dem Plasma gereinigtes APC zugesetzt. Dadurch wird der während der APTT-Messung aktivierte FV inaktiviert. Die Folge ist eine Verlängerung der Gerinnungszeit. Bei einer FV-Leiden-Mutation wird mutierter FV deutlich verzögert durch APC inaktiviert, sodass nur eine geringere Verlängerung der Gerinnungszeit eintritt.

Messgröße. Messgröße ist die in Anwesenheit von APC auftretende Verlängerung der Gerinnungszeit.

Befundmitteilung. Der Befund wird in Form der APC-Ratio ausgedrückt. Die APC-Ratio ist der Quotient aus der in Anwesenheit von APC gemessenen APTT und der gemessenen APTT ohne APC-Zugabe.

Untersuchungsmaterial. Citratantikaoguliertes Plasma.

Untersuchungszeitpunkt. Die Untersuchung ist jederzeit möglich. Ein Einfluss durch eine orale Antikoagulation oder durch Heparin besteht nicht, sofern das Untersuchungsplasma mit FV-Mangelplasma verdünnt wird.

Referenzbereich. Der Referenzbereich wird mit Plasmaproben von zuvor genotypisierten Nichtmerkmalsträgern ermittelt. Bei den meisten kommerziell angebotenen Testverfahren ist die APC-Konzentration so gewählt, dass eine Ratio < 2 eine APC-Resistenz anzeigt. Bei exakter Definition der Referenzbereiche ist mit dem funktionellen Test eine Unterscheidung zwischen heterozygot und homozygot betroffenen Individuen möglich.

Bewertung. In 99,5% der Fälle wird eine pathologische APC-Ratio durch eine FV-Leiden-Mutation ausgelöst. In seltenen Fällen kann auch eine als FV-HR_2-Haplotyp bezeichnete Mutation im FV-Molekül einen APC-Resistenz-Phänotyp auslösen. Außerdem wurde bei Patienten mit einem Antiphospholipid-Syndrom ein APC-Resistenzphänotyp beschrieben.

Antiphospholipid-Antikörper und Lupus-Antikoagulanzien

Ein Nachweis von Antiphospholipid-Antikörpern erfolgt mit immunologischen Testverfahren, die das jeweilige Phospholipid als Antigen anbieten. Lupus-Antikoagulanzien sind eine Untergruppe der Antiphospholipid-Antikörper, die in funktionellen Testverfahren nachgewiesen werden. Zwei typische Testverfahren sind die Kaolin-Clotting-Time und die Russel's-Viper-Venom-Time.

Indikation. Verdacht auf ein Antiphospholipid-Syndrom, Thrombophilie-Diagnostik, Abklärung einer Abortneigung, unklare APTT-Verlängerung oder Quick-Wert-Erniedrigung.

Prinzip. Die funktionellen Testverfahren beruhen darauf, dass der Anteil an Phospholipiden zur limitierenden Größe wird. In der Plasmaprobe vorhandene Lupus-Antikoagulanzien konkurrieren mit den Gerinnungsfaktoren um die Bindungsstellen auf den Phospholipiden. Die Folge ist eine Verlängerung der Gerinnungszeit. Verlängert gemessene Gerinnungszeiten können auch auf die Verminderung einzelner Faktoren zurückgeführt werden. Eine differenzialdiagnostische Differenzierung wird durch die Zugabe von gereinigten Phospholipiden oder durch Mischen mit Normalplasma erreicht. Bei Vorliegen von Lupus-Antikoagulanzien kommt es nach Zugabe von Phospholipiden zu einer signifikanten Verkürzung der Gerinnungszeiten, wohingegen die Zugabe von Normalplasma keinen wesentlichen Einfluss hat. Bei einem Faktorenmangel ergibt sich das umgekehrte Bild.

Messgröße. Gerinnungszeit.

Befundmitteilung. In der Regel als Ratio, die als Quotient aus dem gemessenen Wert und dem Wert eines Mischansatzes mit Normalplasma oder Phospholipiden ermittelt wurde.

Tabelle 31.**3** Bewertung der Antiphospholipiddiagnostik am Beispiel von 2 ausgewählten immunologischen und 2 funktionellen Parametern

Parameter \ Diagnose	APS mit Lupus-Antikoagulans	APS	Lupus-Antikoagulans	Antikörpernachweis
Klinik: Thrombose und/oder Aborte	pos	pos	neg	neg
Immunologisch: ACA-Antikörper oder β_2-GP-Antikörper	pos oder neg	pos	pos oder neg	pos
Funktionell: KCT-Index oder RVV-Index	pos	neg	pos oder pos	neg

APS	Antiphospholipid-Syndrom
KCT	Kaolin Clotting Time
RVV	Russel's Viper Venom
β_2-GP	β_2-Glykoprotein

Untersuchungsmaterial. Citratantikoaguliertes Plasma.

Referenzbereich. Ein Referenzbereich sollte laborspezifisch ermittelt werden.

Bewertung. Aufgrund der Heterogenität der Antiphospholipid-Antikörper sollten für eine ausreichende Sensitivität jeweils 2 immunologische und funktionelle Testverfahren miteinander kombiniert werden.

Ergibt eines dieser 4 Testverfahren ein positives Ergebnis, wird die Verdachtsdiagnose eines Antiphospholipid-Antikörpers gestellt, die durch eine 2. Untersuchung im Abstand von etwa 14 Tagen überprüft werden sollte.

Ergibt eines der beiden funktionellen Testverfahren einen positiven Befund, ergibt sich der Verdacht auf das Vorliegen eines Antiphospholipid-Antikörpers mit Lupus-Antikoagulans-Eigenschaft. Auch hierbei sollte die Verdachtsdiagnose durch eine Zweituntersuchung im Abstand von 14 Tagen bestätigt werden.

Die Diagnose eines Antiphospholipid-Syndroms wird gestellt, wenn den nachgewiesenen Antiphospholipid-Antikörpern eine entsprechende klinische Symptomatik zugeordnet werden kann (Tab. 31.**3**).

HIT-Antikörper-ELISA

Indikation. Verdacht einer heparininduzierten Thrombozytopenie.

Prinzip. Mit Heparin-PF-4-beschichtete ELISA-Platten werden mit Patientenserum inkubiert. Anschließend werden gebundene Antikörper mit peroxidasemarkierten Anti-Humanimmunglobulinen detektiert.

Messgröße. Die zeitabhängige Farbstoffentwicklung, ausgedrückt in OD-Werten (optische Dichte).

Befundmitteilung. Die Befunde werden in absoluten OD-Werten oder anhand einer Eichkurve in U/ml ausgedrückt.

Untersuchungsmaterial. Serum oder Plasma.

Referenzbereich. Bei Überschreiten eines mitgeführten Kontrollwerts wird ein Befund als positiv gewertet. Die Auswertung ist qualitativ.

Bewertung. Der Test hat eine hohe Sensitivität bei einer relativ geringen Spezifität. Damit erfüllt der HIT-ELISA die Kriterien eines Screening-Tests. Dies bedeutet, dass ein positiver HIT-ELISA nur zur Verdachtsdiagnose HIT führt. Bestätigt wird die Diagnose, wenn es nach Absetzen von Heparin zu einem Thrombozytenanstieg kommt oder wenn im HIPA-Test ein positives Testergebnis erzielt wird.

HIPA-Test

Indikation. Verdacht auf eine HIT, Bestätigungstest bei positivem HIT-ELISA.

Prinzip. Gewaschene Thrombozyten von mindestens 4 verschiedenen gesunden Spendern werden mit Patientenserum in Anwesenheit einer Heparinkonzentration von 0,1 U/ml inkubiert. Messgröße ist die makroskopisch sichtbare Thrombozytenaggregation. Parallelansätze mit einer Heparinkonzentration von 1 U/ml und mit Kollagen beweisen die Heparinspezifität des Antikörpers und die Funktionsfähigkeit der Thrombozyten. Zum Ausschluss einer Thrombozytenaktivierung erfolgt gleichzeitig ein Ansatz ohne Serum.

Messgröße. Messgröße ist die makroskopisch erkennbare Thrombozytenaggregation.

Befundmitteilung. Ein Messergebnis gilt als positiv, wenn mindestens 3 der 4 Thrombozytenansätze auswertbar sind und davon mindestens 2 in der niedrigen Heparinkonzentration eine Thrombozytenaggregation zeigen, die mit der hohen Heparinkonzentration nicht auftritt.

Untersuchungsmaterial. Serum.

Bewertung. Im Fall eines positiven Testergebnisses gilt das Vorliegen von heparinabhängigen und thrombozytenaktivierenden Antikörpern als gesichert. Ein negatives Testergebnis macht eine akute HIT unwahrscheinlich. Ein Vorteil des HIPA-Tests besteht darin, dass durch Austauschen von Heparin gegen Danaparoid mögliche kreuzreagierende Antikörper erkannt werden können (Tab. 13.**4**).

MAIPA-Test (Monoclonal Antibody Immobilisation of Platelet Antigens Test)

Indikation. Verdacht auf eine Immunthrombozytopenie.

Prinzip. Gewaschene Thrombozyten werden mit dem zu untersuchenden Serum inkubiert, gewaschen und anschließend in verschiedenen Ansätzen mit verschiedenen monoklonalen Mausantikörpern inkubiert. Diese Antikörper sind gegen Glykoproteine gerichtet, die potenzielle Angriffspunkte der antithrombozytären Antikörper sind. Im nächsten Schritt werden die Thrombozyten solubilisiert. Dadurch bilden sich Membranfragmente, die Glykoprotein-Mausantikörperkomplexe enthalten. Über die Mausantikörper können diese Membranfragmente an eine ELISA-Platte gebunden werden. Eventuell vorhandene und gleichzeitig an das Membranfragment gebundene antithrombozytäre Antikörper können mit einem gegen humane Immunglobuline gerichteten Antikörper nachgewiesen werden.

Messgröße. Die Farbstoffentwicklung ausgedrückt in OD-Werten (optische Dichte).

Befundmitteilung. Bewertet wird die Differenz zwischen der Patientenprobe und einem Kontrollansatz. Die Befundmitteilung unterscheidet zwischen einer positiven und negativen Reaktion, bezogen auf ein spezifisches Glykoprotein.

Untersuchungsmaterial. Thrombozyten und Serum.

Bewertung. Die Diagnose einer Immunthrombozytopenie wird anhand von klinischen Kriterien gestellt. Der Nachweis von antithrombozytären Antikörpern gelingt nur in einem geringen Prozentsatz und hat deswegen nur eine geringe Sensitivität bei hoher Spezifität.

Anti-FXa-Aktivität

Indikation. Überwachung einer Therapie mit niedermolekularem Heparin, dem Heparinoid Danaparoid oder anderen FXa-Inhibitoren.

Prinzip. Nach Zugabe von FXa zur Plasmaprobe wird die FXa-Aktivität mit einem chromogenen Substrat gemessen. Abhängig von der Heparinkonzentration wird die Menge an aktivem FXa durch Inaktivierung mit Antithrombin reduziert.

Messgröße. Die Messgröße ist die FXa-abhängige Hydrolyse eines FXa-sensitiven chromogenen Substrats.

Befundmitteilung. Ein Referenzplasma mit unterschiedlichen Heparinkonzentrationen wird zur Erstellung einer Eichkurve eingesetzt. Kommerzielle Kalibrationsplasmen sind nicht erhältlich.

Untersuchungsmaterial. Gepuffertes und mit Citrat antikoaguliertes Plasma (blaue Sarstedt-Monovetten).

Bewertung. Validierte indikationsbezogene Referenzbereiche liegen zur Zeit nicht vor. Entsprechend der klinischen Erfahrung zeigen therapeutisch antikoagulierte Patienten anti-FXa-Plasmaspiegel von 0,5–1,0 anti-FXa-Einheiten. Zur Thromboseprophylaxe wird eine Aktivität von 0,1–0,3 (niedriges Risiko) bzw. 0,3–0,5 anti-FXa-Einheiten (hohes Risiko) angestrebt. In der Beurteilung der anti-FXa-Einheiten muss berücksichtigt werden, dass in Abhängigkeit von dem eingesetzten Testverfahren bei gleicher Heparinkonzentration unterschiedlich hohe anti-FXa-Werte gemessen werden.

D-Dimer

Indikation. Thromboseverdacht.

Prinzip. Wird quervernetztes Fibrin durch Plasmin lysiert, entsteht ein als D-Dimer bezeichnetes Fragment. Die Konzentration an D-Dimer ist proportional zur Menge an gebildetem quervernetzten und anschließend lysierten Fibrin. Der Nachweis des D-Dimers ist nur durch Einsatz eines Antikörpers möglich. Die meisten kommerziell angebotenen Testverfahren beruhen auf dem Prinzip, dass das D-Dimer mit einem derartigen Antikörper immobilisiert wird. Die eigentliche Quantifizierung erfolgt mit einem markierten Sekundärantikörper.

Messgröße. Optische Dichte (OD).

Befundmitteilung. Bei allen quantitativen Verfahren erfolgt die Befundmitteilung in ng/ml oder μg/ml.

Untersuchungsmaterial. Citratantikoaguliertes Plasma oder Vollblut.

Referenzbereich. Der Referenzbereich ist abhängig von der eingesetzten Methode und wird von den Herstellern vorgegeben.

Bewertung. Verschiedenste Untersuchungen belegen einen hohen negativen prädiktiven Wert des D-Dimers. Daher kann die D-Dimerbestimmung in die Thrombosediagnostik eingebunden werden (s. Kapitel „Thrombosediagnostik", S. 77).

Molekulargenetische Analytik

Indikation. In der Routine wird die molekulargenetische Diagnostik in der Hämostaseologie zum Nachweis von bekannten Mutationen eingesetzt.

Prinzip. Verschiedene Testsysteme werden kommerziell angeboten. Allen gemeinsam ist in einem ersten Schritt die Isolierung von genomischer DNA aus EDTA-Vollblut oder anderem Zellmaterial. In den meisten Verfahren wird eine Amplifikation der Zielsequenzen mit der Polymerase-Ketten-Reaktion (PCR) durchgeführt. Zum Nachweis der Mutation stehen verschiedenste Verfahren zur Verfügung.

Messgröße. DNA-Sequenz.

Befundmitteilung. Unterscheidung zwischen Wildtyp, heterozygoten und homozygoten Merkmalsträgern.

Untersuchungsmaterial. EDTA-Vollblut.

Referenzbereich und Bewertung. Einen klassischen Referenzbereich gibt es nicht. Wichtig zur Beurteilung ist die Häufigkeit des Auftretens einer Mutation in der gesunden Bevölkerung verglichen mit einem Patientenkollektiv.

Point-of-Care-Systeme

Als Alternative für die herkömmlichen Labortests wurden für einzelne Parameter (APTT, Thromboplastinzeit, Heparinkonzentration, ACT und ECT) Testverfahren entwickelt, die folgenden Kriterien genügen:

► einfachste Handhabbarkeit,
► Vollblutverfahren,
► laborferne Analytik am Patienten möglich („Point-of-Care").

Die erhaltenen Werte sind in der Regel valide und mit den standardisierten Laborverfahren vergleichbar, allerdings sind sie – bezogen auf die Einzelmessung – wesentlich teurer. Ein wichtiges Indikationsfeld ist die Selbstkontrolle der oralen Antikoagulation.

32 Präoperative Gerinnungs-diagnostik und Therapie

Zielsetzung

Ziel der präoperativen Gerinnungsdiagnostik ist es, blutungsgefährdete Patienten zu erkennen. Im Idealfall sollten alle Patienten mit einer Gerinnungsstörung identifiziert werden, und zwar unabhängig davon, ob diese bereits symptomatisch war oder nicht. Außerdem sollten Patienten identifiziert werden, die aufgrund einer medikamentösen Therapie ein erhöhtes Blutungsrisiko aufweisen.

Vorgehen

Mit den zur Zeit verfügbaren Testmethoden können die oben definierten Ziele nicht erreicht werden. Den höchsten prädiktiven Wert hat die Anamnese. Im praktischen Alltag ist es hilfreich, die Anamnese in Form von standardisierten Fragen zu erheben. Diese Fragen sollten die in Tab. 32.**1** zusammengefassten Punkte erfassen (s.a. „Hämorrhagische Diathese/Diagnostik", S. 4). Zusätzlich ist es sinnvoll, APTT, Thromboplastinzeit und Thrombozytenzahl zu bestimmen. Von vielen Untersuchern werden zusätzlich Fibrinogen und Thrombinzeit bestimmt. Der positive prädiktive Wert der beiden zusätzlichen Parameter ist allerdings begrenzt. Eine routinemäßige Bestimmung der Blutungszeit nach Ivy wird aufgrund des hohen Arbeitsaufwands und des geringen zusätzlichen Informationswerts nicht empfohlen. Bei operativen Eingriffen mit einem besonders hohen Blutungsrisiko und bei Patienten mit einem besonders hohen Risikoprofil kann es sinnvoll sein, hiervon abzuweichen. Ein typisches Beispiel sind Patienten, die mit Aggregationshemmern behandelt wurden und vor einem herzchirurgischen oder neurochirurgischen Eingriff stehen.

Tabelle 32.**1** Punkte der präoperativen Anamnese

► Anzahl und Lokalisation von Blutungen
► Anzahl transfusionspflichtiger Blutungen
► Erstmanifestationsalter
► Blutungstyp
► Erbmodus
► Medikamentenanamnese

Bewertung der präoperativen Diagnostik

Elektive Eingriffe. Die Anamnese wird nach den in Tab. 32.2 zusammengefassten Kriterien bewertet. Ergeben sich hier Hinweise auf eine hämorrhagische Diathese, sollte vor elektiven Eingriffen eine exakte hämostaseologische Diagnostik durchgeführt werden.

Dringliche Eingriffe. Bei dringlichen Eingriffen wird eine In-vivo- oder In-vitro-Blutungszeit bestimmt. Bei einer verlängerten Blutungszeit sollte präoperativ DDAVP (Minirin) verabreicht werden. Ist die Blutungszeit nicht verlängert oder besteht keine Möglichkeit zur Blutungszeitbestimmung, muss symptomorientiert therapiert werden.

Notfalleingriffe. Bei Notfalleingriffen erfolgt generell eine symptomorientierte Therapie.

Tabelle 32.2 Kriterien zur Bewertung einer Blutungsanamnese

Pro Gerinnungsstörung
- ► Hämatome > 5 cm
- ► Hämatome am Stammbereich
- ► Suggilationen
- ► Petechiale Blutungen
- ► Nasenbluten, rezidivierend, wechselseitig
- ► Nicht operationsadäquate Blutungen
- ► Blutungsdauer > 5 min bei kleineren Verletzungen
- ► Intraartikuläre/intramuskuläre Blutungen
- ► Gynäkologisch nicht erklärbare Hb-wirksame Menstruationsblutungen

Kontra Gerinnungsstörung
- ► Perimenstruelle Hämatomneigung
- ► Hämatomneigung auf Extremitäten begrenzt
- ► Einseitiges Nasenbluten

Präoperative Vorbereitung von Patienten unter hämostaseologischer Therapie

Orale Antikoagulanzien

Das präoperative Vorgehen bei Patienten unter oraler Antikoagulation ist abhängig von der Art des geplanten Eingriffs und der damit verbundenen Blutungsgefährdung.

Eingriffe mit niedrigem Risiko. Typische Beispiele sind Zahnextraktionen und Hautexzisionen. Diese Operationen können bei einem Quick-Wert von über 40% durchgeführt werden. In der postoperativen Phase besteht nur ein geringes Blutungsrisiko. Deswegen ist es meist ausreichend, die orale Antikoagulation 3–4 Tage vor dem geplanten Eingriff auszusetzen. Ab dem 3. Tag sollte eine Kontrolle des Quick-Werts erfolgen. Liegt der Quick-Wert über 40%, kann der operative Eingriff durchgeführt werden. Gleichzeitig wird ein niedermolekulares Heparin in der niedrigsten zur Thromboseprophylaxe zugelassenen Dosierung eingesetzt. Bei unkompliziertem Verlauf kann die orale Antikoagulation am Operationstag wieder begonnen werden. Dazu wird einmalig das Doppelte der letzten Dosis verabreicht. Danach wird das zuvor übliche Dosierungsschema wieder aufgenommen. Die Heparingabe wird nach Unterschreiten eines Quick-Werts von 40% beendet. Ist eine längerfristige Pause in der Therapie mit oralen Antikoagulanzien notwendig, wird für diesen Zeitraum ein niedermolekulares Heparin in therapeutischer Dosierung verabreicht.

Eingriffe mit erhöhtem Risiko. Hierzu zählen alle operativen Eingriffe mit einer Operationsdauer von über 30 min. Zur Durchführung dieser Eingriffe wird ein präoperativer Quick-Wert von über 50% angestrebt. Die orale Antikoagulation sollte etwa 7 Tage vor dem geplanten Eingriff beendet werden. Der Quick-Wert wird 3 Tage nach dem Absetzen der oralen Antikoagulation kontrolliert. Nach Erreichen eines Quick-Werts von 40% (ab 30% bei einem Hochrisikopatienten) wird mit der Gabe eines niedermolekularen Heparins in therapeutischer Dosierung begonnen. Zwischen dem geplanten Beginn des operativen Eingriffs und der letzten Heparingabe sollten bei Nierengesunden 12 h und bei Patienten mit eingeschränkter Nierenfunktion 24 h liegen.

Etwa 6 h postoperativ wird die Antikoagulation mit einem unfraktionierten Heparin in einer Dosierung von maximal 500 E/h begonnen. Bei hoher Blutungsgefahr kann die Anfangsdosis auf 200 E/h reduziert werden. In Abhängigkeit von der postoperativen Blutungssituation und dem individuellen Thromboserisiko wird die Heparingabe bis zum Erreichen einer therapeutischen Antikoagulation mit einer 1,5–2,5fachen APTT-Verlängerung gesteigert. In der frühen postoperativen Phase wird ein unfraktioniertes Heparin gewählt, da dieses im Vergleich mit einem niedermolekularen Heparin eine kürzere Halbwertszeit hat und im Fall von starken Blutungen antagonisiert werden kann. Nach Erreichen von stabilen Wundverhältnissen wird unter Heparinschutz die orale Antikoagulation nach dem üblichen Aufsättigungsschema erneut begonnen.

Notfalleingriffe. Für Notfalleingriffe muss ein schneller Anstieg des Quick-Werts auf über 50% erreicht werden. Dazu erhalten die Patienten PPSB in einer Dosierung von mindestens 25 E/kg KG. Die genaue Dosierung errechnet sich nach der Formel:

Benötigte Einheiten PPSB/kg KG = angestrebter Quick-Wert – aktueller Quick-Wert.

Parallel zur PPSB-Gabe muss eine Vitamin-K-Substitution (10 mg i.v.) durchgeführt werden. Aufgrund der langen Halbwertszeit der oralen Antikoagulanzien kann es nach einem Intervall von 8 h zu einem erneuten Abfall des Quick-Werts kommen. Daher sind in den ersten Tagen regelmäßige Quick-Kontrollen erforderlich. Nach Überstehen der Akutsymptomatik muss entsprechend der ursprünglich bestehenden Indikation zur oralen Antikoagulation eine alternative Antikoagulation mit Heparin begonnen werden.

Thrombozytenfunktionshemmer

Viele Patienten werden mit oralen Thrombozytenfunktionshemmern behandelt. Ein typisches Beispiel ist ASS, das von vielen Patienten prophylaktisch ohne zwingende Indikation eingenommen wird. In der präoperativen Vorbereitung muss zwischen Patienten mit einer hämostaseologisch begründeten Indikation und Indikationen anderer Genese unterschieden werden.

Hämostaseologisch begründete Indikationen. Wird ein Thrombozytenfunktionshemmer zur Prophylaxe von arteriellen thromboembolischen Komplikationen bei koronarer Herzerkrankung oder Gefäßerkrankungen anderer Lokalisation eingesetzt, wird nach Absetzen des Aggregationshemmers die weitere Prophylaxe mit einem niedermolekularen Heparin durchgeführt. In der Regel wird dieses in der höchsten zur Thromboseprophylaxe zugelassenen Dosierung eingesetzt. Das unmittelbare perioperative Vorgehen entspricht dem für oral antikoagulierte Patienten beschriebenen Vorgehen.

Indikationen anderer Genese. Dieses Patientenkollektiv sollte den Thrombozytenfunktionshemmer 7–10 Tage vor dem geplanten operativen Eingriff absetzen. Eine alternative Medikation ist nicht erforderlich. Bei Schmerzen können Analgetika wie z.B. Paracetamol oder Novaminsulfon verordnet werden.

Last but not least: Physiologie

33 Das Hämostasesystem

Nach einer Verletzung der Gefäßwand wird das Gerinnungssystem aktiviert. Dadurch wird ein Gerinnsel gebildet, das den verletzten Gefäßwandabschnitt abdichtet. Unterstützt durch eine vasokonstriktorische Reaktion des verletzten Gefäßes tritt die Blutstillung (Hämostase) ein. Regulationsmechanismen begrenzen die Gerinnselbildung auf den Bereich der verletzten Gefäßwand. Die zelluläre Rekonstruktion der verletzten Gefäßwand schließt den Prozess der Blutstillung dauerhaft ab.

Der Hämostaseprozess kann unterteilt werden in die 4 Phasen:
► Aktivierung,
► Gerinnselbildung,
► Regulation,
► Fibrinolyse und Thrombusreorganisation.

Die einzelnen Phasen sind eng aufeinander abgestimmt und zeitlich miteinander verzahnt.

Aktivierung des Hämostasesystems

Nach einer Gefäßverletzung kommt es in Sekundenbruchteilen zu einer Aktivierung des Hämostasesystems. Ausgelöst wird die Aktivierung durch die Zerstörung der Endothelzellschicht. Dadurch kommen Thrombozyten und Gerinnungsfaktoren mit Komponenten der subendothelialen Matrix in Kontakt, von denen sie normalerweise durch die Endothelzelle getrennt sind. Die Folge ist eine Thrombozytenadhäsion durch Bindung an Kollagen und andere Strukturproteine der subendothelialen Matrix. Eine Aktivierung der plasmatischen Gerinnungskaskade erfolgt durch die Bildung des extrinsischen Aktivierungskomplexes. Dieser entsteht durch die Bindung und Aktivierung von im Blut zirkulierendem FVII/FVIIa an Gewebethromboplastin aus der subendothelialen Matrix.

Thrombozytenadhäsion und Von-Willebrand-Faktor

Als Thrombozytenadhäsion wird die Anhaftung von Thrombozyten an verletzte Gewebestrukturen (subendotheliale Matrix) bezeichnet. Die Adhäsionsreaktion ist der initiale Schritt der Blutstillung und wird durch den Von-Willebrand-Faktor (vWF) vermittelt. Auf molekularer Ebene ist die Thrombozytenadhäsion eine Liganden-Rezeptor-Interaktion. Als wichtigster Ligand fungiert dabei der vWF und als thrombozytärer Rezeptor der Glykoprotein-Ib-IX-Komplex (Abb. 33.**1**).

vWF-Synthese. Der vWF wird von Endothelzellen und Megakaryozyten synthetisiert und zirkuliert im Plasma in Form von unterschiedlich großen Multimeren. Die Größe der vWF-Multimere, die aus einer identischen Untereinheit aufgebaut sind, reicht von 660.000–20 Mio. Dalton. Der komplexe Syntheseweg des vWF beginnt in der Endothelzelle mit der Transkription einer 8,5 Kilobasen großen mRNA, die in ein 2813 Aminosäuren großes Vorläufermolekül, den Prä-Pro-vWF translatiert wird. Im endoplasmatischen Retikulum werden 2 Prä-Pro-vWF-Moleküle unter Abspaltung des Präpeptids kovalent zu einem Dimer verknüpft (Abb. 33.**2**). Nach dem Transport in den Golgi-Apparat wird dort aus den Pro-vWF-Dimeren ein hochmolekulares vWF-Multimer synthetisiert (Abb. 33.**3**). Der größte Teil dieses hochmolekularen vWF wird nach Abspaltung des Propeptids in speziellen Speicherorganellen, den Weibel-Palade-Bodies, gespeichert.

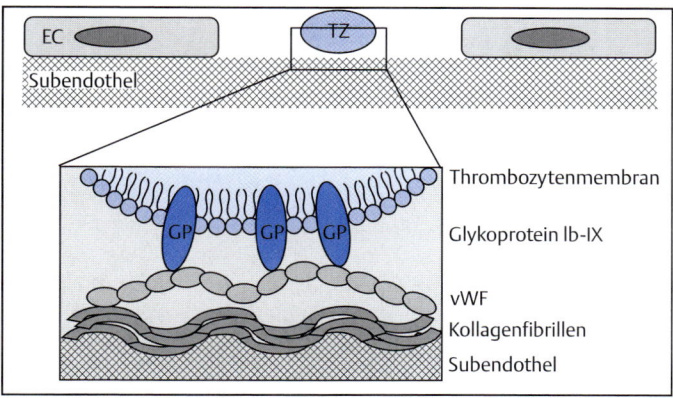

Abb. 33.**1** Thrombozytenadhäsion.
vWF   Von-Willebrand-Faktor
EC   Endothelzelle
TZ   Thrombozyt

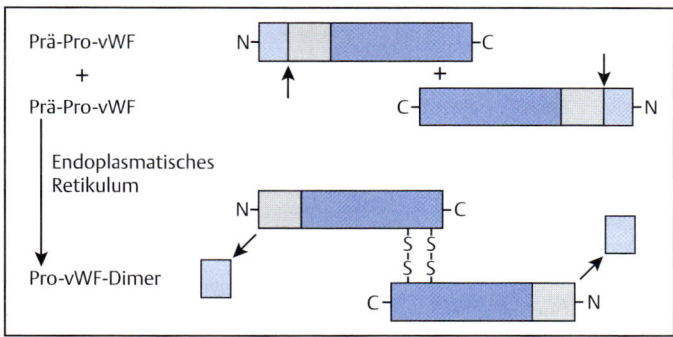

Abb. 33.**2** Bildung des Pro-Von-Willebrand-Faktor-Dimers.

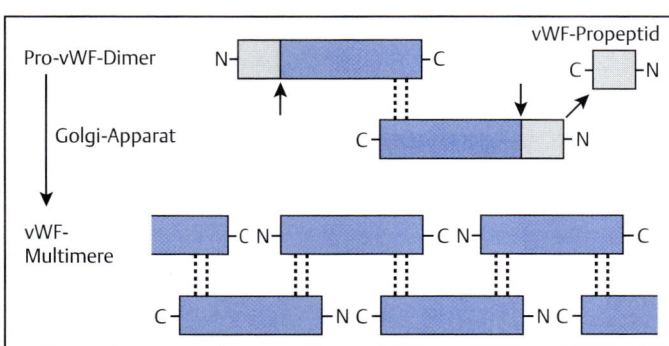

Abb. 33.**3** Bildung der Von-Willebrand-Faktor-Multimere.

vWF-Sezernierung und Proteolyse. Wird die Endothelzelle mit Thrombin, Serotonin oder Histamin stimuliert, verschmelzen die Weibel-Palade-Bodies mit der Zellmembran und vWF wird sezerniert. Im Plasma wird der freigesetzte hochmolekulare vWF durch eine spezielle Protease, die Von-Willebrand-Faktor spaltende Protease oder vWase, gespalten. So entstehen durch Proteolyse unterschiedlich große vWF-Multimere.

„Shear-Stress"-abhängige Auffaltung. Im Plasma liegen die vWF-Multimere in globulärer Form vor. Sie entfalten sich nach Bindung an Kollagen oder andere Komponenten der subendothelialen Matrix unter dem Einfluss von hohen Strömungsgeschwindigkeiten („Shear Stress", Abb. 33.**4**). Dadurch werden Bindungsdomänen für den GP-Ib-IX-Komplex und andere thrombozytäre Glykoproteine innerhalb des vWF-Moleküls zugänglich und

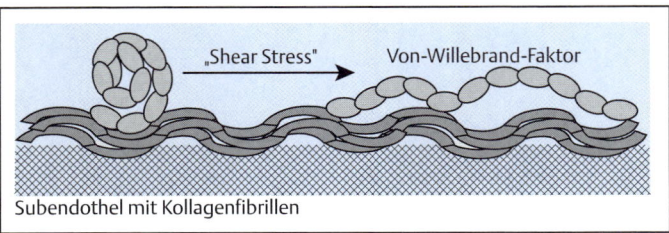

Abb. 33.**4** „Shear-Stress"-abhängige Auffaltung des vWF-Moleküls nach Bindung an Kollagen.

Thrombozyten können gebunden werden (Abb. 33.**1**). Die Bedeutung der Interaktion Kollagen – vWF – GPIb-IX für die initiale Phase der Blutstillung wird durch die Blutungsneigung von Patienten mit einer Von-Willebrand-Erkrankung oder dem sehr seltenen Bernard-Soulier-Syndrom verdeutlicht.

Aktivierung des plasmatischen Gerinnungssystems

Extrinsischer Aktivierungskomplex. Die Bindung von aktiviertem FVII an Gewebethromboplastin („Tissue Factor", TF) löst die Aktivierung des plasmatischen Gerinnungssystems aus. Unter physiologischen Bedingungen kommt es zu keiner Gerinnungsaktivierung, da TF nur von Zellen und Geweben exprimiert wird, die nicht in direktem Kontakt zu strömendem Blut stehen. TF ist ein transmembranes Protein, das in seinem extrazellulären Anteil eine hochaffine Bindungsstelle für FVII/FVIIa trägt. TF wirkt als Kofaktor, der die Reaktionsgeschwindigkeit der FVIIa-vermittelten Aktivierung der Proenzyme FX und FIX um mehrere Zehnerpotenzen steigert (Abb. 33.**5**).

Etwa 1% des gesamten FVII zirkuliert im Plasma bereits in der enzymatisch aktiven Form. Dies unterscheidet FVII von allen anderen Gerinnungsfaktoren, die als inaktive Vorstufen vorliegen und erst aktiviert werden müssen. Das Vorhandensein von FVIIa im Plasma ist eine wichtige Voraussetzung für eine schnelle Aktivierung der Gerinnungskaskade. Trotz des Vorhandenseins von FVIIa im Plasma wird eine unkontrollierte Gerinnungsaktivierung verhindert, weil FVIIa nur in Anwesenheit von TF größere Mengen von FIX und FX aktiviert. Außerdem existiert mit dem Tissue Factor Pathway Inhibitor (TFPI) ein spezifischer Inhibitor, der FVIIa und FXa inaktiviert.

Prothrombinasekomplex. In dem nachfolgend gebildeten Prothrombinasekomplex wirkt FXa als aktivierendes Enzym. Der Prothrombinasekomplex wird auf der Oberfläche von negativ geladenen Phospholipiden gebildet und besteht neben dem Enzym FXa aus dem Substrat Prothrombin und dem geschwindigkeitsbestimmenden Kofaktor FVa. In seiner Zusammensetzung ist er damit ein für die plasmatische Gerinnungskaskade typischer Multienzymkomplex (Abb. 33.**6**).

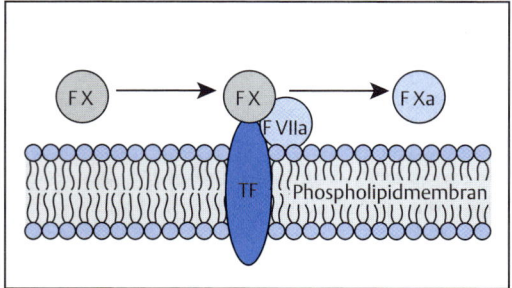

Abb. 33.**5** Der extrinsische Aktivierungskomplex.
FX   Faktor X
FXa   aktivierter Faktor X
FVIIa   aktivierter Faktor VII
TF   Tissue Factor

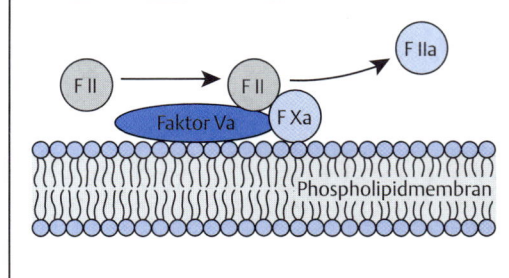

Abb. 33.**6** Der Prothrombinasekomplex.
FII   Faktor II (Prothrombin)
FIIa   Faktor IIa (Thrombin)
FXa   Faktor Xa

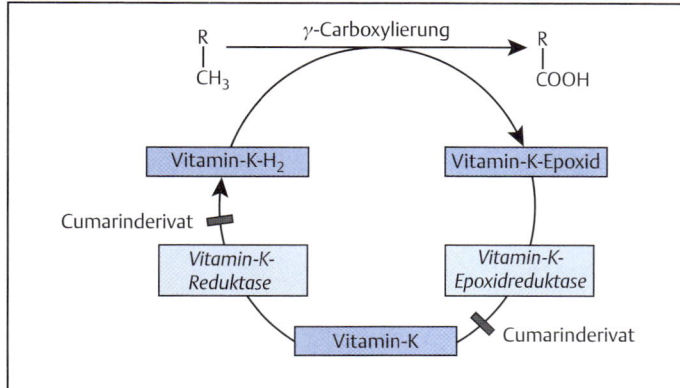

Abb. 33.**7** Vitamin-K-Zyklus.

Phospholipidoberflächen. Eine wichtige Komponente innerhalb des Multienzymkomplexes sind negativ geladene Phospholipide, die als reaktive Oberfläche die Reaktionspartner zusammenführen und den Gerinnungsprozess lokalisieren. Aufgrund dieser Eigenschaft werden negativ geladene Phospholipide wie Phosphatidylserin oder Phosphatidylcholin auch als „gerinnungsaktive" Phospholipide bezeichnet. Besonders reich an negativ geladenen Phospholipiden ist die Membran von aktivierten Thrombozyten.

Die Bindung der Gerinnungsfaktoren an die Phospholipidoberfläche ist calciumabhängig und wird im Fall der Vitamin-K-abhängig synthetisierten Faktoren (II, VII, IX, X, Protein C und Protein S) über die Gla-Domänen vermittelt. Gla-Domänen sind Molekülregionen, die durch eine γ-Carboxylierung von Glutaminsäureresten entstehen. Dieser in der Leber erfolgende Syntheseschritt ist Vitamin-K-abhängig und folglich bei einem Vitamin-K-Mangel blockiert. Die dann gebildeten nicht oder nur unvollständig γ-carboxylierten Gerinnungsfaktoren können nicht an Phospholipide binden. Dies erklärt die Blutungsneigung bei Patienten mit einem Vitamin-K-Mangel und die therapeutische Wirkung von Vitamin-K-Antagonisten vom Cumarintyp (Abb. 33.**7**).

Rückkopplungsmechanismen. Ein weiteres Charakteristikum der plasmatischen Gerinnungskaskade ist die Bildung von positiven und negativen Rückkopplungsmechanismen. Ohne diese Verstärkerschleifen („Amplifier Loops") ist weder eine schnelle und ausreichende Aktivierung noch eine effektive Regulation des plasmatischen Gerinnungsprozesses möglich. Eine erste Verstärkung der initialen Gerin-

nungsaktivierung wird durch den FVIIa-TF-Komplex erreicht, der nicht nur FX und FIX, sondern auch FVII autokatalytisch aktiviert (Abb. 33.**8**). Auch Thrombin verstärkt die Gerinnungsaktivierung über positive Rückkopplungsmechanismen. Dazu zählt die Aktivierung der Kofaktoren V und VIII sowie die Aktivierung von FXI.

Faktor VIIIa ist der geschwindigkeitsbestimmende Kofaktor für das Enzym FIXa, ähnlich wie Faktor Va im Prothrombinasekomplex. Wie kritisch dieser „Amplifier Loop" für eine stabile Blutstillung ist, wird am Beispiel von Hämophilie-A-Patienten mit einem angeborenen Mangel an FVIII verdeutlicht. Bei diesen Patienten ist die Aktivierung des Hämostasesystems für eine primäre Blutstillung zunächst ausreichend. Durch die eingeschränkte Aktivität des FIXa-FVIIIa-Komplexes wird der Gerinnungsprozess jedoch nicht ausreichend verstärkt. Dies führt zur Unterbrechung der Gerinnungsaktivierung und es kommt zur erneuten Blutung. Die mit einem FXI-Mangel verbundene Blutungsneigung zeigt, dass auch diese Verstärkerschleife für eine suffiziente Hämostasereaktion von Bedeutung ist.

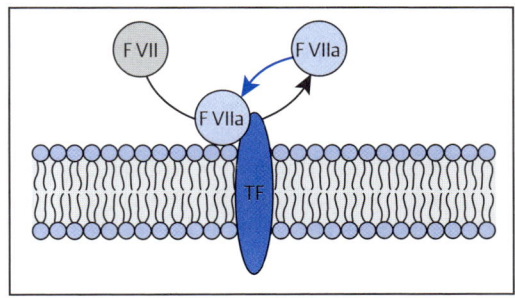

Abb. 33.**8** Autokatalytische Aktivierung von FVII.

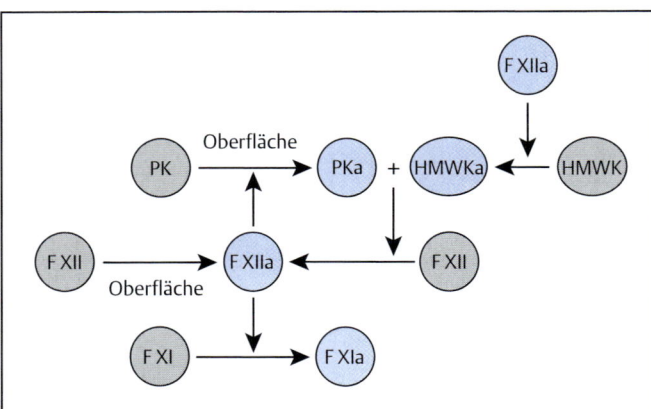

Abb. 33.**9** Das Kontaktfaktoren-
system.
PK   Präkallikrein
HMWK   „high molecular weight
              kininogen"

Kontaktaktivierung. Alternativ zur Thrombinaktivierung kann FXI auch durch FXIIa aktiviert werden. FXII bildet zusammen mit Präkallikrein (PK) und dem hochmolekularen Kininogen („high molecular weight kininogen", HMWK) das Kontaktfaktorensystem. Diese Bezeichnung leitet sich vom Aktivierungsmechanismus ab, da diese Faktoren durch Bindung an negativ geladene Oberflächen aktiviert werden. Eine weitere Verstärkung der Gerinnungsaktivierung erfolgt durch Präkallikrein. Dieses wird durch FXIIa aktiviert und kann anschließend mit dem Kofaktor HMWK weiteren FXII aktivieren (Abb. 33.**9**).

Nach heutiger Vorstellung spielt die Kontaktaktivierung für den eigentlichen Prozess der Blutstillung keine Rolle. Dies wird durch die fehlende Blutungsneigung von Patienten mit einem angeborenen Mangel an PK, HMWK oder FXII belegt. Vermutlich ist das Kontaktfaktorensystem ein phylogenetisches Erbe, das insbesondere von Organismen mit geringerer Organisationsstruktur zur Immobilisierung von eingedrungenen Krankheitserregern durch ein Gerinnsel eingesetzt wird. Dafür spricht, dass eine Kontaktaktivierung durch die Oberfläche von Bakterien induziert werden kann.

Klassischerweise wird die Kontaktaktivierung als intrinsische Aktivierung bezeichnet und der extrinsischen FVIIa-abhängigen gegenübergestellt. Diese Unterteilung in 2 Aktivierungswege vereinfacht zwar didaktisch die Interpretation der aktivierten partiellen Thromboplastinzeit (APTT) und der Thromboplastinzeit (Quick-Wert), spiegelt aber nicht die Physiologie des plasmatischen Gerinnungssystems wider.

Zusammenfassung. Bis auf FVIIa liegen im strömenden Blut alle Gerinnungsfaktoren in Form von inaktiven Vorstufen vor (Abb. 33.**10**). Durch Kontakt mit TF kommt es zu einer initialen Thrombinbildung (Abb. 33.**11**). Die Thrombinbildung verstärkt die initiale Aktivierung des plasmatischen Gerinnungssystems durch Aktivierung der Faktoren V, VIII und XI. Zusätzlich wird FIX durch den FVIIa-TF-Komplex zu FIXa aktiviert. Dies hat in Form einer positiven Rückkopplung eine Potenzierung der Thrombinbildung zur Folge (Abb. 33.**12**). Abschließend erfolgt die thrombinkatalysierte Fibrinbildung (Abb. 33.**13**).

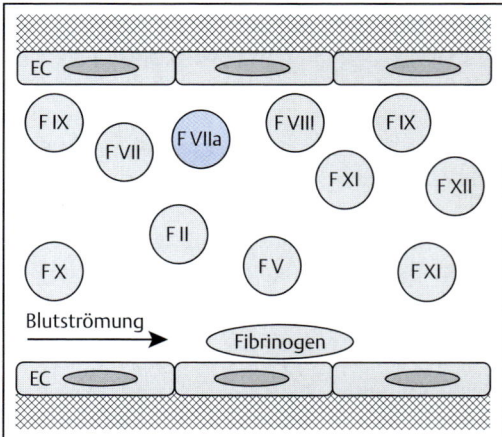

Abb. 33.**10** Das „nicht aktivierte" plasmatische Gerinnungssystem (schwarz = inaktive Vorstufen, hellblau = aktive Gerinnungsfaktoren).
EC   Endothelzelle

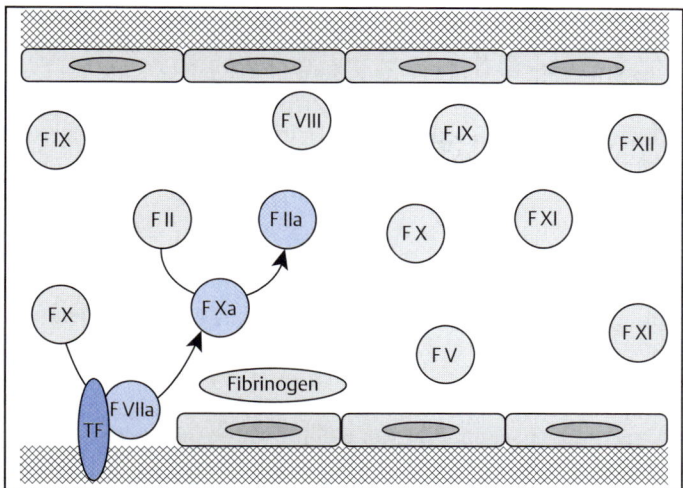

Abb. 33.**11** Extrinsische Gerinnungs-aktivierung (schwarz = inaktive Vor-stufen, hellblau = aktive Gerinnungs-faktoren).

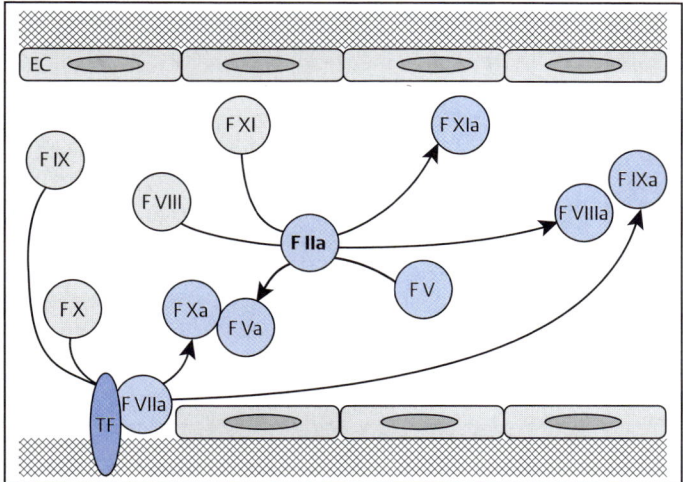

Abb. 33.**12** Positive Rückkopplung der Gerinnungsaktivierung durch FVIIa und Thrombin (schwarz = inaktive Vorstufen, hellblau = aktive Gerinnungs-faktoren).

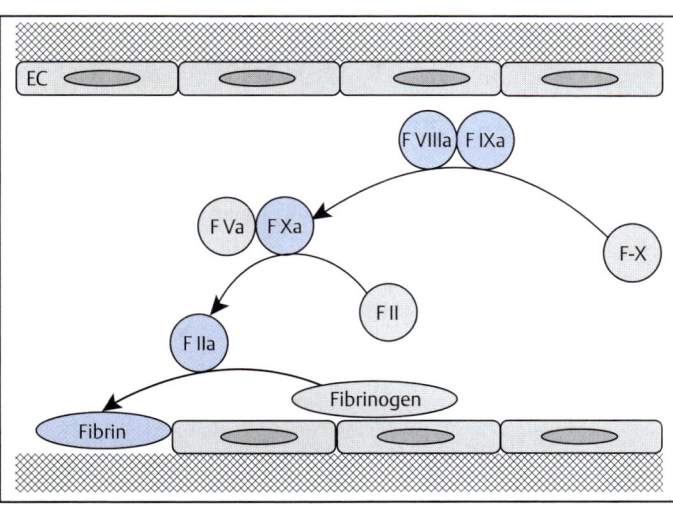

Abb. 33.**13** Fibrinbildung (schwarz = inaktive Vorstufen, hellblau = aktive Gerinnungs-faktoren).

Gerinnselbildung

Fibrin und aggregierte Thrombozyten bilden die Hauptbestandteile des Gerinnsels. Fibrin verbindet die Thrombozyten sowohl untereinander als auch mit dem umliegenden Gewebe. Gleichzeitig verleiht es dem Gerinnsel seine spezifischen physikalischen Eigenschaften, die durch eine hohe mechanische Stabilität bei gleichzeitig erhaltener Elastizität gekennzeichnet sind.

Fibrinbildung

Die Fibrinbildung ist eine Polymerisationsreaktion, die durch Thrombin katalysiert wird.

Aufbau von Fibrinogen. Ausgangsmaterial ist Fibrinogen. Fibrinogen wird in der Leber aus 3 verschiedenen Peptidketten (α-, β- und γ-Kette) synthetisiert. Innerhalb des Fibrinogenmoleküls sind je 2 identische Peptidketten antiparallel zueinander angeordnet und im N-terminalen Bereich kovalent miteinander verbunden (Abb. 33.**14**). Der Bereich der N-terminalen Verknüpfung ist die so genannte E-Domäne, während die beiden C-terminalen Enden die D-Domänen bilden.

Fibrinpolymerisation. Durch Thrombin werden die im Bereich der E-Domäne liegenden Fibrinopeptide A und B von den α- und β-Ketten abgespalten. Aus dem Fibrinogenmolekül wird so ein Fibrinmonomer, das aufgrund des Fehlens der A- und B-Fibrinopeptide auch als D-DesAABB-Fibrinogen bezeichnet wird. Das abgespaltene Fibrinopeptid A (FPA) kann im Plasma immunologisch gemessen werden und ist ein direkter Marker für enzymatisch aktives Thrombin. Die Plasmakonzentration von FPA bei Normalpersonen liegt unter 2 nmol/l, seine Halbwertszeit im Plasma beträgt 3 min. Intramolekular führt insbesondere die Abspaltung von FPA zu einer Konformationsänderung, die eine End-zu-End-Polymerisation der Fibrinmonomere erlaubt (Abb. 33.**15**).

Aktivierung von FXIII. Die End-zu-End polymerisierten Fibrinmoleküle werden durch kovalente Bindungen zwischen den γ-Ketten stabilisiert. Diese Reaktion wird durch aktivierten FXIII (FXIIIa) katalysiert (Abb. 33.**15**). Faktor XIIIa ist eine Transamidase und katalysiert die Ausbildung von intermolekularen Amidbindungen zwischen den Aminosäuren Lysin und Glutamin. Plasmatischer FXIII ist ein Tetramer, das aus je 2 A- und B-Unterein-

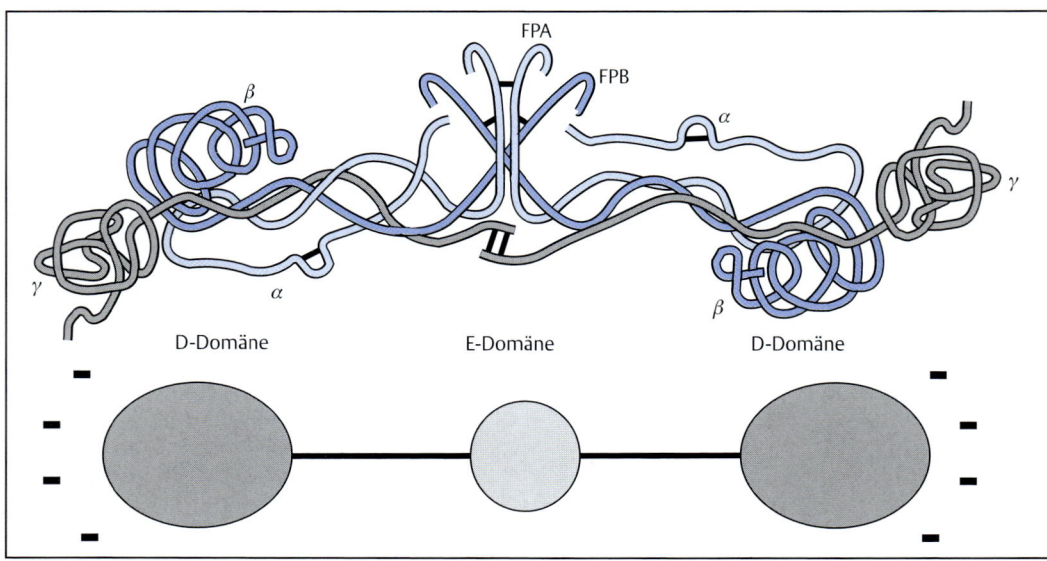

Abb. 33.**14** Struktur des Fibrinogenmoleküls.

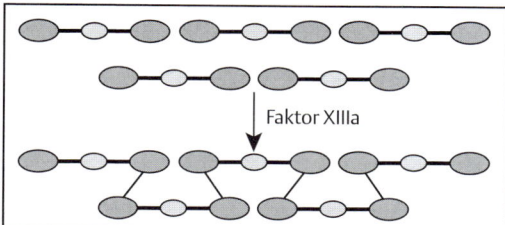

Abb. 33.15 Bildung und Quervernetzung der Fibrinmonomere.

heiten besteht. Die Aktivierung von FXIII zu FXIIIa verläuft in 2 Schritten. Zunächst spaltet Thrombin von jeder A-Untereinheit ein Aktivierungspeptid ab. Unter physiologischen Calciumkonzentrationen kommt es in Anwesenheit von Fibrin/Fibrinogen in einem 2. Schritt zur Dissoziation der B-

Untereinheiten. Dadurch wird das aktive Zentrum in beiden A-Untereinheiten für Fibrin zugänglich und FXIII ist enzymatisch aktiv.

Stabilisierung und Verankerung des Gerinnsels. Neben der bereits beschriebenen γ-γ-Vernetzung werden durch FXIIIa auch kovalente Bindungen zwischen den α-Ketten der Fibrinmonomere ausgebildet. In Kombination mit dem kovalenten Einbau von Bestandteilen des thrombozytären Zytoskeletts wie Aktin und Myosin führt dies zu einer mechanischen Stabilisierung des Gerinnsels. Gleichzeitig ist FXIIIa wesentlich an der Verankerung des Fibringerinnsels mit der extrazellulären Matrix beteiligt. Diese wird vermittelt durch die Quervernetzung von Fibrin mit den Adhäsivproteinen Kollagen, Fibronektin, Vitronektin und Von-Willebrand-Faktor.

Thrombozytenaggregation

Thrombin und andere die Thrombozyten aktivierende Substanzen wie Prostacyclin, Thromboxan und ATP/ADP induzieren eine Aggregation der adhärierten Thrombozyten. Morphologisch führt die Thrombozytenaggregation zu einem Gestaltwandel („Shape Change"). Durch Kontraktion des intrathrombozytären Zytoskeletts kommt es zur Ausbildung von Pseudopodien. Begleitet ist der Gestaltwandel von der Freisetzung thrombozytärer Inhaltsstoffe über ein intrazelluläres Membransystem, das den gesamten Thrombozyten durchzieht („open canalicular system"). Über dieses Membransystem werden während der Aggregation in den Zellorganellen gespeicherte Substanzen schnell freigesetzt.

Thrombozytäre Zellorganellen. Von besonderer Bedeutung sind dabei vor allem 2 Organellentypen: α- und δ-Granula. In den α-Granula sind vor allem Proteine wie Von-Willebrand-Faktor, FV, Fibrinogen und andere Gerinnungsfaktoren gespeichert, während in den δ-Granula neben ATP/ADP auch Serotonin und Histamin gespeichert sind. Die aktive Sezernierung der beschriebenen Faktoren aus den intrathrombozytären Granula führt zu einer lokalen Erhöhung der Gerinnungsfaktoren und aktiviert weitere Thrombozyten. Eine Störung dieser Sezernierungsreaktion durch fehlende oder

fehlerhaft angelegte Granula ist mit einer Blutungsneigung verbunden (Storage-Pool-Erkrankungen).

Änderung der thrombozytären Membranpolarität. Auf molekularer Ebene führt die Aggregationsreaktion zu einer Veränderung der Membranpolarität. Im ruhenden Thrombozyten sind negativ geladene Phospholipide wie Phosphatidylserin und -cholin in intrazellulärer Orientierung ausgerichtet. Nach Aktivierung der Thrombozyten werden sie durch Umbauvorgänge in extrazelluläre Richtung umorientiert. Dadurch stehen sie als reaktive Oberflächen für den Gerinnungsprozess zur Verfügung. Außerdem werden in der Membran von aktivierten Thrombozyten spezielle Rezeptoren für aktivierte Gerinnungsfaktoren, wie FXa und FVa zugänglich, sodass es zu einer weiteren Verstärkung der plasmatischen Gerinnungsreaktion kommt.

Fibrin-GPIIb-IIIa-Komplex. Eine wichtige Rolle bei der Vermittlung der Thrombozytenaggregation spielt die Interaktion des Liganden Fibrin mit dem Fibrinrezeptor Glykoprotein IIb-IIIa (GPIIb-IIIa). GPIIb-IIIa gehört zur Gruppe der Integrine und besteht aus 2 Glykoproteinketten (Abb. 33.**16**). Die Aktivierung des GPIIb-IIIa-Komplexes durch

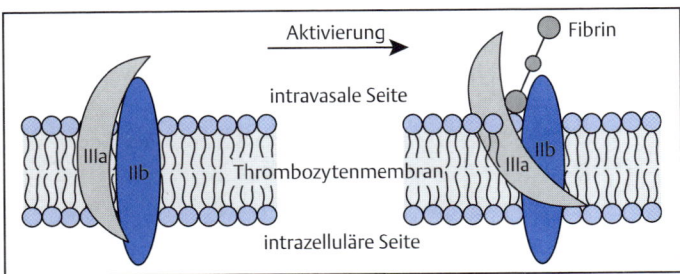

Abb. 33.**16** Struktur des nicht aktivierten und aktivierten Glykoprotein-IIb-IIIa-Komplexes.

Thrombin führt zu einer „Öffnung" des Rezeptors, sodass eine Interaktion mit Fibrin möglich wird. Die Blockade der Bindung von Fibrin an den GPIIb-IIIa-Komplex stellt einen neuen wichtigen therapeutischen Ansatzpunkt in der Prophylaxe von arteriellen Rethrombosen dar. Durch den Einsatz von GPIIb-IIIa-Rezeptorantagonisten wird die Fibrinstabilisierung von Thrombozytenaggregaten verhindert.

Gerinnselretraktion. Während der Thrombozytenaggregation kommt es zu einer Umverteilung der Glykoproteinrezeptoren. Die GPIIb-IIIa-Komplexe gelangen mit den Pseudopodien in die Thrombozytenperipherie, während GPIb-IX-Komplexe in Richtung des Thrombozytenzentrums verlagert werden. Mit diesem Prozess und der FXIIIa-vermittelten Quervernetzung des Fibrins wird die Gerinnselretraktion erklärt.

Regulation der Gerinnselbildung

Die Gerinnungsaktivierung ist ein dynamischer, sich kontinuierlich selbst verstärkender Prozess. Unkontrolliert würde dies zu einem progredienten Wachstum des Gerinnsels führen, sodass schließlich das Gefäßlumen durch das Gerinnsel ausgefüllt wäre. Aus dem zunächst zum Wundverschluss notwendigen Thrombus wäre eine Thrombose geworden. Dies wird durch Regulationsmechanismen verhindert, die gleichzeitig zum Gerinnungsprozess eingeleitet werden. Diese Regulationsmechanismen beruhen entweder auf einer direkten Neutralisierung von enzymatisch aktiven Gerinnungsfaktoren oder auf einer Inaktivierung von geschwindigkeitsbestimmenden Kofaktoren. Die Regulationsmechanismen verhindern auch, dass mit dem Blutstrom aktivierte Gerinnungsfaktoren und Thrombozyten in unverletzte Gefäßbezirke getragen werden und dort eine Gerinnselbildung auslösen.

Tissue Factor Pathway Inhibitor

Tissue Factor Pathway Inhibitor (TFPI) neutralisiert die enzymatische Aktivität von FXa und des extrinsischen Aktivierungskomplexes. Die Inaktivierung von FXa erfolgt durch direkte Bindung von TFPI an FXa. Diese Reaktion kann in Anwesenheit von Heparin etwa um den Faktor 40 gesteigert werden. In einem nachfolgenden Schritt kann der FXa-TFPI-Komplex die Aktivität des extrinsischen Aktivierungskomplexes durch Bindung an TF/FVIIa neutralisieren (Abb. 33.**17**). Nach Gabe von Heparin kommt es wahrscheinlich durch

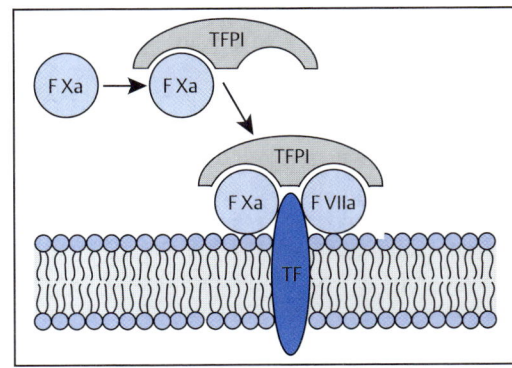

Abb. 33.**17** Tissue Factor Pathway Inhibitor (TFPI): Wirkmechanismus.
FXa   Faktor Xa
FVIIa   Faktor VIIa
TF   Tissue Factor

Verdrängung von der Endothelzelloberfläche zu einem Anstieg der Plasmakonzentration an TFPI.

Ein angeborener oder erworbener TFPI-Defekt mit einem zu postulierenden erhöhten Thromboserisiko konnte bisher – trotz systematischer Untersuchungen von entsprechenden Patientenkollektiven – nicht gesichert werden. Trotzdem geht man davon aus, dass über die TFPI-Aktivität eine Kontrolle der extrinsischen Aktivierungsreaktion erreicht wird. Dies wird durch die Beobachtung untermauert, dass der Verlauf einer DIC durch eine TFPI-Substitution positiv beeinflusst werden kann.

Antithrombin-Heparin-System

Reaktionsprinzip. Das Antithrombin-System neutralisiert die aktivierten Gerinnungsfaktoren Thrombin und FXa. Antithrombin (AT) wird in der Leber synthetisiert. Seine antikoagulatorische Wirkung beruht auf einer 1 : 1-Komplexbildung zwischen AT und Thrombin oder FXa. Dabei kommt es zu einer Interaktion zwischen Serin im aktiven Zentrum des Gerinnungsfaktors und Arginin im Reaktionszentrum von AT. Diese Bindung ähnelt der Interaktion der aktiven Serinproteasen mit ihren jeweiligen Substraten. Im Unterschied zu den physiologischen Substraten wird AT jedoch nicht gespalten, sondern es kommt zur Ausbildung einer kovalenten Bindung. Aufgrund dieses Reaktionsprinzips wird AT auch als Pseudosubstrat bezeichnet. Die gebildeten Thrombin-AT-Komplexe zirkulieren im Plasma mit einer Halbwertszeit von 15 min und werden durch die Leber und das Monozyten-Makrophagen-System eliminiert. Ihr Nachweis im Plasma ist ein Marker einer Thrombinbildung.

Heparinwirkung. Die Inaktivierung von Thrombin und FXa durch Antithrombin wird durch Heparin beschleunigt (Abb. 33.**18**). Heparin bindet an AT und induziert eine Konformationsänderung, die das aktive Zentrum im AT-Molekül für FXa und Thrombin leichter zugänglich macht. Für die Beschleunigung der Thrombininaktivierung ist zusätzlich eine Bindung von Heparin an Thrombin notwendig. Niedermolekulare Heparine und die noch kürzeren Pentasaccharide können nicht gleichzeitig an Thrombin und Antithrombin binden. Dies erklärt,

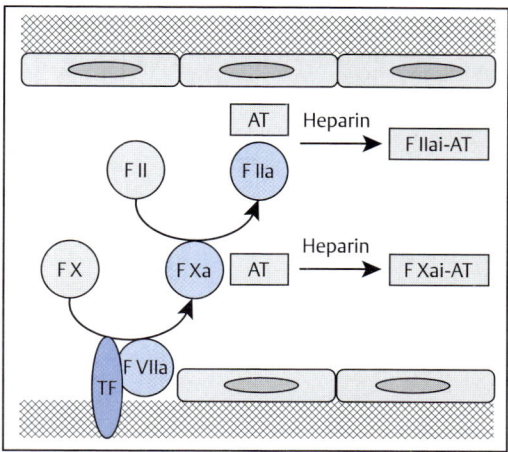

Abb. 33.**18** Antithrombin-Heparin-System (schwarz = inaktive Vorstufen, hellblau = aktive Gerinnungsfaktoren).

warum sie die Thrombininaktivierung durch AT nicht verstärken. Für die FXa-Inaktivierung reicht die Bindung an Antithrombin aus.

In vivo bilden Heparanproteoglykane der Endothelzelloberfläche die Heparinkomponente. Neben Thrombin und FXa können auch die Serinproteasen FIXa, FXIa und FXIIa mit deutlich niedrigerer Affinität inaktiviert werden. Eine Inaktivierung von APC durch AT findet praktisch nicht statt.

Ein weiterer heparinabhängig wirkender Inhibitor ist der Heparin-Kofaktor II (HC-II). Im Vergleich mit AT ist die Substratspezifität von HC-II höher und auf die Serinproteasen Thrombin, Kathepsin G und Chymotrypsin beschränkt. Ähnlich wie die AT-Wirkung wird auch die Aktivität von HC-II in Anwesenheit von Heparin gesteigert. Die Inaktivierung von Thrombin durch HC-II wird durch Heparin um das 100.000fache beschleunigt.

Biologische Bedeutung. Die biologische Bedeutung des Antithrombin-Heparin-Systems wird durch die lebenslang bestehende Thromboseneigung von Patienten mit einem angeborenen Antithrombin-Mangel verdeutlicht. Demgegenüber ist die Thromboseneigung bei Patienten mit angeborenem Heparin-Kofaktor-II-Mangel eher gering.

Protein-C-System

Funktionsprinzip. Das Protein-C-System ist ein negatives Feed-back-System, das die Thrombinbildung kontrolliert. Aktiviert wird das Protein-C-System durch die Bindung von Thrombin an Thrombomodulin (TM). Thrombomodulin ist ein in der Zellmembran von Endothelzellen verankerter Kofaktor. Gebunden an TM verändert Thrombin seine Substratspezifität. Es verliert die Fähigkeit, Fibrinogen, FV, FVIII, FXI und Thrombozyten zu aktivieren, kann aber das Proenzym Protein C (PC) in die aktive Form aktiviertes PC (APC) überführen (Abb. 33.19). APC bildet mit dem plasmatischen Kofaktor Protein S (PS) einen Multienzymkomplex, der in Anwesenheit von Phospholipiden die aktivierten Kofaktoren V und VIII inaktiviert. Dadurch wird die Aktivierung des plasmatischen Gerinnungssystems auf der Ebene des Tenase- und des Prothrombinasekomplexes unterbrochen und die weitere Thrombinbildung heruntergeregelt.

Biologische Bedeutung. Angeborene und erworbene Störungen von einzelnen Komponenten des PC-Systems führen zu einer erhöhten Thromboseneigung. Besonders häufig ist in den Bevölkerungen der westlichen Industrieländer eine angeborene Variante des FV-Moleküls. Diese als FV-Leiden bezeichnete Mutation führt zu einem Verlust einer APC-Spaltstelle innerhalb des FV-Moleküls.

Die Folge ist eine eingeschränkte Kontrolle der FVa-Aktivität durch APC.

Prostacyclin-Thromboxan-System und ATPasen

Prostacyclin-Thromboxan-System. Prostacyclin und Thromboxan sind gegensätzlich wirkende Prostaglandine, die aus Arachidonsäure synthetisiert werden. Thromboxan, das im Thrombozyten gebildet und während der Aggregationsreaktion freigesetzt wird, ist ein hochpotenter thrombozytenaktivierender Agonist. Prostacyclin ist ein genauso potenter Hemmer der Thrombozytenaktivierung. Prostacyclin wird von Endothelzellen gebildet und freigesetzt. Dadurch wird bei intakter Endothelzellschicht eine Thrombozytenaktivierung verhindert.

ASS-Wirkung. Die antiaggregatorische Wirkung von ASS beruht auf einer irreversiblen Blockade des Enzyms Cyclooxygenase. Dadurch wird die Thromboxansynthese in Thrombozyten blockiert. Auch in Endothelzellen wird die zur Prostacyclinsynthese notwendige Cyclooxygenase inaktiviert.

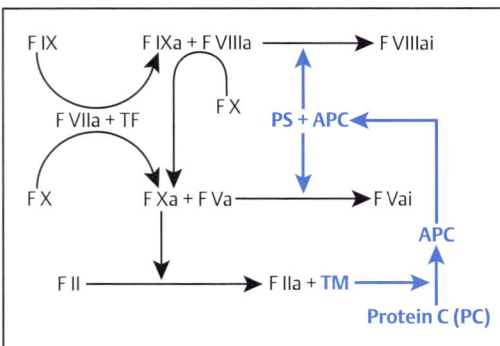

Abb. 33.**19** Das Protein-C-System.
a   aktiver Gerinnungsfaktor
ai   inaktivierter Gerinnungsfaktor
APC   aktiviertes Protein C
PS   Protein S

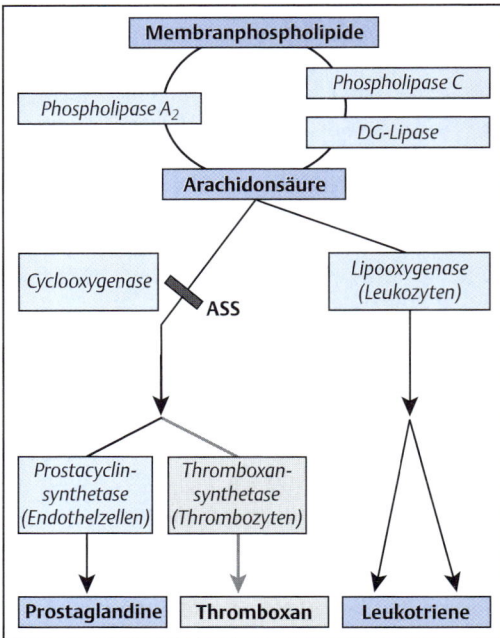

Abb. 33.**20** Prostacyclin-Thromboxan-System.

Im Unterschied zu den kernlosen Thrombozyten sind Endothelzellen aber zur Neusynthese von Cyclooxygenase in der Lage. Dadurch wird unter einer ASS-Therapie die Balance zwischen Prostacyclin und Thromboxan zugunsten von Prostacyclin verschoben (Abb. 33.**20**).

ATPasen. ATPasen sind auf der Oberfläche von Endothelzellen lokalisierte Nukleasen, durch die vorhandenes Adenintri- und Adenindiphosphat (ATP, ADP) in Adeninmonophosphat (AMP) gespalten wird. Im Unterschied zu ATP und ADP wirkt AMP nicht thrombozytenaktivierend. Dadurch wird bei intakter Endothelzellschicht eine Aktivierung von Thrombozyten verhindert.

Fibrinolyse und Thrombusreorganisation

Die enzymatische Lyse von Fibrin durch das fibrinolytische System stellt einen weiteren Regulationsmechanismus der Gerinnselbildung dar. Gleichzeitig wird durch eine kontrollierte Fibrinolyse die Voraussetzung für eine zelluläre Reorganisation des Gerinnsels geschaffen. Plasmin bildet das Zentralenzym innerhalb des fibrinolytischen Systems, vergleichbar mit Thrombin in der plasmatischen Gerinnungskaskade.

Plasminogen – Plasmin

Plasminogenaktivierung. Plasminogen ist ein Einkettenmolekül, das in der Leber synthetisiert wird. Gewebeplasminogenaktivator („tissue-type plasminogen activator", t-PA) und Urokinase („urokinase-type plasminogen activator", u-PA) aktivieren das Proenzym Plasminogen zum enzymatisch aktiven Plasmin. Die entstehenden A- und B-Ketten des Plasminmoleküls bleiben durch 2 Disulfidbrücken miteinander verbunden (Abb. 33.**21**). Im N-terminalen Bereich des Plasminogens und der späteren A-Kette des Plasmins ist ein Glutamin lokalisiert. Die Plasminaktivierung wird durch die autokatalytische Spaltung in Höhe von Lys^{77}-Lys^{78} abgeschlossen. Auf diese Weise wird Glu-Plasmin in Lys-Plasmin umgewandelt.

Lys-Plasmin und Glu-Plasmin. Beide Varianten unterscheiden sich dadurch, dass Lys-Plasmin im Vergleich zu Glu-Plasmin eine höhere Affinität zu Fibrin aufweist. Diese plasminkatalysierte Modifizierung von Plasmin verstärkt die Plasminaktivität und ist den „Amplifier Loops" in der plasmatischen Gerinnungskaskade vergleichbar.

Kringel-Domänen. Innerhalb des Plasminogenmoleküls können 5 sich wiederholende Motive, die so genannten Kringel-Domänen unterschieden werden. Diese Kringel-Domänen werden auch als Lysinbindungsstellen bezeichnet, da über sie die Bindung von Plasmin an lysinreiche Regionen im Fibrinmolekül erfolgt. Synthetische Antifibrinolytika wie Tranexamsäure oder ε-Aminocapronsäure binden als Lysinanaloga an diese Kringel-Domänen und blockieren dadurch die Plasminaktivität.

Fibrinspaltung und Spaltprodukte. Plasmin spaltet das Fibrinmolekül an verschiedenen Positionen. Besonders wichtig ist die Spaltung in der γ-Kette zwischen den Aminosäuren Lys^{62} und Ala^{63}. Diese Spaltstelle liegt etwa in der Mitte zwischen der E- und der D-Domäne, sodass durch die plasmininduzierte Spaltung D-Dimere mit einem Molekulargewicht von 100.000 und das E-Fragment mit einem Molekulargewicht von 50.000 Dalton entstehen (Abb. 33.**22**). D-Dimer zirkuliert im Plasma mit einer Halbwertszeit von 8 h und kann mit spezifischen Antikörpern nachgewiesen wer-

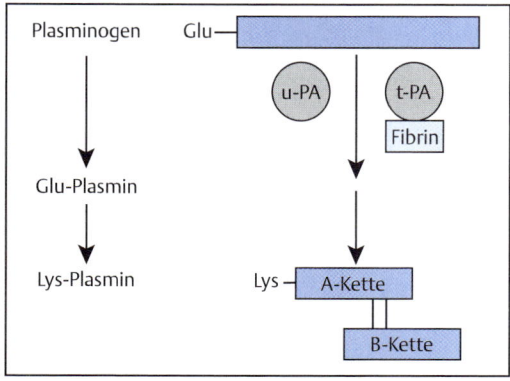

Abb. 33.**21** Plasminbildung.

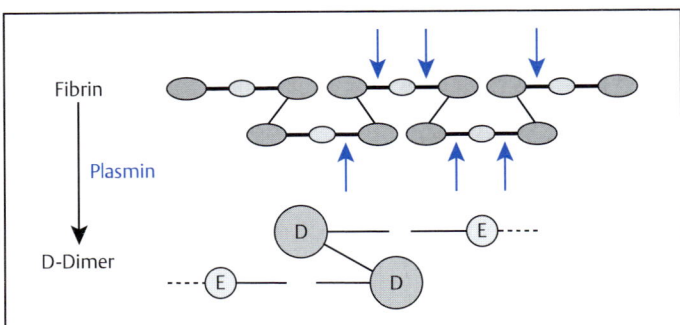

Abb. 33.**22** D-Dimerbildung.

den. Da D-Dimere nur durch Plasmineinwirkung aus quervernetztem Fibrin entstehen können, sind sie Marker einer zuvor erfolgten Bildung von quervernetztem Fibrin mit nachfolgender Fibrinolyse. Bei nicht erhöhten D-Dimerwerten kann eine Thrombose mit hoher Wahrscheinlichkeit ausgeschlossen werden.

Regulation des fibrinolytischen Systems

Die Blockierung der Plasminogenaktivierung durch die Plasminogenaktivator-Inhibitoren (PAI) und die Neutralisierung von Plasmin durch α_2-Antiplasmin sind wichtige Mechanismen in der Regulation der fibrinolytischen Aktivität.

α_2-Antiplasmin. Freies, nicht an Fibrin gebundenes Plasmin wird im Plasma innerhalb kürzester Zeit durch α_2-Antiplasmin (α_2-AP) inaktiviert. Hierbei bindet α_2-AP zunächst an die Lysin-Bindungsstellen des Plasminmoleküls. In einem weiteren Schritt kommt es zu einer kovalenten Bindung zwischen dem Serin im aktiven Zentrum von Plasmin und einem Arginin im α_2-Antiplasmin. Durch diese kovalente Komplexbildung ist die Plasminaktivität irreversibel blockiert. Wegen der hohen Affinität von α_2-AP zu Plasmin wird freies Plasmin unmittelbar nach seiner Bildung inaktiviert. Nur an Fibrin gebundenes Plasmin ist vor rascher Inaktivierung geschützt.

Aprotinin. Aprotinin ist ein weiterer Plasmininhibitor, der beim Menschen nicht vorkommt, aber therapeutisch eingesetzt wird. Aprotinin wird aus der Rinderlunge isoliert und therapeutisch als blutsparendes Antifibrinolytikum in der Herzchirurgie und in der Therapie von Hyperfibrinolysen eingesetzt.

Plasminogenaktivatoren. Einen weiteren Ansatzpunkt zur Regulation der Fibrinolyseaktivität stellen die Plasminogenaktivatoren dar. Während die Freisetzung der Plasminogenaktivatoren t-PA und u-PA zu einer Aktivierung des Fibrinolysesystems führen, wird durch die Plasminogenaktivator-Inhibitoren die Fibrinolyseaktivierung inhibiert. Entscheidend für die Regulation der Fibrinolyseaktivierung im Plasma ist PAI-1. Es wird von Endothelzellen und einer Reihe anderer Zellen synthetisiert und sezerniert. Mit den Plasminogenaktivatoren bildet PAI einen 1 : 1-Komplex. Dadurch wird die Aktivität der Plasminogenaktivatoren vollständig neutralisiert.

Die Aktivierung von Plasminogen durch Plasminogenaktivatoren wird therapeutisch zur fibrinolytischen Behandlung von thrombotischen Komplikationen eingesetzt. Zu den häufigsten zur Zeit eingesetzten Fibrinolytika gehören Urokinase und t-PA. Da t-PA im Unterschied zu den anderen Fibrinolytika zur Plasminogenaktivierung den Kofaktor Fibrin benötigt, weist t-PA die höchste Fibrinspezifität auf. Dadurch werden bedrohliche Blutungskomplikationen jedoch nicht verhindert.

Anhang

34 Referenzwerte

Tabelle 34.1 Hämostaseologische Referenzbereiche für gesunde Kinder und Erwachsene

Test	1–5 Jahre	6–10 Jahre	11–16 Jahre	Erwachsene
Quick-Wert (%)	70 – 120	70 – 120	70 – 120	70 – 120
APTT (sec)	24 – 36	26 – 36	26 – 36	27 – 40
Thrombinzeit (sec)	19 – 28	18 – 29	18 – 29	19 – 30
Fibrinogen (mg/dl)	170 – 405	157 – 400	157 – 400	155 – 400
Faktor II (%)	71 – 116	67 – 107	67 – 107	70 – 146
Faktor V (%)	79 – 127	63 – 116	63 – 116	62 – 150
Faktor VII (%)	55 – 116	52 – 120	52 – 120	67 – 143
Faktor VIII (%)	59 – 142	58 – 132	58 – 132	50 – 149
Von-Willebrand-Faktor (%)	60 – 120	44 – 144	44 – 144	50 – 158
Faktor IX (%)	47 – 104	63 – 89	63 – 89	50 – 163
Faktor X (%)	58 – 116	55 – 101	55 – 101	70 – 152
Faktor XI (%)	56 – 150	52 – 120	52 – 120	67 – 127
Faktor XII (%)	64 – 129	60 – 140	60 – 140	52 – 164
Präkallikrein (%)	64 – 132	60 – 130	60 – 130	50 – 136
HMWK (%)	6 – 102	19 – 79	19 – 79	70 – 152
Faktor XIII (%)	72 – 143	65 – 151	65 – 151	55 – 155
Antithrombin (%)	82 – 139	90 – 131	90 – 131	74 – 126
Protein C (%)	40 – 92	45 – 93	45 – 93	64 – 128
Protein S (%)	54 – 118	41 – 114	41 – 114	60 – 124
Plasminogen (U/ml)	0,8 – 1,2	0,7 – 1,1	0,7 – 1,1	2,5 – 4,2
t-PA (U/ml)	1,0 – 4,5	1,0 – 5,0	1,0 – 5,0	1,4 – 8,4
α_2-Antiplasmin (U/ml)	0,9 – 1,2	0,9 – 1,1	0,9 – 1,1	0,7 – 1,4
PAI-1 (U/ml)	1,0 – 10,0	2,0 – 12,0	2,0 – 12,0	0,0 – 11,0

Modifiziert nach: Andrew et al. Maturation of the hemostatic system during childhood. Blood. 1992;80:1998. Die Referenzbereiche (95% Konfidenzintervall) wurden in verschiedenen Studien ermittelt. Es wurden zwischen 20 und 50 Proben untersucht. Die im deutschen Sprachraum übliche Prozentangabe des Quick-Werts wurde aus den in der Literatur angegebenen Sekundenwerten berechnet. Wenn möglich, sollte jedes Labor eigene Referenzbereiche ermitteln und die angegebenen Daten nur zur Orientierung verwenden, da die jeweiligen Referenzbereiche von den verwendeten Testsystemen und der eingesetzten Charge abhängen.

Tabelle 34.2 Hämostaseologische Referenzbereiche für gesunde Neugeborene zum Zeitpunkt der Geburt und im Verlauf der ersten 6 Monate

Test	Tag 1	Tag 5	Tag 30	Tag 90	Tag 180	Erwachsene
Quick-Wert (%)	64 – 120	66 – 120	72 – 120	73 – 120	70 – 120	70 – 120
APTT (sec)	31 – 54	25 – 60	32 – 55	29 – 50	28 – 42	26 – 40
Thrombinzeit (sec)	19 – 28	18 – 29	19 – 29	20 – 30	20 – 31	19 – 30
Fibrinogen (mg/dl)	167 – 399	162 – 462	162 – 378	150 – 379	150 – 387	150 – 400
Faktor II (%)	26 – 70	33 – 93	34 – 102	45 – 105	60 – 116	70 – 145
Faktor V (%)	34 – 108	45 – 145	62 – 134	48 – 132	55 – 127	62 – 150
Faktor VII (%)	28 – 104	35 – 143	42 – 138	39 – 143	47 – 127	67 – 143
Faktor VIII (%)	50 – 178	50 – 154	50 – 157	50 – 125	50 – 109	50 – 149
Von-Willebrand-Faktor (%)	50 – 287	50 – 254	50 – 246	50 – 206	50 – 197	50 – 158
Faktor IX (%)	15 – 91	15 – 91	21 – 81	21 – 113	36 – 136	55 – 163
Faktor X (%)	12 – 68	19 – 79	31 – 87	35 – 107	38 – 118	70 – 152
Faktor XI (%)	10 – 66	23 – 87	27 – 79	41 – 97	49 – 134	67 – 127
Faktor XII (%)	13 – 93	11 – 83	17 – 81	25 – 109	39 – 115	52 – 164
Präkallikrein (%)	18 – 69	20 – 76	23 – 91	41 – 105	56 – 116	62 – 162
HMWK (%)	6 – 102	19 – 79	31 – 87	35 – 107	38 – 118	70 – 152
Faktor XIII (%)	27 – 131	44 – 144	39 – 147	36 – 172	46 – 162	55 – 155
Antithrombin (%)	39 – 87	41 – 93	48 – 108	73 – 121	84 – 124	79 – 131
Protein C (%)	17 – 53	20 – 64	21 – 65	28 – 80	37 – 81	64 – 128
Protein S (%)	12 – 60	22 – 78	33 – 93	54 – 118	55 – 119	60 – 124
Plasminogen (U/ml)	1,2 – 2,6	1,4 – 2,9	1,3 – 2,7	1,7 – 3,2	2,2 – 3,8	2,5 – 4,2
t-PA (U/ml)	5,0 – 18,9	4,0 – 10,0	1,0 – 6,0	1,0 – 5,0	1,0 – 6,0	1,4 – 8,4
α_2-Antiplasmin (U/ml)	0,5 – 1,1	0,7 – 1,3	0,8 – 1,2	0,8 – 1,4	0,8 – 1,4	0,7 – 1,4
PAI-1 (U/ml)	2,0 – 15,1	0 – 8,1	0 – 8,8	1,0 – 15,3	6,0 – 13,0	0,0 – 11,0

Modifiziert nach: Andrew et al. Developement of the hemostatic system in the neonate and young infant. Am J Pediatr Hematol Oncol. 1990;12:95. Die Referenzbereiche (95% Konfidenzintervall) wurden in verschiedenen Studien ermittelt. Es wurden zwischen 40 und 100 Proben untersucht. Die im deutschen Sprachraum übliche Prozentangabe des Quick-Werts wurde aus den in der Literatur angegebenen Sekundenwerten berechnet. Wenn möglich, sollte jedes Labor eigene Referenzbereiche ermitteln und die angegebenen Daten nur zur Orientierung verwenden, da die jeweiligen Referenzbereiche von den verwendeten Testsystemen und der eingesetzten Charge abhängen. Um Blutentnahmen zur Erstellung von Referenzbereichen bei Säuglingen zu vermeiden, kann in diesem Fall auf bereits erhobene Daten zurückgegriffen werden.

Tabelle 34.**3** Hämostaseologische Referenzbereiche für gesunde Frühgeborene (Gestationsalter: 30–36 Wochen) zum Zeitpunkt der Geburt und im Verlauf der ersten 6 Monate

Test	Tag 1	Tag 5	Tag 30	Tag 90	Tag 180	Erwachsene
Quick-Wert (%)	63 – 110	66 – 120	77 – 120	71 – 120	68 – 120	70 – 120
APTT (sec)	27 – 79	27 – 74	27 – 62	29 – 51	27 – 53	27 – 40
Thrombinzeit (sec)	19 – 30	18 – 29	19 – 29	20 – 30	20 – 31	19 – 30
Fibrinogen (mg/dl)	150 – 373	160 – 418	150 – 414	150 – 352	150 – 360	150 – 400
Faktor II (%)	20 – 77	29 – 85	36 – 95	30 – 106	51 – 123	70 – 145
Faktor V (%)	41 – 144	46 – 154	48 – 156	99 – 139	58 – 146	62 – 150
Faktor VII (%)	21 – 113	30 – 138	21 – 145	31 – 143	47 – 151	67 – 143
Faktor VIII (%)	50 – 213	53 – 205	50 – 199	58 – 188	50 – 187	50 – 143
Von-Willebrand-Faktor (%)	78 – 210	72 – 219	66 – 216	75 – 184	54 – 158	50 – 158
Faktor IX (%)	19 – 65	14 – 74	13 – 80	25 – 93	50 – 120	55 – 163
Faktor X (%)	11 – 71	19 – 83	20 – 92	35 – 99	35 – 119	70 – 152
Faktor XI (%)	8 – 52	13 – 69	15 – 71	25 – 93	46 – 110	67 – 127
Faktor XII (%)	10 – 66	9 – 69	11 – 75	15 – 107	22 – 142	52 – 164
Präkallikrein (%)	9 – 57	25 – 75	31 – 87	37 – 121	40 – 116	62 – 162
HMWK (%)	9 – 89	24 – 100	16 – 112	32 – 124	41 – 125	50 – 136
Faktor XIII (%)	50 – 213	53 – 205	50 – 199	58 – 188	50 – 187	50 – 149
Antithrombin (%)	14 – 62	30 – 82	37 – 81	45 – 121	52 – 128	79 – 131
Protein C (%)	12 – 44	11 – 51	15 – 59	23 – 67	31 – 83	64 – 128
Protein S (%)	14 – 38	13 – 61	22 – 90	40 – 121	44 – 120	60 – 124
Plasminogen (U/ml)	1,1 – 2,5	1,2 – 2,6	1,1 – 2,5	1,6 – 3,2	1,9 – 3,6	2,5 – 4,2
t-PA (U/ml)	3,0 – 16,7	2,0 – 6,9	2,0 – 7,8	2,0 – 5,1	2,0 – 5,8	1,5 – 8,4
α_2-Antiplasmin (U/ml)	0,4 – 1,2	0,5 – 1,1	0,5 – 1,2	0,6 – 1,5	0,8 – 1,5	0,7 – 1,4
PAI-1 (U/ml)	0 – 12,2	0 – 7,1	0 – 10,9	1,0 – 11,8	1,0 – 10,2	0,0 – 11,0

Modifiziert nach: Andrew et al. Developement of the hemostatic system in the neonate and young infant. Am J Pediatr Hematol Oncol. 1990;12:95. Die Referenzbereiche (95% Konfidenzintervall) wurden in verschiedenen Studien ermittelt. Es wurden zwischen 40 und 100 Proben untersucht. Die im deutschen Sprachraum übliche Prozentangabe des Quick-Werts wurde aus den in der Literatur angegebenen Sekundenwerten berechnet. Wenn möglich, sollte jedes Labor eigene Referenzbereiche ermitteln und die angegebenen Daten nur zur Orientierung verwenden, da die jeweiligen Referenzbereiche von den verwendeten Testsystemen und der eingesetzten Charge abhängen. Um Blutentnahmen zur Erstellung von Referenzbereichen bei Säuglingen zu vermeiden, kann in diesem Fall auf bereits erhobene Daten zurückgegriffen werden.

Tabelle 34.**4** Hämostaseologische Referenzbereiche für gesunde Frühgeborene zum Zeitpunkt der Geburt in Abhängigkeit vom Gestationsalter

Test	19.–27. Woche	28.–31. Woche
PT (sec)		61 – 71
APTT (sec)		80 – 168
Fibrinogen (mg/dl)	57 – 143	160 – 55
Faktor II (%)	10 – 14	19 – 54
Faktor V (%)	31 – 51	43 – 80
Faktor VII (%)	24 – 32	24 – 76
Faktor VIII (%)	25 – 53	37 – 126
Von-Willebrand-Faktor (%)	51 – 77	83 – 223
Faktor IX (%)	9 – 11	17 – 20
Faktor X (%)	18 – 24	25 – 64
Faktor XI (%)		11 – 33
Faktor XII (%)	19 – 25	5 – 35
Präkallikrein (%)		15 – 32
HMWK (%)		19 – 52
Antithrombin (%)	21 – 27	20 – 38
Protein C (%)	8 – 14	

Modifiziert nach: Andrew et al. Developement of the hemostatic system in the neonate and young infant. Am J Pediatr Hematol Oncol. 1990;12:95. Die Referenzbereiche (95% Konfidenzintervall) wurden in verschiedenen Studien ermittelt. Es wurden zwischen 40 und 100 Proben untersucht. Die im deutschen Sprachraum übliche Prozentangabe des Quick-Werts wurde aus den in der Literatur angegebenen Sekundenwerten berechnet. Wenn möglich, sollte jedes Labor eigene Referenzbereiche ermitteln und die angegebenen Daten nur zur Orientierung verwenden, da die jeweiligen Referenzbereiche von den verwendeten Testsystemen und der eingesetzten Charge abhängen. Um Blutentnahmen zur Erstellung von Referenzbereichen bei Säuglingen zu vermeiden, kann in diesem Fall auf bereits erhobene Daten zurückgegriffen werden.

Tabelle 34.**5** Dosierung von LMWH zur Thromboseprophylaxe bei niedrigem und/oder mittlerem Thromboembolierisiko

International nonproprietary name (Handelsnamen)	Tagesdosis (IE aFXa)	verfügbare Darreichungsformen	Konzentration der Präparation	Applikations-volumen
Enoxaparin (Clexane)	2000 IE aFXa	► Clexane 20 mg Fertigspritze	10.000 IE aFXa/ml	1 × 0,2 ml
		► Clexane 20 mg Ampulle	10.000 IE aFXa/ml	1 × 0,2 ml
		► Clexane Multidose	10.000 IE aFXa/ml	1 × 0,2 ml
Reviparin (Clivarin)	1750 IE aFXa	► Clivarin 1750 Fertigspritze	7000 IE aFXa/ml	1 × 0,25 ml
		► Clivarin Pen	7000 IE aFXa/ml	1 × 0,25 ml
		► Clivarin multi	7000 IE aFXa/ml	1 × 0,25 ml
Dalteparin (Fragmin)	2500 IE aFXa	► Fragmin P-Fertigspritze	12.500 IE aFXa/ml	1 × 0,2 ml
		► Fragmin 10 ml Multidose	10.000 IE aFXa/ml	1 × 0,25 ml
Nadroparin (Fraxiparin)	2850 IE aFXa	► Fraxiparin-Fertigspritze 0,3 ml	9500 IE aFXa/ml	1 × 0,3 ml
		► Fraxiparin-Multi	9500 IE aFXa/ml	1 × 0,3 ml
Tinzaparin (Innohep)	3500 IE aFXa	► Innohep Fertigspritze 0,3 ml	11.666 IE aFXa/ml	1 × 0,3 ml
		► Innohep Ampullen	11.666 IE aFXa/ml	1 × 0,3 ml
		► Innohep-multi 10.000 IE/ml	10.000 IE aFXa/ml	1 × 0,35 ml
Certoparin (Mono-Embolex)	3000 IE aFXa	► Mono-Embolex NM Fertigspritzen	10.000 IE aFXa/ml	1 × 0,3 ml
		► Mono-Embolex Pen	10.000 IE aFXa/ml	1 × 0,3 ml
		► Mono-Embolex Multi	6000 IE aFXa/ml	1 × 0,5 ml
		► Mono-Embolex Ampullen	6000 IE aFXa/ml	1 × 0,5 ml

Tabelle 34.6 Dosierung von LMWH zur Thromboseprophylaxe bei hohem Thromboembolierisiko

International nonproprietary name (Handelsnamen)	Tagesdosis (aFXa-Einheiten)	verfügbare Präparationen	Konzentration der Präparation	Applikationsvolumen
Enoxaparin (Clexane)	4000 IE aFXa 1. Injektion postop. nach 12 h	▲ Clexane 40 mg Fertigspritze ▲ Clexane 40 mg Ampulle ▲ Clexane Multidose	10.000 IE aFXa/ml 10.000 IE aFXa/ml 10.000 IE aFXa/ml	1 × 0,4 ml 1 × 0,4 ml 1 × 0,4 ml
Dalteparin (Fragmin)	5000 IE aFXa postop. erst ab dem 2. postop. Tag, zuvor 2500 IE aFXa	▲ Fragmin P-forte Fertigspritze ▲ Fragmin 4 ml Multidose ▲ Fragmin 10 ml Multidose	25.000 IE aFXa/ml 25.000 IE aFXa/ml 10.000 IE aFXa/ml	1 × 0,2 ml 1 × 0,2 ml 1 × 0,5 ml
Nadroparin (Fraxiparin)	prä-/postop. für 3 Tage: 1900 IE aFXa für < 50 kg 2850 IE aFXa für 50–69 kg 3800 IE aFXa für ≥ 70 kg ab dem 3. postop. Tag: 2850 IE aFXa für < 50 kg 3800 IE aFXa für 50–69 kg 5700 IE aFXa für ≥ 70 kg	▲ Fraxiparin-Fertigspritze 0,2 ml ▲ Fraxiparin-Fertigspritze 0,3 ml ▲ Fraxiparin-Fertigspritze 0,4 ml ▲ Fraxiparin-Fertigspritze 0,6 ml ▲ Fraxiparin-Multi	9500 IE aFXa/ml 9500 IE aFXa/ml 9500 IE aFXa/ml 9500 IE aFXa/ml 9500 IE aFXa/ml	prä-/postop. für 3 Tage: < 50 kg: 1 × 0,2 ml 50–69 kg: 1 × 0,3 ml ≥ 70 kg: 1 × 0,4 ml ab dem 3. postop. Tag: < 50 kg: 1 × 0,3 ml 50–69 kg: 1 × 0,4 ml ≥ 70 kg: 1 × 0,6 ml
Certoparin (Mono-Embolex)	3000 IE aFXa	▲ Mono-Embolex NM Fertigspritzen ▲ Mono-Embolex Pen ▲ Mono-Embolex Multi ▲ Mono-Embolex Ampullen	10.000 IE aFXa/ml 10.000 IE aFXa/ml 6.000 IE aFXa/ml 6.000 IE aFXa/ml	1 × 0,3 ml 1 × 0,3 ml 1 × 0,5 ml 1 × 0,5 ml
Reviparin (Clivarin*)	4200 IE aFXa 1. Injektion postop. nach 12 h	▲ Clivarin multi	7700 IE aFXa/ml	1 × 0,6 ml
Tinzaparin (Innohep*)	4500 aFXa-Einheiten	▲ Innohep-multi 10.000 IE/ml	10.000 IE aFXa/ml	1 × 0,45 ml

* für diese Indikation in Deutschland nicht zugelassen

Tabelle 34.7 Dosierungsempfehlung von niedermolekularen Heparinen zur Behandlung der venösen Thrombose

International nonproprietary name (Handelsnamen)	Tagesdosis (IE aFXa)	verfügbare Präparationen	Konzentration der Präparation	Applikationsvolumen
Enoxaparin (Clexane)	2 × 100 IE aFXa/kg KG	Clexane Multidose	10.000 IE aFXa /ml	2 × 0,01 ml/kg KG
Nadroparin (Fraxiparin)	175 IE aFXa/kg KG	Fraxiparin-Fertigspritze 0,4 ml Fraxiparin-Fertigspritze 0,6 ml Fraxiparin-Fertigspritze 0,8 ml Fraxiparin-Fertigspritze 1 ml Fraxiparin-Multi	9500 IE aFXa/ml 9500 IE aFXa/ml 9500 IE aFXa/ml 9500 IE aFXa/ml 9500 IE aFXa/ml	< 50 kg KG: 2 × 0,4 ml** 50–69 kg KG: 2 × 0,6 ml** 70–89 kg KG: 2 × 0,8 ml** ≥ 90 kg KG: 2 × 1 ml** ca. 0,02 ml/kg KG
Tinzaparin (Innohep)	175 IE aFXa/kg KG	Innohep-Fertigspritze 0,5 ml Innohep-Fertigspritze 0,7 ml Innohep-Fertigspritze 0,9 ml Innohep-Multi 20.000 IE/ml	20.000 IE aFXa/ml 20.000 IE aFXa/ml 20.000 IE aFXa/ml 20.000 IE aFXa/ml	30–60 kg KG: 1 × 0,5 ml** 61–80 kg KG: 1 × 0,7 ml** 81–100 kg KG: 1 × 0,9 ml** ca. 0,01 ml/kg KG
Reviparin (Clivarin*)	35–45 kg KG: 2 × 3500 IE aFXa 46–60 kg KG: 2 × 4200 IE aFXa >60 kg KG: 2 × 6300 IE aFXa	Clivarin Multi	7700 IE aFXa/ml	35–45 kg KG: 2 × 0,5 ml 46–60 kg KG: 2 × 0,6 ml >60 kg KG: 2 × 0,9 ml
Dalteparin (Fragmin*)	200 IE aFXa/kg KG	Fragmin 10 ml Multidose	10.000 IE aFXa/ml	0,02 ml/kg KG
Certoparin (Mono-Embolex*)	2 × 8000 aFXa	Mono-Embolexmulti Mono-Embolex Fertigspritze	6000 IE aFXa/ml 10.000 IE aFXa/ml	2 × 1,3 ml 2 × 0,8 ml

* für diese Indikation in Deutschland nicht zugelassen

** exakte Dosierung durch Anpassung des Injektionsvolumens auf das Körpergewicht durch Skalierung auf der Fertigspritze möglich

Tabelle 34.8 Dosierungsempfehlung für niedermolekulare Heparine zur Behandlung der Lungenembolie

International nonproprietary name (Handelsnamen)	Tagesdosis (IE aFXa)	verfügbare Präparationen	Konzentration der Präparation	Applikationsvolumen
Tinzaparin (Innohep)	175 IE aFXa/kg KG	Innohep-Fertigspritze 0,5 ml	20.000 IE aFXa/ml	30–60 kg KG: 1 × 0,5 ml**
		Innohep-Fertigspritze 0,7 ml	20.000 IE aFXa/ml	61–80 kg KG: 1 × 0,7 ml**
		Innohep-Fertigspritze 0,9 ml	20.000 IE aFXa/ml	81–100 kg KG: 1 × 0,9 ml**
		Innohep-Multi 20.000 IE/ml	20.000 IE aFXa/ml	ca. 0,01 ml/kg KG
Enoxaparin (Clexane*)				
Reviparin (Clivarin*)				
Dalteparin (Fragmin*)	Dosierung entsprechend den Empfehlungen zur Behandlung einer venösen Thrombose. Modifikation nach aktueller Studienlage erforderlich, falls hausinterne Leitlinien erstellt werden sollen.			
Nadroparin (Fraxiparin*)				
Certoparin (Mono-Embolex*)				

* für diese Indikation in Deutschland nicht zugelassen

Tabelle 34.**9** Dosierungsempfehlung von niedermolekularen Heparinen zur Behandlung der instabilen Angina pectoris und des „Non-Q-Wave"-Myokardinfarktes

International nonproprietary name (Handelsnamen)	Tagesdosis (IE aFXa)	verfügbare Präparationen	Konzentration der Präparation	Applikations-volumen
Enoxaparin (Clexane)	2 × 100 IE aFXa/kg KG	Clexane Multidose	10.000 IE aFXa/ml	2 × 0,01 ml/kg KG
Reviparin (Clivarin*)				
Dalteparin (Fragmin*)	Dosierung entsprechend den Empfehlungen zur Behandlung einer venösen Thrombose. Modifikation nach aktueller Studienlage erforderlich, falls hausinterne Leitlinien erstellt werden sollen.			
Nadroparin (Fraxiparin*)				
Tinzaparin (Innohep*)				
Certoparin (Mono-Embolex*)				

* für diese Indikation in Deutschland nicht zugelassen

Tabelle 34.**10** Dosierungsempfehlung für niedermolekulare Heparine zur Behandlung des Vorhofflimmerns

International nonproprietary name (Handelsnamen)	Dosierung
Enoxaparin (Clexane*)	
Reviparin (Clivarin*)	
Dalteparin (Fragmin*)	Dosierung: ca. 50% der empfohlenen Dosis, die zur Behandlung einer venösen Thrombose eingesetzt wird. Modifikation nach aktueller Studienlage erforderlich, falls hausinterne Leitlinien erstellt werden sollen.
Nadroparin (Fraxiparin*)	
Tinzaparin (Innohep*)	
Certoparin (Mono-Embolex*)	

* für diese Indikation in Deutschland nicht zugelassen

Tabelle 34.**11** Dosierung von niedermolekularen Heparinen bei der Hämodialyse

International nonproprietary name (Handelsnamen)	Dosis (IE aFXa), kalkuliert für 4–5 h Dialyse	verfügbare Präparationen	Konzentration der Präparation	Applikationsvolumen, kalkuliert für 4–5 h Dialyse
Enoxaparin (Clexane)	100 IE aFXa/kg KG Dosisreduktion um 25–50% bei hohem Blutungsrisiko	Clexane Multidose	10.000 IE aFXa/ml	0,01 ml/kg KG in arteriellen Schenkel. Bei Fibrinablagerungen im System oder längerer Dialysedauer mit 50% der Dosis nachdosieren
Dalteparin (Fragmin)	85 IE aFXa/kg KG oder 30–35 aFXa/kg KG als Bolus, gefolgt von 10–15 aFXa/kg KG/h als Infusion Dosisreduktion um 25–50% bei hohem Blutungsrisiko	Fragmin 10 ml Multidose	10.000 IE aFXa/ml	0,0085 ml/kg KG in arteriellen Schenkel oder 0,0035 ml/kg KG als Bolus, gefolgt von 0,001 ml/kg KG/h als Infusion
		Fragmin D 4 ml Ampulle	2500 aFXa/ml	0,034 ml/kg KG in arteriellen Schenkel oder 0,013 ml/kg KG als Bolus, gefolgt von 0,005 ml/kg KG/h als Infusion
Nadroparin (Fraxiparin)	Individuelle Dosisanpassung, beginnend mit: < 50 kg: 2850 IE aFXa 50–69 kg: 3800 IE aFXa ≥ 70 kg: 5700 IE aFXa	Fraxiparin-Multi	9500 IE aFXa/ml	Individuelle Dosisanpassung, beginnend mit: < 50 kg: 1 × 0,3 ml 50–69 kg: 1 × 0,4 ml ≥ 70 kg: 1 × 0,6 ml in arteriellen Schenkel
Reviparin (Clivarin*)	85 IE aFXa/kg KG	Clivarin Multi	7700 IE aFXa/ml	0,011 ml/kg KG in arteriellen Schenkel. Bei Fibrinablagerungen im System oder längerer Dialysedauer mit 50% der Dosis nachdosieren
Tinzaparin (Innohep*)	individuelle Dosisanpassung, beginnend mit 4500 IE aFXa	Innohep-multi 10.000 IE/ml	10.000 IE aFXa/ml	Individuelle Dosisanpassung, beginnend mit 1 × 0,45 ml in arteriellen Schenkel. Bei Fibrinablagerungen im System oder längerer Dialysedauer: zusätzlicher Bolus von 0,5 ml. Bei Blutungen künftig Reduktion um 0,5 ml
Certoparin (Mono-Embolex*)	85 IE aFXa/kg KG	Mono-Embolex Multi	6000 IE aFXa/ml	0,014 ml/kg KG bzw. 1 ml in arteriellen Schenkel. Bei Blutungen bzw. Fibrinablagerungen im System oder längerer Dialysedauer Dosiskorrektur in Schritten von ± 500 IE aFXa.

* für diese Indikation in Deutschland nicht zugelassen

35 Glossar

Aggregationshemmer. Oberbegriff für Medikamente, die zu einer Hemmung der Thrombozytenfunktion führen.

Alloantikörper. Ein Alloantikörper ist die Folge einer plasmatischen Immunantwort gegen ein Antigen, das im eigenen Körper nicht exprimiert wird. Dieses Antigen kann bei anderen Individuen der gleichen Art aber vorhanden sein. *Beispiel:* Antikörper gegen den Rhesusfaktor D.

amidolytisch. Enzymatische Spaltung eines Substrats. Vielfach wird der Begriff synonym für Tests verwendet, die chromogene Substrate einsetzen.

Antigen. Proteine, Kohlenhydrate oder andere Substanzen, die eine zelluläre und/oder plasmatische Immunantwort auslösen.

Antikörper. Ein Antikörper oder Immunglobulin wird als Resultat einer plasmatischen Immunantwort gebildet und reagiert spezifisch mit dem korrespondierenden Antigen. Je mach Art der schweren Kette werden die Immunglobuline A, D, E, G und M unterschieden.

antikoagulatorisch. Gerinnungshemmend.

Antikoagulans. Oberbegriff für gerinnungshemmend wirkende Medikamente.

Autoantikörper. Ein Autoantikörper ist die Folge einer plasmatischen Immunantwort gegen ein Antigen, das im eigenen Körper exprimiert wird. *Beispiel:* Antikörper gegen FVIII beim Gerinnungsgesunden.

autosomal. Geschlechtsunabhängiges Vererbungsmuster.

Bethesda-Einheit. Maßeinheit für die Stärke eines FVIII-Inhibitors. Auch die Stärke anderer Inhibitoren kann in Bethesda-Einheiten ausgedrückt werden.

doppelt heterozygot. Sowohl auf dem mütterlichen, als auch auf dem väterlichen Chromosom liegt im gleichen Gen eine Mutation vor, die aber nicht wie bei einem homozygoten Vererbungsmuster identisch ist.

Epistaxis. Nasenbluten.

Fibrinolyse. Enzymatische Auflösung eines Fibringerinnsels.

Genotyp. Die durch die Nucleinsäuresequenz kodierte Aminosäurezusammensetzung eines Proteins.

Hämophilie. Angeborene Blutungsneigung. Im engeren Sinn beschränkt auf einen FVIII- oder FIX-Mangel.

hämorrhagische Diathese. Blutungsneigung.

Hämostyptikum. Oberbegriff für blutstillende Medikamente.

Hapten. Struktur, die nicht alleine, aber in Kombination mit anderen Proteinen eine Immunantwort induziert.

heterozygot. Eine Mutation liegt nur auf dem Gen des mütterlichen oder des väterlichen Chromosoms vor.

homozygot. Beide Chromosomen sind von der gleichen Mutation betroffen.

Hyperkoagulabilität. Erhöhte Gerinnungsbereitschaft; eine Komponente der Virchow-Trias.

Konduktorin. Selbst gerinnungsgesunde Überträgerin der Hämophilie A oder B. Die Gene für die Gerinnungsfaktoren VIII und IX sind auf dem X-Chromosom lokalisiert. Frauen haben deswegen auch bei Vorliegen eines mutierten Gens einen ausreichend hohen FVIII- oder FIX-Plasmaspiegel, sodass sie keine Blutungsneigung aufweisen. Wird das erkrankte Gen aber auf einen Sohn übertragen, erkrankt dieser an einer Hämophilie.

Nadir. Niedrigster erreichter Wert innerhalb eines zeitlichen Verlaufs.

Phänotyp. Die tatsächliche Ausprägung eines genetisch fixierten Merkmals. Im Unterschied zum Genotyp berücksichtigt der Phänotyp posttranslationale Modifikationen.

prokoagulatorisch. Gerinnungsfördernd.

Sensitivität. *Allgemein:* Empfindlichkeit, mit der ein Merkmal von einem Test erkannt wird. *Exakte Definition:* Quotient aus der Anzahl richtig positiver Testergebnisse und der Summe aus falsch positiven und richtig positiven Testergebnissen.

Spezifität. *Allgemein:* Empfindlichkeit, mit der ein nicht vorliegendes Merkmal von einem Test als nicht vorliegend erfasst wird. *Definition:* Quotient aus der Anzahl richtig negativer Testergebnisse und der Summe aus falsch negativen und richtig negativen Testergebnissen.

Thrombophilie. Erhöhte Thromboseneigung.

Thrombozytenfunktionshemmer. Oberbegriff für Medikamente, deren Wirkung die Thrombozytenfunktion beeinflusst.

36 Reviewer

Wir danken den folgenden Kolleginnen und Kollegen, die uns mit ihren konstruktiven Kritikvorschlägen an vielen Punkten weitergeholfen haben.

Dr. Hans-Hermann Brackmann
Hämophilie-Zentrum
Institut für Experimentelle Hämatologie und
Transfusionsmedizin
Rheinische Friedrich-Wilhelms-Universität Bonn
Sigmund-Freud-Straße 25
53105 Bonn

Dr. Ursula Dix
Frauenärztin
Weiselerstraße 41
35510 Butzbach

Prof. Dr. Andreas Greinacher
Institut für Immunologie und
Transfusionsmedizin
Ernst-Moritz-Arndt-Universität Greifswald
Sauerbruchstraße
17487 Greifswald

Andrea Iwanowsky
Schulungsbeauftragte für das Selbstmanagement
der oralen Antikoagulation
Kerckhoff-Klinik
Benekestraße 2–4
61231 Bad Nauheim

Dr. Philipp Jansen
Abteilung für Innere Medizin
Bürgerhospital Frankfurt
Nibelungenallee 37–41
60318 Frankfurt

Dr. Jörg Madlener
Praxis für Neurologie
Öderweg 2–4
60318 Frankfurt

Prof. Dr. G. Müller-Berghaus
Abteilung für Hämostaseologie und
Transfusionsmedizin
Kerckhoff-Klinik
Sprudelhof 11
61231 Bad Nauheim

Dr. Jutta Rox
Institut für Experimentelle Hämatologie und
Transfusionsmedizin
Rheinische Friedrich-Wilhelms-Universität Bonn
Sigmund-Freud-Straße 25
53105 Bonn

Dr. Uwe Spannagl
Novartis Pharma GmbH
90327 Nürnberg

Sachverzeichnis